放弃尚早（上）

渡边淳一医学访谈录

常见病卷

〔日〕渡边淳一 著

程长泉 译

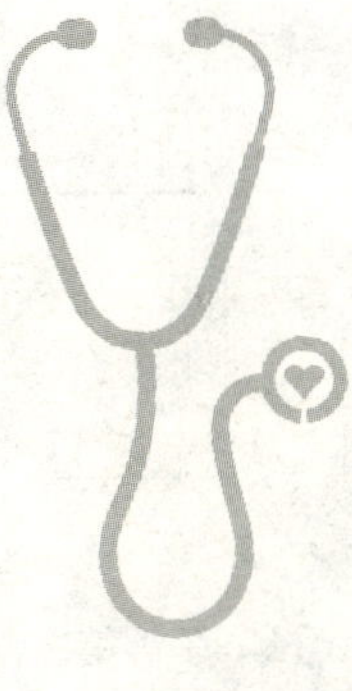

江西科学技术出版社

图书在版编目（CIP）数据

放弃尚早：渡边淳一医学访谈录. 上/(日)渡边淳一著；程长泉译. —南昌：江西科学技术出版社，2014.12

ISBN 978-7-5390-5066-9

Ⅰ. ①放… Ⅱ. ①渡… ②程… Ⅲ. ①医学—研究Ⅳ. ①R

中国版本图书馆CIP数据核字(2014)第298277号

国际互联网（Internet）地址：http://www.jxkjcbs.com
选题序号：ZK2014415
图书代码：D14206-101

版权合同登记号：14-2014-305

放弃尚早：渡边淳一医学访谈录（上）　（日）渡边淳一著　程长泉译

出版发行　江西科学技术出版社
社　　址　南昌市蓼洲街 2 号附 1 号　邮编：330009　电话：0791-86623491
　　　　　传真：0791-86639342　邮购：0791-86622945　86623491
经　　销　各地新华书店
印　　刷　北京京都六环印刷厂
开　　本　787mm×1092mm　1/32
印　　张　10
版　　次　2015 年 3 月第 1 版　2015 年 3 月第 1 次印刷
字　　数　259 千字
书　　号　ISBN 978-7-5390-5066-9
定　　价　36.00 元

赣科版图书凡属印装错误，可向承印厂调换
赣版权登字 -03-2014-356

如发现图书质量问题，可联系调换。质量投诉电话：010-82069336

序言

渡边淳一

本书是发表在《周刊现代》(2006年5月6日号—2008年6月14日号)上题为“走到今天的最新医学”的对谈汇集。

该系列计划今后每月出版三卷，本书为这个系列的第一本，内容包含了众所周知但目前的医学书籍并未予以充分重视的疾病。

特别是ED、不孕症、美容整形，等等，虽然有人认为不属于疾病，但因为都是当事者的切身经历，所以在连载时就引起了很大的反响。

在这个系列中，首先由各个领域里出类拔萃的医学专家就最新医疗进行讲解，后面增加了和疾病长期斗争的各位患者的对谈。

我们由此可以了解医治者和被医治者，即医患双方的意见，自认为是一本有别于以往的医学书籍的独特的对谈集。

另外，为了更加明白易懂，书中插入了很多图表和数据。

因此，读者与其将此书作为医学书籍来读，莫如以一种轻松愉快的心情去窥视一下最新的医学世界。若能如此，幸莫大焉。

本书中出场的各位名医

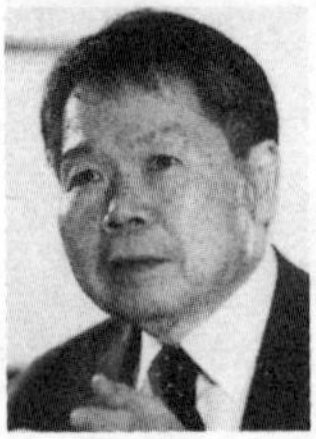

不孕症 佐藤孝道

1945 年生，1971 年毕业于东京大学医学部。圣路加国际医院女性综合诊疗部部长，生殖医疗中心所长，2005 年成立的日本不孕咨询学会理事长。

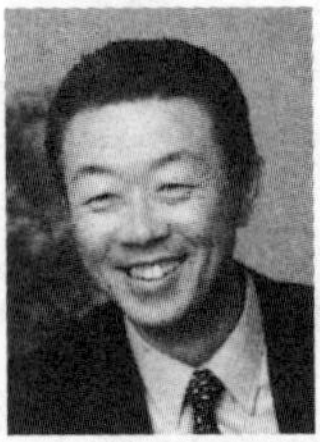

腰痛 福井康之

1957 年生，1982 年毕业于庆应义塾大学医学部。曾经留学美国，曾任东京专卖医院矫形外科部长，现为国际医疗福祉大学三田医院副院长，2006 年 11 月曾主刀美浓文太先生的腰椎手术。

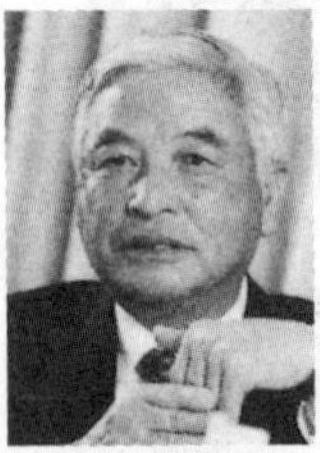

膝痛 守屋秀繁

1941 年生，1967 年毕业于千叶大学医学部。曾经留学英国皇家国家矫形外科医院，后任千叶大学医学部教授，2007 年 3 月辞任，任该大学名誉教授，现在是鹿儿岛劳灾医院院长。

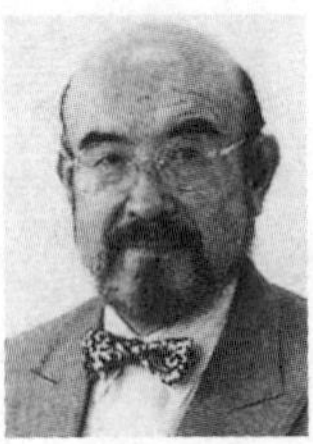

ED（勃起功能障碍） 熊本悦明

1929 年生，1955 年毕业于东京大学医学部。札幌大学名誉教授（泌尿科），日本临床男性医学研究所所长，日本男性健康医学会理事长，新宿“城西诊所”男性更年期治疗外聘医师。

眼疾　若仓雅登

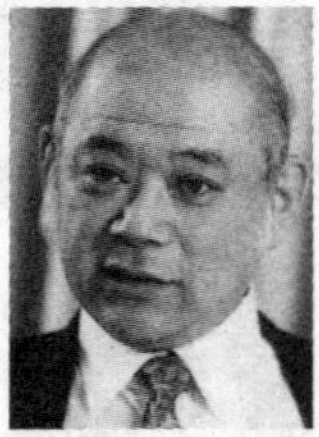

1949年生，1980年于北里大学研究生院医学研究科博士课程结业。曾任北理大学医学部副教授，2002年起任井上眼科医院院长。专业为神经眼科，日本神经眼科学会理事长。

花粉症　今井透

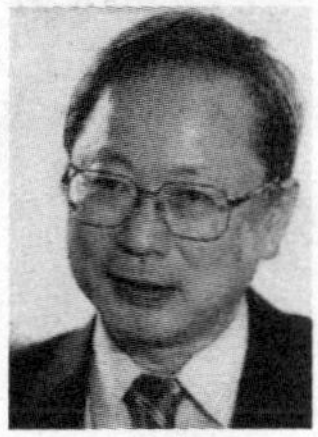

1951年生，1976年毕业于东京慈惠会医科大学。曾留学加拿大卡尔加里大学，兼任东京慈惠会医科大学耳鼻喉科副教授和圣路加国际医院耳鼻喉科部长，日本耳鼻喉科学会专科医师。

流感　冈部信彦

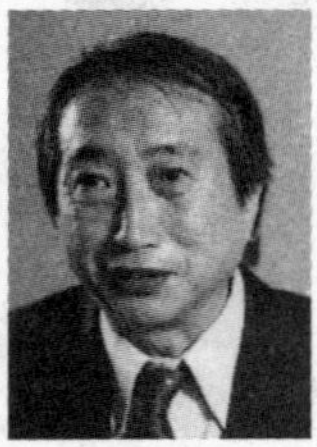

1946年生，1971年毕业于东京慈惠会医科大学。曾赴美国范德比特大学小儿科传染病研究室工作，后任世界卫生组织西太平洋地区事务局传染性疾患预防对策课课长。2000年起任国立传染病研究所传染病信息中心所长。

美容整形　白璧征夫

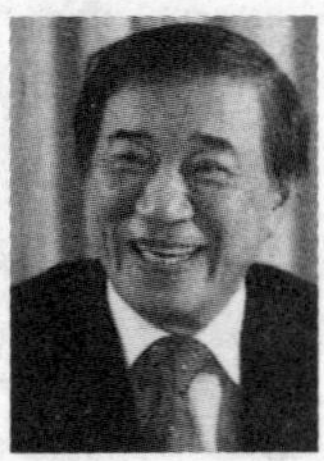

1943年生，1969年毕业于东京医科大学。历任大阪白璧美容整形外科医院院长，山王医院美容整形外科部长，1989年开设萨佛诊所，1999年被国际美容外科学会认定为教授。

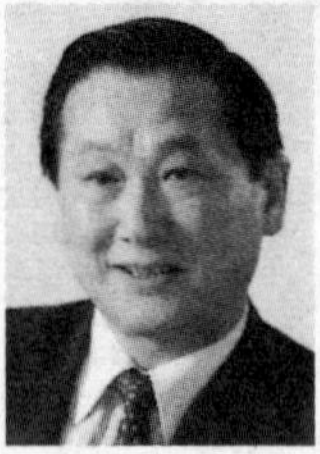

糖尿病　河盛隆造

1943 年生，1968 年毕业于大阪大学医学部。曾任加拿大多伦多大学医学部研究员、大阪大学第一内科讲师，1994 年就任顺天堂大学医学部教授。2006 年获得日本糖尿病学会的最高奖华格顿奖。

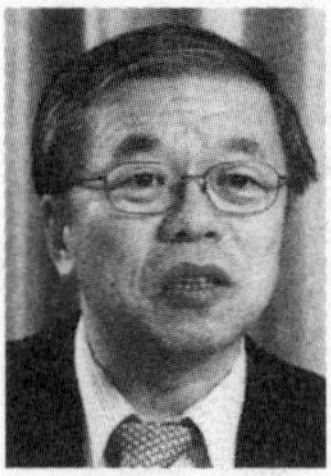

类风湿病、胶原病　川合真一

1951 年生，1978 年毕业于东京大学医学部。曾经留学于美国国家卫生研究所（NIH），任职于东京都立大冢医院等，2004 年转任东邦大学医疗中心大森医院胶原病科教授，从 2005 年起兼任该医院类风湿胶原病中心所长。

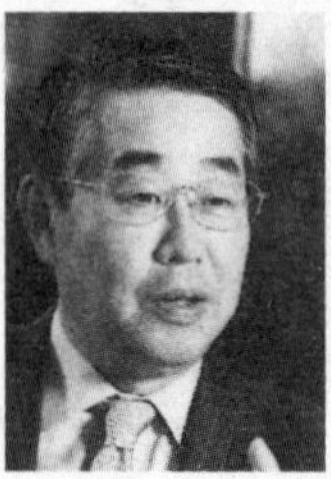

特应性皮炎　川岛真

1952 年生，1978 年毕业于东京大学医学部。曾留学于巴黎市巴斯德研究所乳头瘤病毒部，历任东京大学皮肤科讲师等。从 1992 年起任东京女子医科大学皮肤科教授、日本皮肤科学会理事等。

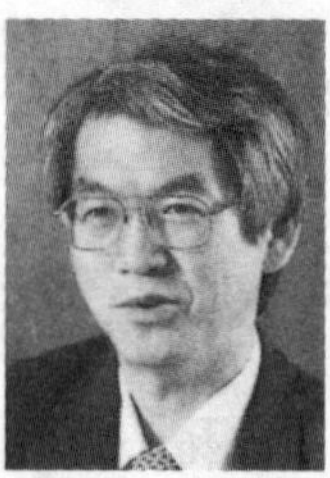

阿尔茨海默病　新井平伊

1953 年生，1984 年顺天堂大学研究生院结业。历任东京都精神医学综合研究所精神药理部门主任研究员、顺天堂大学医学部讲师，1997 年起任该大学精神医学教授。1999 年开设了日本第一家少年性阿尔茨海默病专业门诊。

目　录

第一章　不孕症

医师对谈　佐藤孝道 医师

人工授精、体外受精、显微授精
——不孕症治疗综述

很多夫妻为不能生育而苦恼，但是围绕治疗不孕症，医疗技术的进步也是令人吃惊的，新的解决办法包括人工授精、体外受精，甚至找人代孕，等等。

在日本，据说不孕夫妇多达 140 万对。从 1983 年国内第一个体外受精婴儿诞生到现在整整 25 年了，最尖端的不孕症治疗技术已经发展到了什么程度？我们今天向圣路加国际医院女性综合诊疗部部长、生殖医疗中心所长佐藤孝道医师请教不孕症治疗的最新情况。

不孕症的主要原因

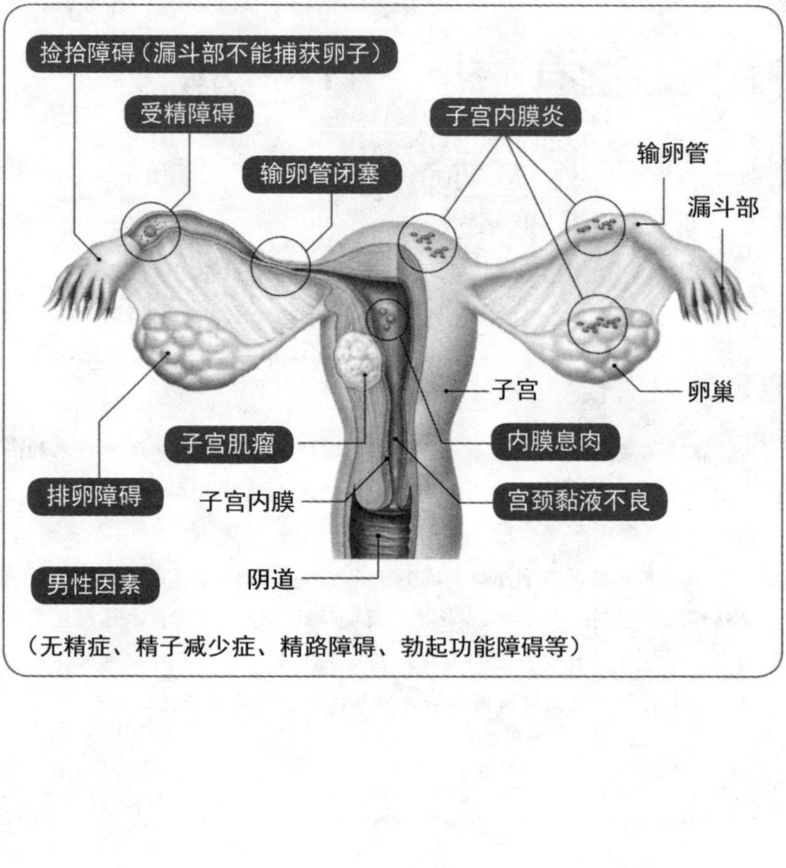

不孕症有各种各样的原因，大体可以分为排卵因素、输卵管因素、子宫因素、男性因素和其他因素（宫颈因素、免疫因素等）。其中，排卵、输卵管、男性这三种因素最多。也有不少夫妇为多种因素。

渡边　我觉得为不孕而苦恼的人越来越多，现状到底如何？

佐藤　和过去相比，并非现在的人更容易患不孕症。问题是希望怀孕却自诉不孕的人年龄很大，尤其是女性越来越高龄化。

渡边　女性的平均初婚年龄是 27.8 岁（2005 年），也就是说初产的年龄越来越大？

佐藤　是的。所以说，不孕夫妇势必增多。据说，4 对夫妻中就有 1 对曾经担心不孕，实际上 10 对夫妻中有 1 对患不孕症。

渡边　那么，不孕症的定义又是什么呢？

佐藤　在日本，将无避孕措施、性生活正常而两年内未能怀孕的情况称为不孕症。

渡边　需要两年吗？

佐藤　在欧美很多地方是 1 年。从统计上来讲，在一个排卵周期（约 1 个月）内即使性生活规律，怀孕的概率也不是很高。年轻夫妻 30%，一般情况下 20% 左右。

一般而言，1 年内有正常的性生活，怀孕的概率略低于 90%，坚持两年的话会超过 90%，但 1 年和两年没有太大差别。

渡边　不孕症也有各种各样的种类和原因，器质性的完全不孕都有哪些原因呢？

佐藤　比较清楚的原因有：左右输卵管都堵塞（输卵管闭塞）、不排卵（无排卵），或者男性的精液中一个精子也没有（无精症），这些显然都是不孕的原因。但是根据我掌握的数据，这些情况只占不孕夫妇的 10% 左右。

渡边　也就是说完全不孕的情况很少。

佐藤　剩下 90% 的不孕症属于下列情况或其中之一：因子宫内膜异位症（一种子宫内膜组织在子宫腔以外地方增生的疾病），不能顺利输送卵子；精子的数量少（精子减少症），等等。不过，实际上导致现在怀孕率下降的最大最重要的原因是女性的初产年龄问题。

渡边　女性年龄越大，怀孕就越困难。

佐藤　从 33 岁左右起怀孕率就开始下降，随着年龄增长，怀孕率直线下降。现在三十多岁了还没结婚的大有人在。

渡边　女性怀孕的年龄界限是多大?

佐藤　如果 50 岁怀孕，还顺利生下了孩子，那绝对是吉尼斯世界纪录。通常情况下，可以放弃不孕治疗的年龄界限是 45 岁。

渡边　只要排卵就有可能怀孕吗?

佐藤　女性还在娘胎里的时候卵子的卵基就已经形成了，所以在母亲胎内的时候库存最多，据说有 700 万到 800 万个，其数量只会越来越少，而不会随着年龄的增长而增加。十二三岁初潮的时候有 30 万个左右，40 年后绝经的时候就成了 0 个。如果年龄大了，就会出现卵子的数量减少和枯竭的问题。

渡边　但是，所谓排卵，原则上讲不是一个一个地出来吗?

佐藤　一个周期通常是 1 个，也有排两个或以上的时候，因此才会有双胞胎、多胞胎出生。不过，实际上非常多的卵子成长到某个阶段就会消失，称之为闭锁卵泡。卵子每个月以数百为单位消失。

渡边　也就是说随着年龄的增长卵子会不断减少。

佐藤　经常有人问我，如果使用诱发排卵剂大量排卵会不会导致提前绝经，答案并非如此。这实际上是在营救那些中途消失的卵子，让它们排出来。

除了卵子数量减少，还有一个卵子本身的质量问题。卵子本身会衰老，可以说这才是问题的关键所在。所以，要问是否排卵就能怀孕，答案是不一定。

渡边 现在到您这里来的患者的平均年龄是多少？

佐藤 患者年龄越来越大，初产孕妇的平均年龄在 33 ～ 34 岁。在过去，年龄一旦超过了 30 岁，就会在病历上盖一个红色的圆章，中间是一个“高”字。现在一半以上都得盖这个章了，（笑）因为不孕前来就诊患者的平均年龄是 36 岁。

渡边 男性是个什么情况？

佐藤 如果男性年龄大了，怀孕率也会下降。比如说，三十多岁的男人和四十多岁的男人，差别就很明显。不过，如果女方年轻的话，男性的年龄就几乎没什么影响。反过来也是一样，如果女性年龄大，那么最好是男方年轻。不孕不光是女性的问题。

渡边 不孕越来越多还有其他原因吗？

佐藤 就现实情况而言，我认为人们的性生活与过去相比绝对地减少了。

渡边 是吗？

佐藤 我认为，现在的年轻人不生孩子的最大的理由是，生了孩子就没法生活了。孩子出生以后自不必说，就是要怀孕的时候也很麻烦。有人三十几岁结婚却不要孩子，问问缘由，说是男人晚上很晚才回来，倒头就睡，自己也累了，根本没兴致，所以两个人都呼呼大睡了。

渡边 也就是说，没有过性生活的精神头儿。

佐藤 从医学上讲，每月如果没有至少两次性生活，怀孕率几乎接近于零。根据我的数据，40 岁以上的夫妻每月两次以下的占 50% 以上，几乎没有性生活的也超过了 20%，加起来占 80%。三十几岁以下但性生活为零的也达到了百分之十几，性生活两次以下的占 45% 左右。

人工授精的方法

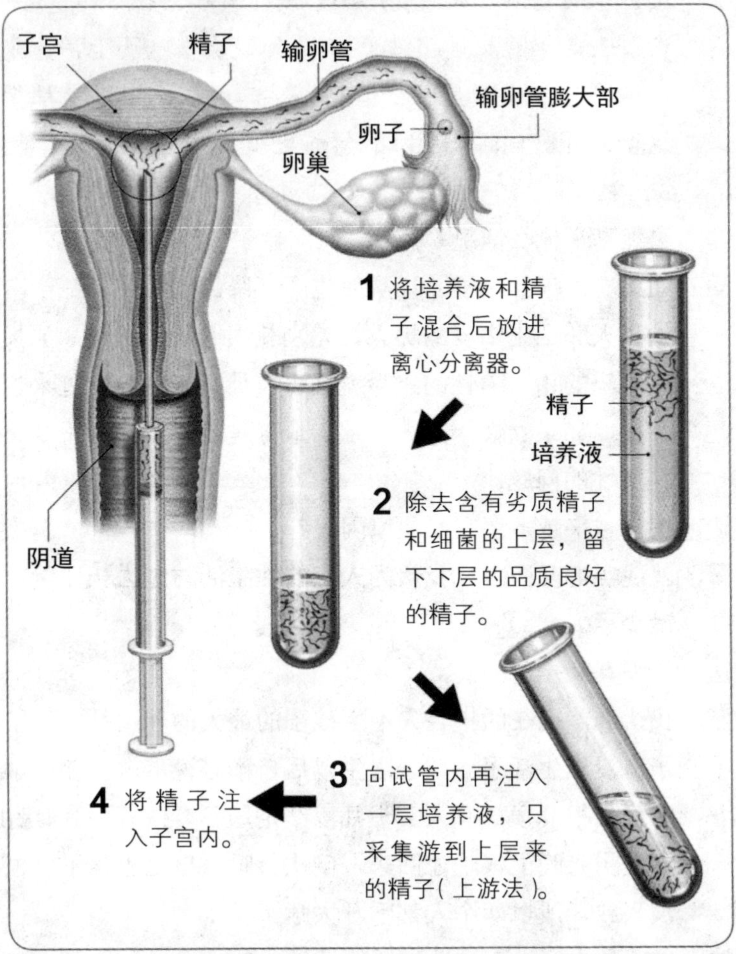

1. 将培养液和精子混合后放进离心分离器。

2. 除去含有劣质精子和细菌的上层，留下下层的品质良好的精子。

3. 向试管内再注入一层培养液，只采集游到上层来的精子（上游法）。

4. 将精子注入子宫内。

人工授精的方法就是把从男性那里采集来的精液直接送进女性的子宫内。多在不孕治疗的初期采用，35 岁以下比较年轻的夫妻怀孕的概率比较高，如果是高龄夫妻，一般只在最初阶段采用几次人工授精。

渡边 我觉得现在的年轻人恋爱期间性交过头了。过去几乎没有什么婚前性生活，所以结婚以后性生活过得热火朝天。现在的情况是，结婚的时候彼此已经丧失了新鲜感，最后成为无性婚姻。对于男性来讲，女性的保鲜期从最初发生关系算起也就两年左右吧？（笑）

佐藤 男女都是，彼此彼此。确实，过了一段时间男人会渐渐丧失“性”趣。所以治疗不孕最好不要太晚。大家必须先明白男女的“性”趣持续是有限度的。

渡边 婚姻这种形态对于生儿育女获得生活安全感来说是有意义的，但是对于保持性欲保持热情来说可能起着很大的负面作用。

佐藤 有的女性这样设计生活：“结婚后先过一段没有孩子的二人世界，过上 5 年左右再要孩子吧。”其实她不明白，5 年后丈夫看自己的眼光会变。说是要孩子，实际情况已经很困难。我的建议是，如果打算要孩子，结不结婚的无所谓，先生了再说。（笑）

渡边 也就是说“生米煮成熟饭”的事实婚姻是正确的。（笑）还有，因为不孕来看门诊，是女性先来吗？

佐藤 绝大多数情况下是女性一个人来。

渡边 是接着就进行检查吗？

佐藤 如果有器质性异常的话就对异常进行治疗，未发现异常或者对异常进行了治疗却还不怀孕的话，进行提高怀孕率的治疗。

首先的方法就是使用诱发排卵剂，道理很简单——大量排卵就会怀孕。其次，如果多投入精子可能更容易怀孕，这就是人工授精。这些都不行的话就只有体外受精了。但是不是只要进行了体外受精就一定能怀孕？也不尽然。

渡边 当然也要检查男性吧？

佐藤 首先要检查精子。

渡边 在医院里采集精子吗？

佐藤 是的。还可以给患者一个特殊容器，让他在家里采集好带来。

渡边 在家里采集完以后再拿到医院里来，精子还活着吗？

佐藤 活着。一般情况下，射精后 1 小时以内没有问题，可以常温下保存。

渡边 听说医院在采集精液的房间里放着黄色书刊和成人录像带什么的。（笑）

佐藤 我那里就有。不过男人一般都讨厌精液检查，虽然除此之外再也没有这样既不痛又比较舒服的检查了。（笑）

渡边 可能怕查出什么异常吧。

佐藤 我想是的。包括我自己，男人都有一种莫名其妙的自尊。只能想方设法说服他们接受检查。

渡边 检查的结果，很多情况都是男性的原因。

佐藤 从原理上讲，男性的精子有 1 个就够了，因为受精的归根结底只有一个。但实际上只有一个精子的话根本怀不了孕。要怀孕的话，每 1cc（1 毫升）精液中必须至少有 2000 万个精子。一次射精的精子数量一般都有几亿个，我们先在 2000 万这个数目上画条线。当然不能只在精子身上找原因，非要说清楚的话，我告诉大家，精子数量少的精子减少症患者占不孕夫妇的 20% ～ 30%。

渡边 但是一般都被认为是女方的责任。

佐藤 说起不孕，几乎都是责怪女性，这种看法非常不公平。极端的情形下，即使夫妇之间没有性生活，或者丈夫的精子很少，婆家开家庭会议的时候也总是责怪妻子。

渡边 在这一点上男性的意识也应该改变。另外，不孕症属于器质性异常时肯定要进行治疗吧？

佐藤 对那些输卵管堵塞、输卵管不通畅的患者，通过导管进行改善，有时也施行外科手术。另外，如果卵巢内有子宫内膜炎，产生了称为巧克力囊肿的血块的话，通过手术将其取出来可以提高怀孕率。如果是子宫肌瘤，可以通过手术摘除肌瘤来提高怀孕率。

对于那些精子数量少的人也有有效的药物治疗，但治疗效果是有限的。

渡边 尽管没有这些器质性问题，或者通过手术等消除了问题，但还是不怀孕，就应该进行所谓的不孕治疗了，是吧？

佐藤 是的，进行提高怀孕率的治疗。比如计排卵期法，也就是算准排卵日期同房，这种方法近来好像不大有人用了。

渡边 没有效果？

佐藤 对于每月至少有三四次性生活的夫妻来说，这种方法不能提高怀孕率。另外，计排卵期法用得太多了，会导致男性的 ED（勃起功能障碍），也同样会导致女性的性交障碍。

渡边 是因为增加了精神压力吧？

佐藤 正因为性生活是极其非理性的行为才快乐。（笑）“今晚请和我性交！”这种说法未免太理性了。但是，对于那些性生活本来就很少的夫妇来说这种方法可能有效。还有一条请大家记住，正常情况下最好集中在排卵日前 4 ～ 5 天这段时间过性生活。

渡边 接下来应该采取什么疗法？

佐藤 下一步就是“使用诱发排卵剂”“边使用诱发排卵剂边进行人工授精”“进行人工授精”的其中一项。

诱发排卵剂在不排卵的情况下很有效果。研究表明，即使排卵正常，使用诱发排卵剂也可以提高怀孕率，也就是多

体外受精和显微授精

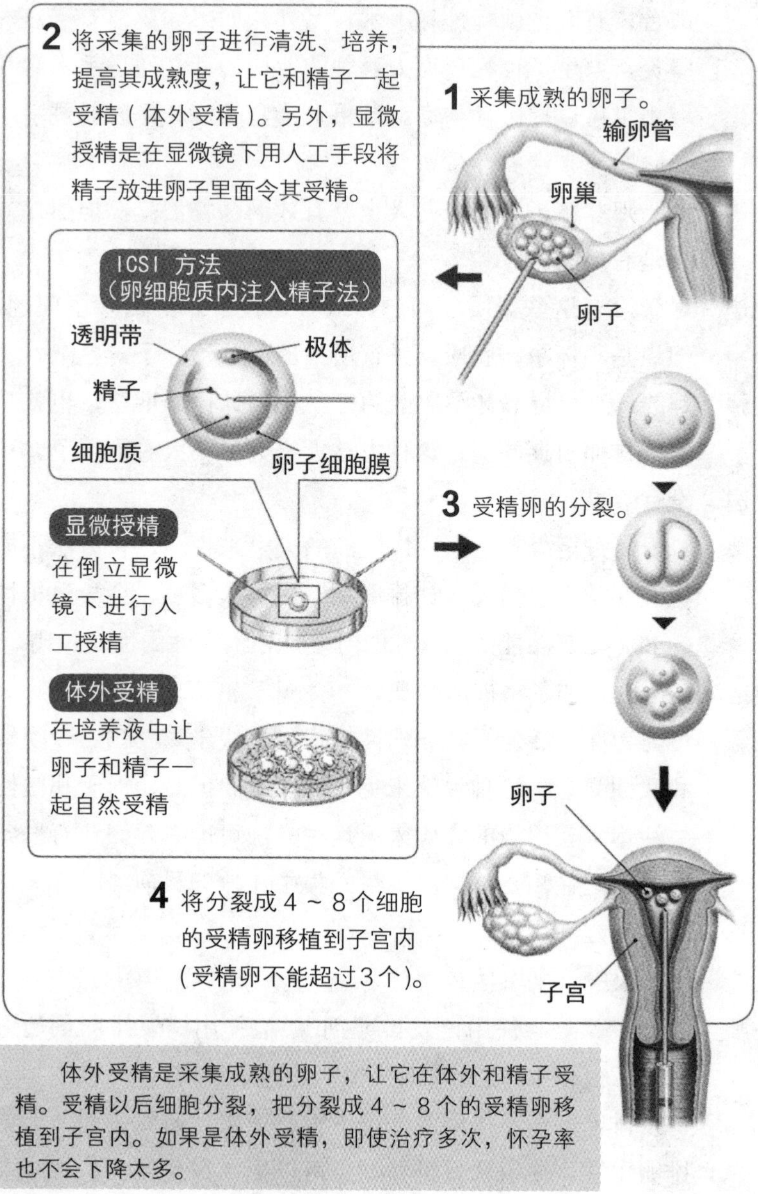

体外受精是采集成熟的卵子，让它在体外和精子受精。受精以后细胞分裂，把分裂成4～8个的受精卵移植到子宫内。如果是体外受精，即使治疗多次，怀孕率也不会下降太多。

排卵更容易怀孕这个道理。

渡边 诱发排卵剂是注射吗？

佐藤 有的是注射，但更多的是口服。口服既不疼痛又不容易造成双胞胎或三胞胎。

渡边 请您介绍一下人工授精的具体方法。

佐藤 首先，男性通过自慰将精液采集到特制容器里。将精液清洗浓缩，用细导管输进子宫里。平时射精都是射在阴道里面，人工授精是将精液放进里面的子宫。

渡边 卵子在子宫里翘首以待吗？

佐藤 不，受精的是靠近输卵管顶端称为输卵管膨大部的地方，放进子宫的精子必须凭借自己的力量游到那里去。

尽管其原因还众说纷纭，但卵子被排出来以后还很有活力的时间也就几个小时吧，过了这个时间就丧失了受精能力，精子则放上四五天都没有问题。所以，与其说精子跑到卵子等待的地方，不如说被排出的卵子在精子先行到达等候的地方闪亮登场，这是符合实际情况的准确描述。

渡边 人工授精的效果有多大？

佐藤 大约是患者本人怀孕率的两倍。两倍听起来感觉相当高，但是 38 岁结婚，两年内性生活正常却没有怀孕的人，其怀孕的概率可能低于 1%。它的两倍也仅仅是 2%。

渡边 这么低？！

佐藤 只有那些 35 岁以下比较年轻的夫妇通过人工授精可以在某种程度上保证怀孕率。稍微大龄的夫妇，不孕期（想要孩子，无避孕措施有正常性生活但还是不能怀孕的时期）不长的话，至少最初的几回有希望。但时间一长，怀孕率就会下降。

渡边 如果人工授精效果不好的话……

佐藤　采取体外受精。其基本方法是，让从体内取出的卵子和精子在外面受精，把受精卵再放回子宫内。因此，高质量的成熟卵子和精力充沛的精子越多越好。根据情况还可以将其冷冻起来。

渡边　能不能将卵子从卵巢中拿出来催熟？

佐藤　卵巢中有很多卵子，三十几岁的女性也有几万个，不过都是在未成熟的状态下被储存着。如果能够将其取出在体外受精，对患者来说是个喜讯，但实际上这项技术还不成熟。所以为了采集在体内成熟的卵子，很多情况下不得不使用诱发排卵剂。

渡边　有道理。怎么采集卵子呢？

佐藤　使用超声波的话我们可以看到一个袋状的东西，里面装着卵子，称为卵泡。一边看着这个东西一边通过阴道用针刺取出来。

渡边　“采集精力充沛的精子”是什么意思？

佐藤　就是处理精液。因为精液中称为精浆的液体成分基本上没用，所以将其清洗掉。然后就像体内发生的情形一样，选出那些可以游动的精子（上游法）。在培养液中让精子互相竞争，只取出那些精力旺盛的精子。

渡边　和先到的前几名“做”吗？（笑）只让被选出来的精子和卵子结合。

佐藤　通常的体外受精是在卵子周围撒上精子，只把一个精子植入卵子则称为显微授精。在日本，显微授精的比例约占一半。采用显微授精的方法，即使在普通的体外受精不顺利的情况下也能取得成功。另外，即便是一个精子也没有的无精症患者，如果能直接在睾丸中发现精子，也可以取出来让其与卵子结合。

渡边 体外受精的成功率有多大？

佐藤 难以判断的是什么情况才叫作成功。真正的成功是在孩子生下来的时候。不过，通常所说的成功指的是能用超声波看到胎囊，即装着婴儿的袋子。不幸的是，从那个阶段起 20% ～ 30% 会流产。

渡边 如果是体外受精，流产的比例高吗？

佐藤 这个问题很难回答。进行体外受精后，从把受精卵移植到子宫内时就非常仔细地观察，所以连那些平时不注意的不被计算在内的流产都确认得很清楚。

就算注射了诱发排卵剂，有的人也达不到采集卵子的程度，有的人虽然取出来了但是一个也没受精。比如说有 100 个人实行了体外受精，能把受精卵移回子宫内的也就 80 人左右。其中，35 岁以下的人，怀孕率可以达到 35% ～ 40%，即便如此还会有流产。这样算下来，从开始能走到孩子出生的人大概也就是 20% 稍多一点儿。

渡边 就看怎么评价这个数字了。

佐藤 虽然和正常状态下的自然怀孕相比也不算差，但这个数字不足以让一种疗法成立。无论做什么手术，如果事先说“成功率是 20%”，那谁也不会接受手术了。（笑）35 ～ 39 岁的话会降到 15% 左右，40 岁以上的话 5% 左右。

渡边 没想到这么低。

佐藤 医疗机构一直没有公布精确的数据。客观地讲，也有很多人根本没有生育能力。

渡边 治疗不孕需要持续多长时间呢？

佐藤 一般情况下，一种疗法需要 5 ～ 6 个疗程，大约半年时间吧。从人工授精到体外受精（显微授精），循序渐进。

渡边 我常听人说不孕治疗很痛苦。

体外受精（显微授精）的怀孕率和出生率

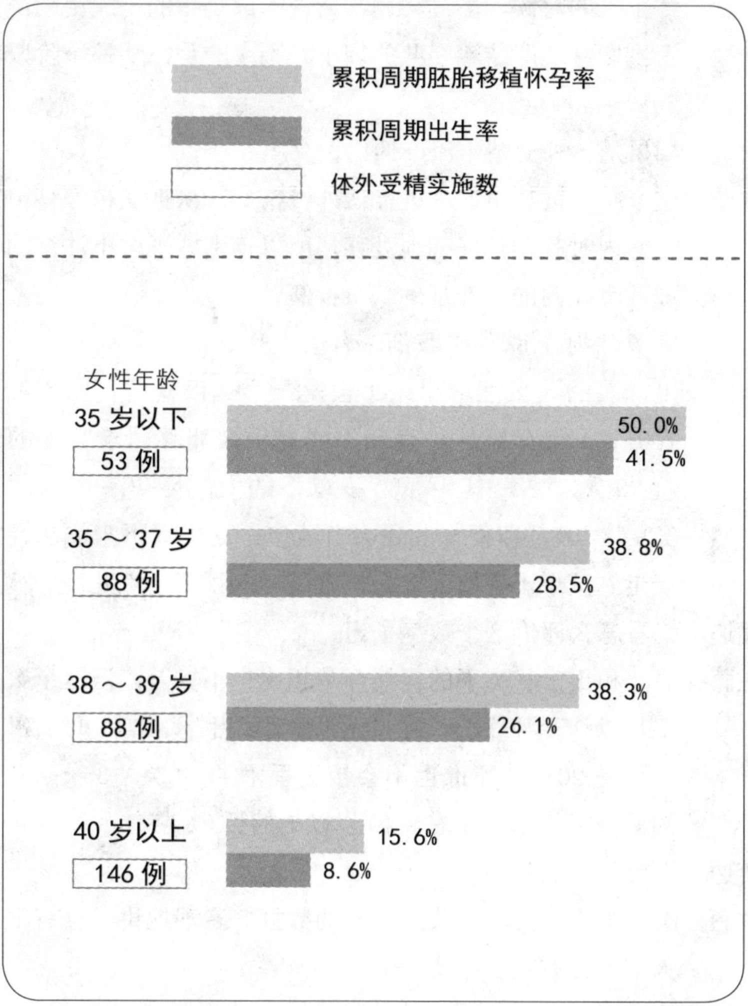

累积周期移植怀孕率 = 子宫内确认有胎囊的件数 ÷ 胚胎移植（把受精后分裂的受精卵放回子宫）件数

累积周期出生率 = 婴儿出生件数 ÷ 进行了体外受精的件数

佐藤 进行体外受精时，即使施行了麻醉，将卵子取出时还是很疼。诱发排卵剂必须每天注射，虽然不是很痛，但精神压力会相当大。

渡边 如果总是不怀孕的话，精神压力也会加大吧？

佐藤 即使进行了体外受精，7～8 成都不顺利，况且体外受精的话，每次的医疗费要花 20 万～ 30 万日元。

渡边 治疗不孕，不能用医疗保险吗？

佐藤 有的能用。但人工授精也好体外受精也罢基本上都不在医疗保险范围内。如果达到了各地方政府规定的条件，可以享受公共补贴。

我现在所希望的是大家都能正确理解生育的可能性。遗憾的是，超过了 40 岁而且不孕期很长的人，生育的可能性非常低。我总对那些大龄患者讲，最好事先想好放弃治疗的时间。

渡边 不然的话夫妻双方也只是无谓地消耗。

佐藤 不孕治疗绝对不是只要坚持就能成功的。既花钱又花时间，还很痛苦。正因如此好多人反而欲罢不能，心想：这一次不做会不会后悔？都投进去一百几十万了，到了这个地步无论如何也不能放弃。所以希望患者们首先制订一个计划。

渡边 您说得对啊……不孕治疗今后会如何发展呢？

佐藤 从医学上讲，将来很可能让卵子在体外成熟。如果能够实现，会减轻注射诱发排卵剂所带来的身体负担。另外，虽然现在还看不到丝毫可能性，但能不能将高龄患者的卵子重新激发活力呢？从社会意义上讲，在日本有必要进一步深化关于卵子提供、代人受孕等伦理问题的讨论。

渡边 真是包含了各种各样的难题啊。佐藤先生，谢谢您通俗易懂的讲解。下面听一听各位不孕治疗的体验。

患者座谈会

我们所经历的不孕治疗

田口早桐　（41 岁）

妇产科医师，丈夫是皮肤科的医师（44 岁），有两个孩子，分别为 4 岁和 3 岁。两个孩子都是父母接受了不孕治疗后出生的。

政野笃子（44 岁）

曾经担任众议院议员的政策秘书，现为撰写公共政策主题文章的新闻工作者。丈夫 38 岁。没有登记结婚，事实婚姻的第 8 年开始接受不孕治疗。接受了人工授精以后仅尝试了一次体外受精，但没有怀孕，最后放弃了治疗。

高桥登志子（化名）（43 岁）

曾经当过护士，37 岁结婚，一方面因为年龄的原因，想早点儿要孩子，所以接受了治疗。经历了诱发排卵剂、人工授精、体外受精之后进行了显微授精，3 次怀孕 3 次皆流产。第 5 次获得了成功，生下了孩子。丈夫 43 岁，孩子 1 岁半。

渡边 田口女士是妇产科的医生吧？你们也治疗不孕吗？

田口 是的。我在大阪市内的妇产科医院里专门负责不孕治疗。

渡边 也就是说治疗不孕的专家自己接受了不孕治疗。多大年龄开始的？

田口 34 岁结婚，婚后半年开始的。

渡边 这可是够早的。

田口 由于工作关系，一直负责不孕治疗，对于检查和治疗没有任何抵触情绪。

渡边 您先生也是医师，也相当理解吧？

田口 还真不是这样。因为丈夫是皮肤科，关于不孕几乎是一无所知。我说："我总觉得不对劲儿，咱们去查查吧。"他却说："为什么非要做这个检查？"（笑）

渡边 治疗不孕不是女性一个人能做到的，毕竟是两口子的问题，这一点真是挺难的。

田口 是啊。我接诊的那些病人，一旦知道丈夫检查的结果不太好，有些夫妻干脆就放弃了治疗。

渡边 您是什么情况呢？

田口 后来才知道丈夫精子数量少，精子减少症是主要的原因。

渡边 您丈夫接受这个结果吗？

田口 他看着显微镜大呼："哎呀，这么多精子啊！"（笑）但实际上数量根本就不够。苦口婆心地说服他，总算答应接受不孕治疗了。

渡边 我听说要想怀孕每毫升精液里面至少要有 2000 万个精子。

田口 是的。后来才知道我丈夫是逆行性射精，精子逆流到尿里，即使射精也几乎射不出来，都跑到膀胱里面去了。

渡边 逆行性……还有这种病吗？

田口 有的人先天就有这种病，虽然人数不多。

渡边 这样的话，自然怀孕几乎不能指望了。是通过检查知道的吗？

田口 不，丈夫不经意间发现尿里漂浮着精子样的东西。仔细检查发现里面混着精子，他还高兴得手舞足蹈，说是自己发现的。（笑）

渡边 您二位真不愧是医生夫妻。

田口 有一种方法可以从尿液中回收精子，我丈夫成了绝佳的实验品。（笑）

渡边 您本人一点儿原因都没有吗？

田口 初期检查的结果我自身没有原因。但实际一做体外受精，发现卵子发育得非常不好，和我的年龄有点儿不相符。想让它受精，结果根本就没反应，所以花了很多时间。

渡边 您都接受了什么治疗？

田口 从精子的数量来看，我们只有体外受精一个办法。

渡边 把采集的精子放到子宫里面称为人工授精；把成熟的卵子取出来，在外面让它和精子受精，然后再放回子宫内，这称为体外受精、显微授精。您是在自己的医院里做的体外受精吗？

田口 自己能做的工作都自己做了，诱发排卵剂的针也是自己打的，只不过采集卵子和把受精卵放回子宫自己做不了，只能求别人。

渡边 回头再向您请教。政野女士是什么情况？

政野 因为我和丈夫属于事实婚姻，一起生活了七八年，虽然没有生育，但也没采取什么措施。

我喜欢工作，过去的生活都是以工作为中心，别人说“你是不想要孩子吧”“没有心思生孩子吧”，听到了各种各样的闲言碎语。我反驳说不是这么回事，但总也讲不通。这样的话只好去医院了。

渡边 是去的妇产科吧？

政野 在那之前我也并不是特别想要孩子，连“不孕”这个词都没想过，于是就去了附近一家综合医院的妇产科，结果人家告诉我“我们这儿不做（不孕治疗）”，让我很受挫。

渡边 被推出来了。

政野 我和周围的人讲：“国家一方面拼命宣传少子化问题的严重性，可妇产科的现状却这么糟糕，冷淡无情。”于是就有人给我介绍了别的妇产科，我就去了。但是正赶上工作忙的时候，每天量体温这种治疗必需的基本要求都做不到，又一次感到了受挫。

渡边 最后开始治疗时多大年龄了？

政野 39 岁。那时候终于感到再不做就晚了，便下决心辞掉工作，去了一家治疗不孕很有名的大学医院。已经这个年龄了，只好一边尝试着用计排卵期法，一边接受全面检查，两三个月之后开始人工授精。

渡边 所谓的计排卵期法就是计算好排卵日期过性生活吧？您是说即使这样也没能怀孕？

政野 做了两次人工授精，然后做了 1 次体外受精，但是都没有怀孕。因为一开始我就决定只做 1 次体外受精，所以还是没成就放弃了。最后算算，治疗时间 8 个月，治疗费一共花了 30 万日元左右。

渡边 高桥女士以前是护士吧？结婚的时候多大？

高桥 37 岁。因为从年龄上讲都已经到了界限，一直想要有个孩子就好了，于是去了妇产科，想提前做个检查。

渡边 婚后马上？

高桥 是的。万一输卵管堵塞什么的，治疗太麻烦了。我知道女性做检查还得配合经期，很费时间。

体外受精中的采卵与胚胎移植

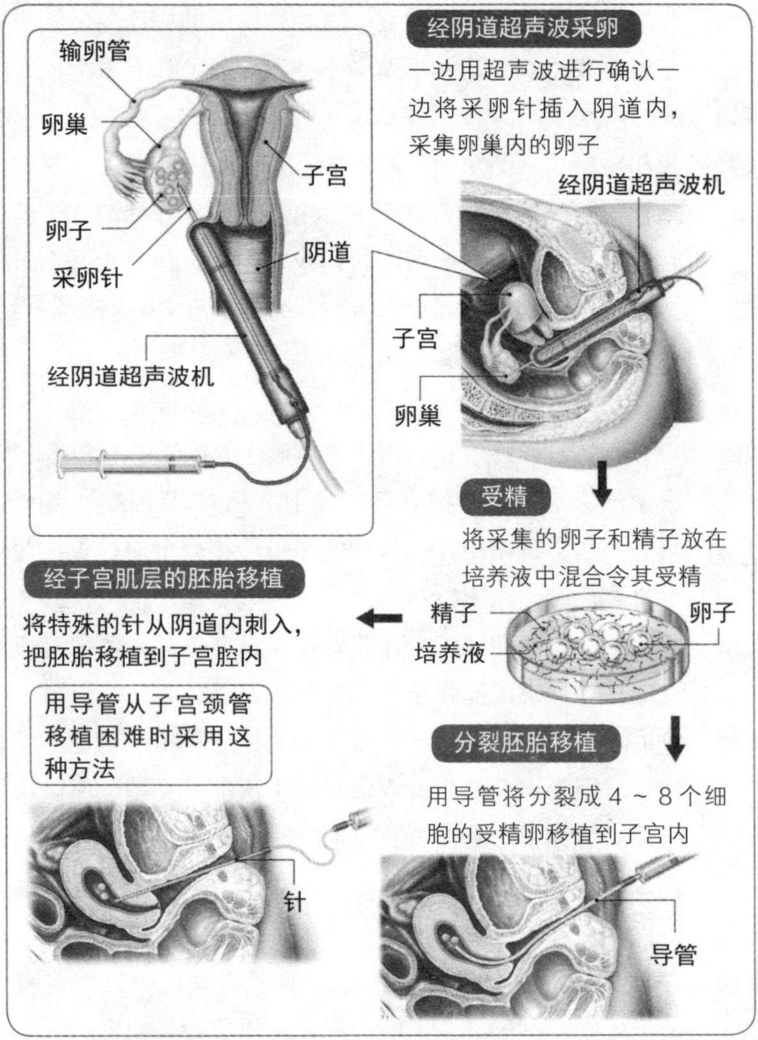

采卵时施行全身麻醉或局部麻醉。从阴道将针刺入时多伴有疼痛，采卵本身 10 分钟左右就结束了。

渡边　还是医疗一线的人行动迅速，雷厉风行啊。

高桥　不过，我去了普通的市立医院咨询了一下医生，医生告诉我："您才刚结婚，不用急，慢慢来。"我说："马上做体外受精也行。"

渡边　不一样的医生意识也不一样吧。

高桥　就这样我还是吃了6个疗程的诱发排卵剂，做了两次人工授精，但结果不好。因为那家医院没有体外受精的设备，所以只好去了另一家医院。在那里还是先做了两次人工授精，然后做体外受精。那时才知道我是属于受精障碍（因为精子和卵子不相配等问题不能产生受精卵），所以说早知道这样一开始就做就好了。（笑）如果有受精障碍，剩下的只有显微授精一个办法了。

渡边　只把一个精子注入采来的卵子内就叫显微授精吧？

高桥　是的。通过显微授精终于怀孕了。但是从那以后接连流产了3次，那个时候负责的医生说："医生只负责到怀孕，怀孕以后的事不管。"虽然说得没错，但总觉得像是被甩开了，最后连那家医院都觉得讨厌。

渡边　又找了别的医院？

高桥　以前只有一些大学医院在这方面有影响力，但现在治疗不孕技术更高的诊所越来越多。

我有时候去患者团体中收集信息，有时自己在网上查，有时找当地不孕咨询中心的医生咨询，做了很多努力，还做了不育症的检查。

渡边　什么叫不育症？

高桥　就是反复流产和早产造成的习惯性流产。倒是没发现什么特别的异常，最后选定了东京市内的一家显微授精很有名的诊所。那里的医生说："做3个疗程看看，不行的话就放弃吧。”第 2 次就怀孕了，生下了孩子。

渡边 田口女士一共做了几次治疗？

田口 我正常状态的卵子数量太少，总是不能成功。在开始体外受精之前总以为第 3 次之前一定会成功吧，结果根本不行。4 次、5 次，随着次数增多，我变得非常焦躁。开始接受治疗是 35 岁，但我知道快到 40 岁的时候体外受精的成功率会一下子下降很多，所以我尝试了一种比较快的治疗周期，间隔一个月进行一次体外受精。就在认为不行了的时候，第 6 次体外受精终于成功怀孕了。

渡边 所谓“卵子数目少”是什么意思？

田口 一次能取出的卵子的数量因人而异，多的人能取出 10 个。因为可以生成很多受精卵，所以把一两个送回子宫里，剩下的就冷冻保存起来。失败了的话再把保存的卵子拿出来，一直重复到卵子用完。因此，如果一次卵子采集能取出很多，那么治疗的次数就增多了，成功率也提高了。

渡边 到成功为止一共花了多长时间？

田口 将近两年。我认为还算顺利。那种状态下观察个两三年的话，我的卵巢不知道变成什么样子了。

渡边 听说政野女士为了治疗把政策秘书的工作都辞了。

政野 如果有一份能保持有规律的生活或者时间能自由控制的工作的话，一边工作一边接受不孕治疗是最好的了。但对我来说，这太不现实了。

渡边 实际上花了多长时间？

政野 看病的时间倒不算长，问题是要看什么时候排卵，根据生理时间决定诊疗日期，那天要是忽然有什么重要工作就不行了。

高桥 我坚持治疗了 5 年，工作也只能放在次要位置了。

渡边　听说不孕治疗“很痛”。

高桥　注射诱发排卵剂时很痛，因为是肌肉注射，比皮下注射扎得还深。非常痛。

政野　打一针都非常痛，而进行体外受精前每天都要打，打完左臂打右臂，打完右臂打屁股，转着圈儿打，一圈儿转完回来了开始打针的地方还在痛。

田口　屁股还会肿。

高桥　要是能怀上的话还能坚持，但一流产什么的就很痛苦。说句实话，都想给丈夫打这么一针。（笑）

政野　比打针更痛苦的是采集卵子。有的医院使用全身麻醉，我看病的那家医院是局部麻醉，尽管他们告诉我说“打麻醉，不会痛的”，但是真的非常痛。

渡边　不孕治疗好像医疗费很高。

高桥　一次显微授精的费用超过了我一个月的工资，一天的治疗费就超过了我一个月的工资。

田口　一个疗程，体外受精 35 万日元左右，显微授精 45 万日元左右。

高桥　我诱发排卵剂用得比较多，光这一项一天就两万日元左右。

田口　一针就 6000 日元。

渡边　一天两万日元，一直到排卵吗？

高桥　差不多 10 ～ 12 天。一直打到卵子状态正常。除此之外，还有显微授精前后的诊察、检查、用药，另外还有专家咨询，也是一笔费用。

渡边　政野女士刚才说一共花了 30 万日元左右，为什么有这么大的差别？

高桥　不孕治疗属于自费诊疗，不在医疗保险范围内。

田口　尤其是高额的生殖补助医疗（ART），比如体外受精和显微

补助生殖医疗中按女性年龄统计的妊娠率和出生率

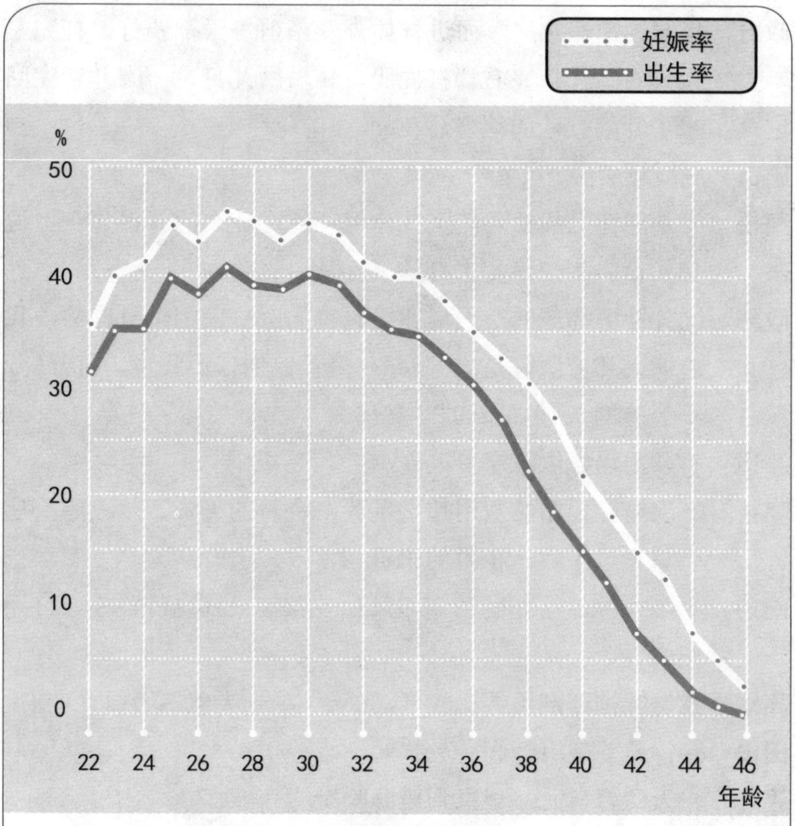

【据：美国疾病预防管理中心（CDC）2004 年的数据】

体外受精等（ART）的妊娠率在 33 ~ 34 岁以后急剧下降。

授精，都不在保险范围内。

高桥　类似输卵管堵塞这样的情况好像在保险范围内。像我这种情况，因为年龄大，卵子状态变差，就不在保险范围内。

政野　我看病的那家医院还算有良心，能使用保险的都给我用了保险。不过，我听说有的诊所能用保险的也当作自费诊疗收费。

渡边　田口女士都是自力更生。（笑）

田口　都只付了成本费用。但实际上也没有多少，只省下了注射费。而显微授精的针一支就是几万日元，培养精子、卵子、胚胎的培养液一次也要两万日元。

政野　也有人因为经济上的原因去不起医院吧？

田口　有得是。不过，从 2004 年开始有了一个国家和地方政府支付补助金制度，对那些接受了体外受精、显微授精的夫妇补助部分医疗费用，情况有了很大变化。这是少子化对策吧。地方政府不同，条件和金额都不一样。多亏了这个制度，年轻人接受治疗更容易了。年轻成功率也高。

渡边　都说开始治疗不孕的年龄最好在 35 岁之前，35 岁以后的话会越来越困难。

田口　确实，不孕治疗时间越早效果越好。

政野　是不是好多女性都不知道这个事情？我在医院第一次看到数据的时候很是震惊。既然医学上已经证明女性随着年龄增长“怀孕能力”会下降，我希望在中小学的性教育中就能告诉学生。

渡边　几位都接受过不孕治疗，有什么感触？

高桥　我过去一直以为怀上了就能生下来，没想到流产了好几次，让我很震惊。

政野　大家都有一种印象，好像不孕治疗一定能成功，客观地说，接受了不孕治疗也不能生育的概率其实更高，这一点最好早点儿了解。

渡边 通过体外受精等方法怀孕和自然怀孕相比，流产的概率更高。

田口 是的。妊娠反应倒是经常出现，但是仅仅出现妊娠反应没有用，发育到一定程度也没有用。还有一个原因就是接受不孕治疗的人本来年龄就很大，超过了 40 岁，即使怀上了有一半也会流产。

渡边 这是因为本身条件就不好，比如像卵子的状态等。另外，胎儿异常的概率如何？

田口 和自然怀孕一样。不过多胎妊娠（双胞胎或两个以上的胎儿同时存在于子宫内的状态）会增多。现在对体外受精和显微授精中移植回子宫的受精卵数量有限制。因为胚胎的冷冻技术这 10 年有了很大发展，再也不用像以前那样，为了提高怀孕率把三个或五个受精卵放回子宫内了。

高桥 还是有三胞胎、四胞胎的。

田口 学会规定胚胎移植不能超过两个。我有时也劝说患者："如果能行的话，放一个怎么样？"但是因为放回去得多怀孕率就高，很多人就说："双胞胎也行。"

高桥 治疗过程中总会出现"越多越好"的想法，实际生出来，一个就够累的了。（笑）

政野 将来您的孩子长大了，会告诉孩子他（她）是通过体外受精出生的吗？

高桥 我正为这事儿烦恼。

田口 我早就告诉孩子了，我管孩子叫 IVF（体外受精）宝贝。

渡边 对于孩子来说，不管过程如何，都是在父母的祈望和期盼中来到这个世界上的，我认为这一点最重要。

政野 我对事实婚姻不能做体外受精这一条感到很困惑。

渡边 啊？有这回事儿吗？

政野 有些医院的医生就算你是事实婚姻也给你做。我的情况是，忍痛取出了卵子之后医生才告诉我："事实婚姻按规定不能做，请回去履行了法律手续再来，在那之前我们把卵子冷冻起来。"

渡边 这也有点儿太……

田口 我在大学医院工作的时候是要求把户口复印件带来。

高桥 我当初也被要求把身份证明带来。

政野 我那家医院可能开始疏忽了。（笑）当时市政府也快到下班的时间了，办公的人很同情我，马上给办了合法结婚的手续。

田口 近来学会也终于打算承认了。

渡边 治疗不孕时院方的态度怎么样？

高桥 最初去普通医院的时候，检查了一下丈夫的精子，结果发现数量少。我不知道该怎么把这个结果告诉他，于是就找医生商量。医生说："就算你告诉他实话，精子的数量也不会增加，告诉他没什么问题不就行了嘛。"我照医生说的做了，现在想来，那是个失误。

渡边 怎么讲？

高桥 丈夫不愿认为自己有问题，所以，没能怀孕的时候告诉他，他就一句话："没怀上啊。"意思就是说"那么下一步怎么办"。非得全都由我来主导。事实上我也很痛苦，很希望他多和我一起考虑，一起烦恼。一开始就两个人去医院，两个人一起听检查结果就好了。

渡边 男人想凭让女人怀孕的能力展示男人的尊严，这一点被否定了的话男人可能会很受伤。男人之所以讨厌精子检查，是因为万一被告知不行的话就会感到不安。治疗不孕症，男人的意识也得改变。

政野 也有的女性被女人的“尊严”、被社会上的“会生孩子才算个女人”这种观念牢牢地束缚着。

渡边 不孕症治疗不是单纯的医学问题，而是一个有部分社会性的男女关系的问题。

过去有种说法，嫁进门儿三年无子就该回娘家，这种观念残存至今，说起不孕，很多人一味地认为责任在女方。

政野 现在，7～10对夫妇中就有1对不孕，这在学术圈里众所周知，如果让公众都知道就好了。

高桥 日本也开始推行不孕咨询师资格了。

田口 有些顺利生产的人眉飞色舞地讲孩子的事儿，其实并非所有人都对她们的话感兴趣。

渡边 有各种各样的女人，也有各种各样的男人。谢谢大家的宝贵发言。

第二章　腰痛

医师对谈　福井康之 医师

腰痛治疗，要不要做手术？

人们说腰痛是人类从直立行走那天起就宿命般背负上的疾病（不用手直立行走给脊椎增加了过重的负担)。实际上很多日本人为腰痛而苦恼。另外，患者多，民间疗法也很盛行，对腰痛的误解和误诊也很多。

国际医疗福祉大学的福井康之教授是治疗脊柱疾病的专家，做过一千五百多例治疗腰痛的脊椎手术。2006 年 1 月，因为成功主刀了美浓文太先生的手术而闻名遐迩。我们向福井教授请教了当今腰痛治疗的最前沿信息。

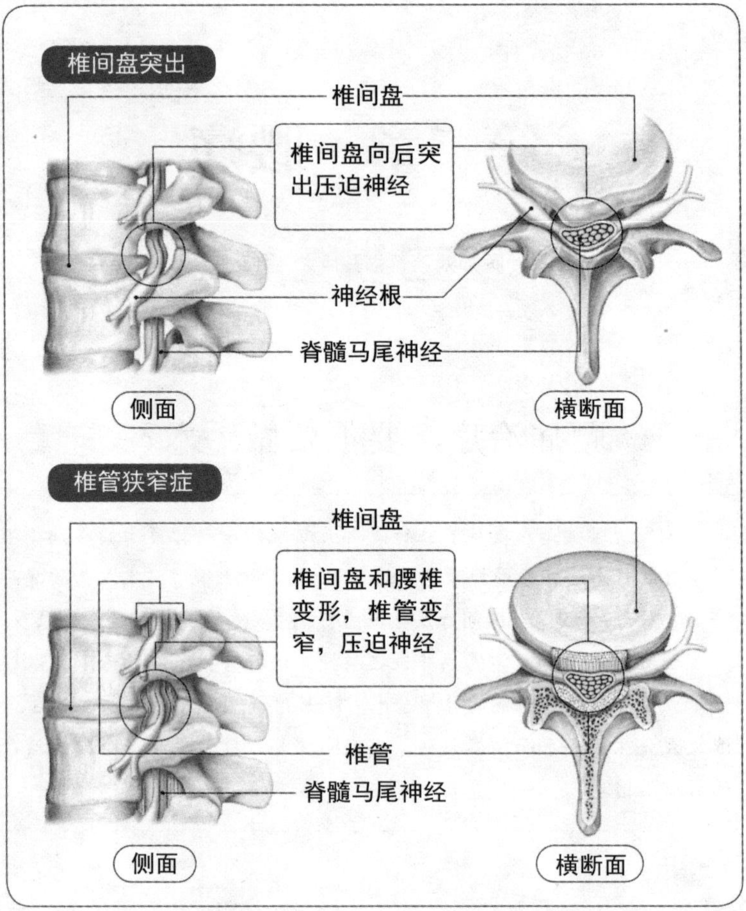

一般所谓的椎管狭窄就是随着年龄的增加椎间盘和腰椎变形等，使椎管变窄，里面的神经受压迫而产生疼痛。椎管狭窄症的手术一般是从背部切开，使用凿子和专用钻将压迫神经的骨头（椎弓等）切除。

渡边 一般说起腰痛，比起去看矫形外科，人们更多的是去找家里附近的正骨医生、按摩师或者针灸大夫。

福井 我不否定东洋医学或民间疗法，患者的症状能够减轻就好。但是温灸疗法有时候会引起化脓，按摩有时候会引起脊椎骨间的脱位，所以需要注意。不过，有悠久历史的针刺疗法还是比较让人放心的。

渡边 即使没有科学依据，只要能减轻病痛就行，您是这个意思吗？

福井 是的，我是这样认为的。只不过，如果是一般的腰痛，也就是说因为衰老、运动不足、肌肉力量下降所引起的腰痛的话，民间疗法可以使用。但如果是脊椎肿瘤或椎管狭窄症引起的疼痛的话，用民间疗法是不能根治的。如果不先弄清楚原因所在，就可能造成不可挽回的后果。所以，治疗腰痛最重要的就是正确诊断是什么原因引起的。

渡边 听说即使是矫形外科的医生也经常误诊椎间盘突出和椎管狭窄症。请简单介绍一下两者的区别。

福井 椎间盘突出和椎管狭窄症症状相似，患者经常自以为“患了椎间盘突出”去找医生看病，实际上是椎管狭窄症，医生也常常以为是椎间盘突出而误诊。

椎间盘突出是一种椎间盘向外脱出，压迫神经引起疼痛的疾病。

渡边 “赫尼亚”（hernia）的意思就是“突出”。（注：椎间盘突出在日语中叫作“椎间盘赫尼亚”）

福井 椎管狭窄症是腰椎的椎骨连成一条上下纵行的管道，叫作椎管，这条管道因老化现象变得狭窄，压迫神经产生疼痛。椎间盘突出是因为椎间盘变形，脱出来的东西有时候还能再缩回去。所以除非情况非常严重，没有必要马上手术。但是椎管狭窄症如果病情严重，几乎没有自行痊愈的可能性。所以，为了改善狭窄状态，除了手术基本上没有其他办法。

渡边 美浓文太先生的病例是个什么情况？

福井 他属于椎管狭窄症。别的医院告诉他是椎间盘突出，在确诊之前浪费了不少时间。

渡边 美浓文太先生在接受您的检查之前好像尝试了各种各样的民间疗法。

福井 听说美浓先生在电视节目里一说“腰痛”，当天就接到了10个以上的人打来的电话，说：“到我这里来就能治好。”好像还有人说只要把手对着美浓先生的腰晃一晃就能治好。

渡边 这明摆着是骗人。越是糊弄人越是狮子大开口，漫天要价。（笑）在矫形外科看病的话都在医疗保险范围内，自己只要花一点点医疗费就行。

福井 基本上可以用全额保险接受治疗。

渡边 日本成为老龄社会，腰痛患者也增加了。

福井 刚才我也说过了，椎管狭窄症基本上是由年龄老化引起的。所以，越是老龄化，椎管狭窄症患者就越多。椎间盘突出则是20～40岁的人容易患。

渡边 听说糖尿病患者患腰痛的多。

福井 确实，很多狭窄症患者还患有糖尿病。美浓先生的血糖就很高。我如果诊断某个患者是椎管狭窄症，都要测一测他的血糖值。

渡边 为什么糖尿病患者中腰痛的多呢？医学上已经弄清楚了吗？

福井 实际上还没搞清楚。但有一种假说，认为腰部疾患，尤其是椎间盘突出可能是由（和糖尿病也有关系的）某种遗传基因引起的。现在，东京大学的医学科学研究所正在进行关于腰椎间盘突出的发病遗传基因的DNA研究。实际上我本人也为25组父母子女做过椎间盘突出的手术，有一种感触，腰痛和家族血统似乎有关系。

渡边 很多人长年累月为腰痛烦恼，进行各种治疗也治不好。

福井 治不好的人需要注意的是精神方面的原因，比如说婆婆的原因什么的。（笑）我以前曾经在枥木县的医院里工作过，当时给儿媳妇做手术的时候，为了说明病情，一定要把婆婆请来。不管手术如何成功，手术后如果得不到婆婆的理解，腰痛还会发作。很多腰痛是由精神原因引起的。

渡边 这种病让矫形外科医生去治也很难。

福井 泡沫经济崩溃，日本经济一下子变得不景气的时候，医院里来了很多工薪阶层和经营阶层的腰痛患者，一检查什么异常都没有。他们要么是被解雇了，要么是经营举步维艰，心痛表现在了腰上。

渡边 搞体育的人患腰痛的也很多啊。

福井 确实有很多体育运动员为腰椎间盘突出而苦恼，速滑运动员清水宏保就是一个例子。冈崎朋美也接受了椎间盘突出手术，虽然不是我主刀的。

渡边 高尔夫对腰也不太好。

福井 职业高尔夫选手腰都非常不好。听说以前的著名选手李•特莱维诺做过七八次腰部手术。杰克·尼古拉斯不光伤了腰还伤了髋关节，做了好几次手术。高尔夫要用很大的力量转动关节，给髋关节和膝部带来的负担相当大。

所以，站在医生的立场，我不太建议打高尔夫。但反过来也有很多人说：“我想打高尔夫，把腰给我治好！”（笑）这时候我都允许患者打高尔夫，人这一辈子，不知道什么时候会发生什么事儿，想做的事情不能做，这样的人生没意思。所以我只是提醒他们不要玩儿过头了，好好做做准

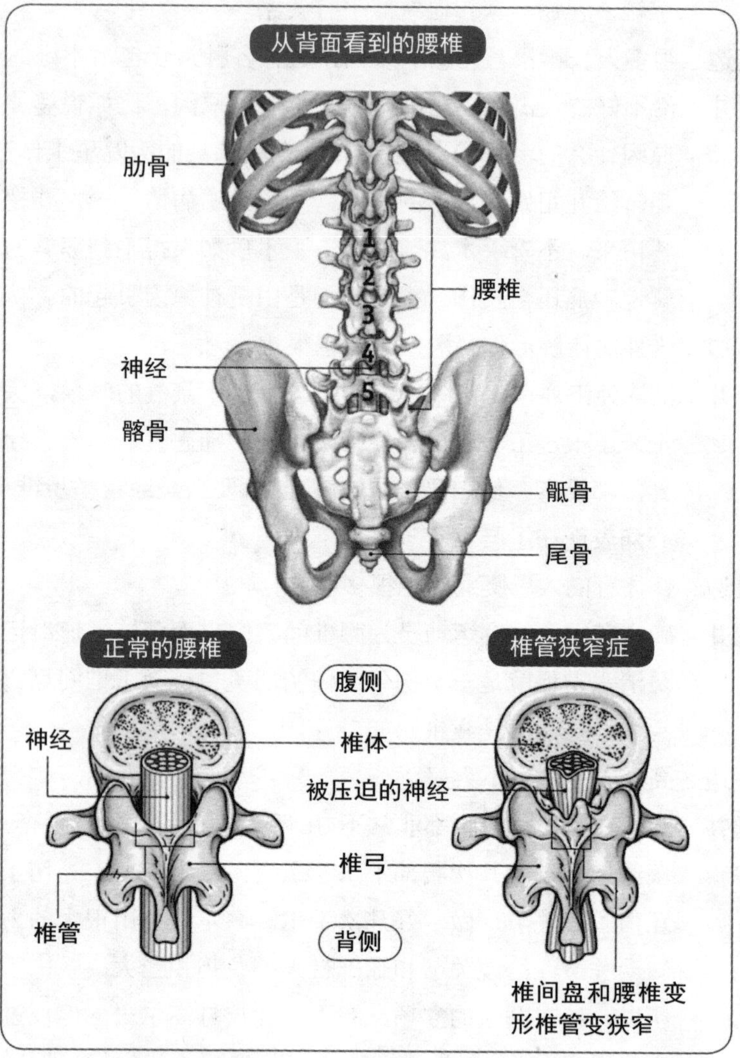

椎管狭窄症的图像，因为椎弓变形，椎管内部的神经受压迫，产生疼痛。

备活动。

渡边 为了预防腰痛，日常生活中应该注意哪些方面？

福井 也就是一般的养生之道。健康管理、防止肥胖，然后是适当的运动，还有戒烟。因为人一发胖肚子就出来了，为了保持身体平衡脊梁骨会向后弯曲，这会给腰增加负担。

渡边 吸烟也不行吗？

福井 尼古丁是椎间盘突出的危险因素，这一点是很清楚的。吸烟会增加脊柱变形的危险性。在美国的医院里，对腰痛患者一定要问问抽烟还是不抽烟。可想而知其中的因果关系有多么明显。

渡边 请您具体讲一下吸烟和腰痛的因果关系。

福井 一抽烟，体内的血液流动就会下降，吸烟会让血管收缩，引起血液循环不良。人们认为这可能和腰痛有关系，但科学上还没有完全搞清楚。

渡边 都说为了预防腰痛，锻炼腹肌和背部肌肉有好处，实际上怎么样？

福井 确实，腹肌和背部肌肉匀称强健的人患腰痛的概率低。腹肌和背部肌肉起一种支撑上半身整形矫正的作用。作为预防腰痛的一种方法，我认为，锻炼锻炼腹肌和背部肌肉，做做柔软体操不失为很好的选择。

渡边 不过，运动过量反倒不好不是吗？

福井 是的。已经患有腰痛的人频繁地做腹肌和背部肌肉运动会增加疼痛，最好不要做。

渡边 游泳好像不错。

福井 因为游泳是全身运动，应该不错吧。另外，因为是在水中，所以负荷小。但是蛙泳对腰的负担格外大，最好不要游蛙泳。

渡边 洗澡也值得推荐吧？

福井 治疗腰痛，有一种疗法叫作湿热疗法。我推荐洗浴这种方法，血液流通好了，很多时候可以减轻腰痛。

渡边 时下女性中间好像流行一种骨盆体操，说是通过将骨盆推回正确位置，可以治好腰痛，还能治好其他的疾病。

福井 好像的确流行这么一种骨盆操，别人告诉你："你的骨盆错位了。"谁都会吓一大跳。这种说法太微妙了，实际拍个片子一看，几乎所有人的骨盆都没有错位。（笑）

从这个意义上说，我觉得与其花钱做什么特别的体操，不如找时间在生活中活动活动身体，哪怕广播体操也行，这一点很重要。骨盆体操，名字起得太高明了，我倒不是否定它，但认为它能立竿见影，也是幻想。

渡边 说得有道理。

福井 剩下的，就是要注意在日常生活中不要向前弯身子。做饭、洗脸的时候尤其要注意。在厨房和卫生间里放一个 10 ～ 20 厘米高的踏板，需要身体前倾的时候把一只脚放在踏板上，这样可以减轻对腰的负担。

渡边 患腰痛要找可以信赖的医生看，有什么参考标准吗？

福井 如果想做手术的话，找一找给你第二种建议的医生。我最终决定做手术的时候，都会告诉患者："所有的资料我都借给你，你再去别的医院确认一下吧。"为什么？就是买个手提包，你在一家商店看到货，为了保险起见也要去别的商店看看吧？一样的道理。我对患者说："这种诊断是一辈子的事儿，您一定要去。"

渡边 医生这么说，患者也会放心吧。

福井 所谓第二种建议，有时候我也能从中学到东西，因为他们会指出我没注意到的地方。

渡边 您这种想法真够开明的。要是思想陈旧的医生，患者如果说去别的医院，他会大发雷霆——“你这是信不过我啊，再也不给你看病了！”

接下来向您请教一下椎间盘突出、椎管狭窄症的诊断方法和手术方法等。脊椎手术，好像有神经外科医生主刀和矫形外科医生主刀两种情况。您的工作单位国际医疗福祉大学三田医院对外称由脊椎脊髓中心的神经外科医生和矫形外科医生共同参与治疗，这可真是崭新的搭配啊！

福井 一般来说，不论国内还是国外，都说神经外科和矫形外科关系不好，（笑）互相之间都是带着一种自负在工作，有些地方总是会互相争执。我们医院拆除了这堵墙，大家一起做，所以成立了脊椎脊髓中心。

渡边 脊椎脊髓的手术原来是矫形外科负责的领域，但是四十几年前出现了神经外科这一新领域，因为“脊柱中的神经连着大脑”，所以神经外科也开始做脊椎脊髓的手术。从那以后，关于应该由谁来做手术，有过各种各样的争论。

福井 您说得对。一般倾向于椎间盘突出先去矫形外科接受手术以外的治疗，手术作为最后的手段。如果去神经外科，他们会比较早地建议做手术。即使在同一家医院里接受诊断，神经外科和矫形外科有时候的判断也是完全相反，这样一来，患者就会无所适从。现在在我们医院，做不做手术由全体工作人员讨论，最终判断则由我来做。实际的手术也基本上都是由我来监督。

渡边 也就是说，矫形外科的福井教授和神经外科的医生一起做手术。

福井 我现在经常和神经外科医生一起做手术。神经外科的医生很早就在脑疾患手术中运用显微镜手术，所以他们的手术非常细致，显微镜手术做得很漂亮。托他们的福，我近来也熟悉了显微镜，根据病情有时候在手术中使用显微镜。不过，一般来说，和矫形外科医生相比，神经外科的医生欠缺脊椎疾病的临床研究经验。关于某个患者是否需要做手术，有时候他们和矫形外科医生的判断不一样。

渡边 “和矫形外科医生的判断不一样”具体指什么？

福井 依我们矫形外科医生的经验，就算真的发现了椎间盘突出，但疼痛是否肯定是因此产生的，我们首先会怀疑。人多多少少都会有点儿椎间盘突出，也有这样的情况，虽然有椎间盘突出但不压迫神经也不会产生疼痛。如此一来，疼痛的原因应该在其他地方，这样的话做了椎间盘突出手术疼痛也不会消失。所以，我即使发现了椎间盘突出，对于是否要动手术还是非常慎重。

渡边 听您这么说，真让人欣慰。

福井 在患者看来，医生是矫形外科的也好，神经外科的也罢，只要治好了就行。医生不要忘了这一点。

渡边 以前有过这样的时期：一旦知道是椎间盘突出，马上就施行手术。

福井 手术会给患者的身体造成很大的负担，也就是说，手术对身体不好。我认为作为外科医生应该综合考虑手术的好处和坏处来做判断。手术归根结底是最后的手段。

渡边 现在，椎间盘突出手术用多长时间？

福井 最普通的椎间盘摘除手术，如果是最常见的腰 4-5 椎间盘突出的话，30 ～ 40 分钟。手术方法不同，手术时间也不一样，但绝不会超过两个小时。

渡边 以前椎间盘手术要花将近两个小时，有时候切开一看发现没有椎间盘突出。

福井 过去的手术在找到突出之前要花很多时间，现在 MRI(核磁共振成像）等诊断技术非常先进，手术之前就能知道突出的准确部位。

渡边 全部摘除椎间盘的时候，空出来的地方怎么填补？

福井 从骨盆上刮下骨头收集起来填进去。最近发明了优质的人工骨，有时候也使用人工骨。另外，刮削椎弓的时候会出来一些骨头渣，有时候也使用骨头渣。

渡边 这属于资源的再利用。

福井 是的。（笑）把手术中产生的骨头用机器粉碎成粉末状，或者里面掺上陶瓷，或者和人工骨并用进行骨移植手术。

渡边 在以前，椎间盘突出手术是个大手术，手术之后还要住很长时间医院，现在怎么样？

福井 过去手术之后要在床上静养几个月，有一种床叫作石膏床，要在那种嵌入石膏的床上躺几个星期到几个月。现在的话，手术后的第 2 天或第 3 天就能从床上起来走动，住院时间两个星期左右。

渡边 为什么这么短时间就能走动呢？

福井 一方面是因为手术本身变成了微创手术（切开切除部分少)，对患者身体的负担减少了。另一方面是固定技术的进步。这种进步很重要，过去手术后只能从外面用石膏固定，现在可以通过将钛质 Implant（固定器具）放入体内，将脊椎固定得结结实实。

渡边 很多人害怕脊椎手术一旦失败会损伤神经导致下半身不遂。

福井 原本神经就有重度障碍的患者，即使以现在的技术也必须小心。但是，如果由有经验的专业医生主刀的话，不用担心手术造成下半身不遂。

渡边 椎管狭窄症手术怎么做呢？

福井 基本上是切开后背，切除压迫神经的已经变形的椎弓。不过，最近也有一种方法，不用全部切除椎弓，只切削一部分，用凿子和专用钻切削掉压迫神经的骨头。

渡边 美浓文太先生的手术就是这样做的吗？

福井 是的。美浓先生的腰 4-5 和腰 3-4 间椎管狭窄，做了两处手术。

渡边 美浓先生术后几天出的院？

福井 手术后第 10 天。一方面美浓先生强烈希望早日回到工作中去，另一方面术后恢复很顺利，所以出院很早。一般情况下是手术后两周左右出院。

渡边 对于腰痛来说，诊断是最重要的。什么病情的判断最难呢？

福井 在我们的脊椎脊髓中心，我们实行问诊。我们一定会仔细询问患者有没有脊椎以外的疾病，如果是女性患者，一定不能忘记询问有无妇科病。

渡边 很多女性因为子宫疾病等妇科类疾病患腰痛，如何判断很难吧？

福井 是的。因为子宫肌瘤和子宫内膜炎患腰痛的情况很多，另外，子宫内膜炎患者中还有并发椎间盘突出的，查明疼痛的原因很关键。所以必须和妇科医生商量，医生之间的交流非常重要。

渡边 宗派主义的时代早已过去了。

福井 还有的情况是胰腺炎症等内脏疾病引起的腰痛，所以说腰痛的诊断很难。已故演员石原裕次郎先生最初也是因为腰痛去了庆应义塾大学医院，在矫形外科做了各种检查，但没有发现疾病。于是在内科做了腹部检查，结果发现了解离性大动脉瘤。

渡边 我在医疗一线的时候还没有 MRI 这种方便的设备。通过

MRI 能看清楚到什么程度?

福井 在普通的诊断中，在 MRI 之前先拍 X 光片，通过透视观察骨头的状态，有必要检查患者的神经状态的时候才做 MRI。通过 MRI 可以非常清晰地看到神经和软骨的状态，神经的压迫状态和椎间盘的变形看得非常清楚。

渡边 椎间盘的突出也能看清楚吗?

福井 椎间盘内的水分含量和突出的形状等都能清楚地看到。

渡边 真是了不起的进步。

福井 不过，即使通过 MRI 知道了椎间盘突出的存在，但这是否就是疼痛的原因又是另一码事。这么说是因为研究报告表明，健康的正常人拍个 MRI 的话，50 岁以上的人大约 50% 都有椎间盘突出。也就是说，有很多人虽然有椎间盘突出但没有任何疼痛。

渡边 过分相信 MRI 很危险。

福井 比方说用 MRI 检查一下遭遇交通事故患了“甩鞭损伤”即颈椎扭伤的人，虽然颈椎的椎间盘突出来了，但是不是因为交通事故引起的，有时候很难证明。有可能发生事故以前就存在无症候性（没有症状）突出。

渡边 的确如此。另外，有没有找好医院、好医生的方法?

福井 怎么说呢?（笑）非要说的话，自己所在社区里的评价和口碑应该是最可靠的。来我这里看病的患者很多都是我治疗过的患者介绍过来的。

渡边 也就是所谓的口口相传、小道消息。

福井 是的。还有一个办法就是在网上登录日本脊椎脊髓病学会的主页，主页上刊登着日本脊椎脊髓病学会认定指导医生的名字，查找自己所在地区的认定指导医生，去找这个医生看病。我认为这算一个标准。我本人也经常向远道而来的患者介绍那个主页。

渡边　认定指导医生的资格是什么？

福井　必须做过300例以上的手术，正规发表过论文。

渡边　也就是手术经验丰富的医生，是吗？

福井　您说得没错。不过，脊椎外科的话，不管手术做得多么完美，如果患者在手术之后还说“疼”的话，就算不上治好了。不管图像上突出和狭窄症如何清楚，如果没有做手术一定能治好的信心的话，我绝不给患者做手术。用手术治疗腰痛实在是太难了。不管技术如何进步，但有一点很重要，不必要的手术不要做。

渡边　明白了，谢谢您！

特别对谈 美浓文太

我下决心做手术的原因

美浓文太简历

1944年生于东京，毕业于立教大学经济学系。1967年进入文化放送，做过新闻记者，后来成为午夜节目的人气DJ。1979年成为自由职业者，作为电视节目主持人活跃在电视荧屏上。善于主持早间和午间节目，别名“日本第一忙男”。

主持完2005年除夕的NHK红白歌会的第2天，美浓文太先生住院接受了腰椎手术，主刀医生是福井教授。

美浓先生在最初腰痛发作时依赖的是民间疗法，其后在接受治疗的医院被误诊为椎间盘突出，在下决心做手术之前经历了不少曲折(正确的诊断是椎管狭窄症)。据说现在疼痛已经完全消失，身体康健。我们向美浓先生请教了战胜腰痛的体验。

渡边　美浓先生在接受手术之前好像一度很踌躇，腰痛刚出现时是个什么样的感觉？

美浓　第一次感到剧痛是在 2005 年的 3 月。早晨一起床，忽然感到腰部剧烈疼痛，“啊，疼！疼！疼”这么一种感觉。不过，那种疼痛没有持续太长时间。几天后疼痛自然消失了，所以我想也用不着担心吧。

可是，我不经意间察觉到从右边腰部这里到腿肚子的外侧总是有点儿痛，一开始我想得很轻松，认为去体育馆活动活动身体就好了，但渐渐地变得站着也痛躺着也痛。

渡边　在那之前什么事儿也没有吗？

美浓　什么事儿都没有，也从未闪过腰。在电视上说漏了一句“腰疼”，没想到周围的反应那么强烈，我才知道为腰痛所恼的人非常多。不少人热心向我推荐治腰痛的大夫和疗法。

渡边　您都接受过什么样的治疗？

美浓　我可谓接受了各种各样的治疗。我自己也一直以为腰痛用针法、灸法、指压和气功这些方法就能治好。有时候接受名医的按摩脊柱疗法，还有时候把地方名医请到东京来。但都是瞎扯。（笑）钱倒是花了不少，一点儿效果也没有。

渡边　这些民间疗法您坚持了多长时间？

美浓　坚持了半年。我做节目的时候不都是一直站着嘛，很痛苦，为了不让观众看出来，我让他们做了一个透明的塑料椅子，我把屁股搁在上面。

于是我想还是去医院看看的好，在我去的那家专业医院里做了 X 光透视和 MRI 检查，结果诊断为椎间盘突出。那家医院告诉我“（不用切开后背）可以用内窥镜做手术”，但我总下不了决心，又到另一家医院做了检查，但诊断的结果都是一样的。

渡边 对腰部手术有没有产生过抵触情绪？

美浓 当然啦，说起手术还是挺吓人的嘛。但要是内窥镜手术的话，伤口也小，损伤也少，我想还是做吧。

于是，2005 年 6 月上旬，我让医生开了止痛药参加了高尔夫大赛，吃下药当时疼痛就消失可以打高尔夫了，但回家的路上药效就没了，感到惊人的剧痛。我想不能再这样下去了，那时我就下定了做手术的决心。恰在那个时候熟人给我介绍了国际医疗福祉大学三田医院的福井先生。

渡边 那么福井教授做了什么样的诊断？

美浓 福井先生做完检查告诉我："你不是椎间盘突出，而是椎管产生了狭窄，神经受到了压迫。（一边指着 MRI 图像）这个白色的地方叫作滑膜囊肿，积水正在压迫神经。"我一下子蒙了。

渡边 那么只有接受手术了。

美浓 就是啊。我就问："有没有可能用内窥镜（做手术）？"福井先生说："因为和神经压迫的粘连很明显，只能用手术刀打开，一边看着一边准确地清除神经的压迫。"

他还说："请允许我用我自己的拍片方法。"使用造影剂从各个角度拍了 X 光片（脊髓造影检查）。一边看着 X 光片，一边细致入微地向我说明了我的状况。

渡边 听说福井教授不光用 X 光片，还一边让你看着脊柱模型一边说明。

美浓 一点儿没错。所以他的说明非常易懂。福井先生说："我把这个模型借给你，看着这个模型好好考虑考虑（做不做手术）。"

渡边 是不是听了先生的话您有了做手术的想法？

美浓 是的。我想这个医生的话，值得信赖。于是把住院的日子定在了 11 月 4 日，打算住两个星期的院，刚安排好暂停常规节目，就来了主持 NHK 红白歌会的活儿。

渡边　真不是时候啊。（笑）

美浓　我和老婆说：“真想主持红白歌会啊。”结果老婆拼命反对，说：“不行！腰里的积水万一跑到脑子里去了怎么办？”我就去找福井先生商量，心想一定会遭到反对，刚开口说：“说实话，来了个红白歌会的活儿。”先生就很干脆地说：“去就是了。”（笑）于是就决定进行神经阻滞注射。

渡边　就是给腰部脊髓打麻醉剂吧？

美浓　这种注射太吓人了！刚打了一针，就感到了一种强烈的冲击。那种疼痛真不知道怎么用语言去表达。

渡边　注射的效果怎么样？

美浓　腰部的疼痛倏地一下就消失了，但是注射后第 3 天起又开始疼，于是再打一针，然后是电击般的强烈冲击，好像一道闪电从头顶划到脚尖。

渡边　这么说，您主持红白歌会的时候也是用神经阻滞注射来止痛的？

美浓　正是。红白歌会结束的第 2 天，也就是元旦那天进了医院。

渡边　从住院到做手术中间花了多少天？

美浓　住院后的前 3 天有各种各样的检查，接受手术是 1 月 4 日的早晨。

渡边　手术前后的事情您还记着吗？

美浓　几乎不记得了。接受了全身麻醉，醒过神儿来的时候手术已经结束了。

渡边　也就是手术成功了吧？

美浓　电视台的工作人员进到了手术室里，把手术全过程都拍下来了。手术后看看录像，全部处置刚一结束，大夫们都在做一个小小的成功手势。

听说清除体内累积的废物以后，被压瘪了的神经是否能回到原来的状态是手术成功的关键。这一点非常成功。从手术室走出来的大夫们面对镜头说："手术非常成功！"

渡边 太好了！康复是从什么时候开始的？

美浓 从手术后第 2 天开始的。医生问我："美浓先生，您是想马上回去工作吧？"我说:"是啊，出院后马上就想工作。"但是感觉从膝盖以下好像就要瘫下来似的，站不住。一瞬间我还想是不是手术不顺利，腿不好使了。让负责康复的两个医生架着我，拖着两条腿走路，期盼着能找回感觉。

渡边 电视上还播放美浓先生术后第 2 天走路的样子。

美浓 事先练练走路,然后让他们拍的。(笑)到了能站立的时候，医生说："做做增加肌肉力量的练习吧。"两条腿被绑上了重物。我说:"伤还没……"医生说:"没事儿。"我拼命练习，心想："有没有搞错，我可是病人啊！"

渡边 美浓先生做了手术后，"椎管狭窄症"这个病名一下子家喻户晓了，这可是了不起的功劳啊。

美浓 谢谢！

渡边 结果一共住了几天院？

美浓 原定 14 天，结果 12 天就出院了。

渡边 手术后穿没穿整形矫正服？

美浓 从 1 月 13 日出院到 6 月初，一直穿了将近 5 个月。最初是用石膏取型，长至屁股的整形矫正服；然后是腰部的整形矫正服，逐渐改变。

渡边 现在什么都没穿吧？

美浓 是的。现在即使不穿整形矫正服也可以打高尔夫了。

渡边 以前平时做体检吗？

美浓 做。但哪里都没有异常。福井先生也很惊讶，说："听说美浓先生很能喝酒，可是肝脏肾脏指标都正常，简直令人难以置信。”

渡边 是吗？

美浓 住院以后我问："先生，您不马上给我做手术吗？"先生说："血糖值降下来之前不能做手术。"听说血糖高会给手术带来不好的影响，所以在住院第 4 天的早晨之前一直控制血糖值，然后进行了手术。

渡边 其间也控制饮食吗？

美浓 是啊。两个营养师和一个厨师 3 人组成了一个小组给我准备饭菜。他们每天来问我想吃什么，我说想吃天妇罗和肉，他们一下子就把热量算出来了。

渡边 您的住院环境可是够优越的。

美浓 不过，前来探望的人带来了很多好吃的，可就是不能吃。还有，理所当然的，住院期间酒一滴也不能沾。所以出院当天顺道就去喝酒了。（笑）

渡边 现在还定期做体检吗？

美浓 是的。医生告诉我手术后 1 ～ 2 年之内要每半年做一次检查。听说要检查被切去部分骨头的腰椎和解除压迫回到正常状态的神经手术后的状态。

渡边 原来如此。您作为手术的体验者，有没有话对那些现在还为腰痛苦恼的人讲？

美浓 腰疼了，一定要找矫形外科的医生看。

渡边 您尝试了各种民间疗法，最终选择了做手术，这话很有分量啊。

美浓 大家都觉得不用做手术就能解决问题是最好不过了，所以最后抱住民间疗法不放，在依赖那些根本靠不住的民间疗法的时候病情往往就加重了，这很可怕。

渡边 但是美浓先生去了矫形外科，不是被诊断为椎间盘突出吗？那可是明显的误诊啊。

美浓 是的。所以说遇上个好医生很重要。

渡边 现在医疗技术日新月异，同样的专业医生，有努力学习的，也有不太努力的。如何区分很困难。找医生看病，有的人治好了，有的人没治好，也得看走运不走运，可以说美浓先生是很幸运的。

患者座谈会

手术刀和民间疗法　如何辨别？

石井隆一郎 先生（23岁）

初中的时候，在橄榄球训练中忽然感到腰部剧痛，之后7年一直在椎间盘突出带来的剧痛中生活。采用保守疗法但症状没有得到改善，2006年4月接受了手术。

弦卷胜 先生（59岁）

自由摄影家，45岁以后反复腰扭伤，没去医院在家卧床治疗。有一次，受不了剧烈的腰痛接受了检查，被诊断为椎间盘突出，接受了手术。

藤谷英志 先生（44岁）

《周刊现代》副总编，19岁时腰扭伤。28岁时复发，在医院被诊断为椎间盘突出，用民间疗法抑制疼痛，不影响日常生活。

渡边 石井先生因为患椎间盘突出接受了福井教授主刀的手术。最初腰痛是什么时候开始的？

石井 初中二年级，14岁的时候。我在课外活动小组中玩橄榄球，训练时跳起来着地的瞬间，突然感到一阵剧烈的疼痛。

渡边 于是马上就去了医院？

石井 是的。去了东京市内的综合医院，医生检查后说热敷一下静养几天就好了。但是疼痛丝毫不减，后来严重到难以忍受，左腿没有知觉，开始出现神经痛的症状，于是立即住进了另一家大学医院。

渡边 在那里都接受了什么治疗？

石井 打了神经阻滞注射针。在那之前疼得抬不起来的腿可以抬起来了。打了3次以后，腿可以很轻松地抬起来，就决定不做手术了。然后就进行康复和肌肉锻炼，1年半以后恢复到了可以重新参加橄榄球比赛的程度。但是，到了大学二年级的时候，在体育馆做下蹲练习的时候突然感觉腰部不适，而且越来越严重，又开始出现了神经痛。

渡边 藤谷先生的腰痛是从什么时候开始的？

藤谷 大学1年级，应该是19岁左右，打网球的时候第一次闪了腰。当时三四天就好了，进入社会后28岁左右的时候又出现了疼痛。

渡边 那时候是个什么情况？

藤谷 正打高尔夫比赛的时候感觉腰部疼痛。当天倒没什么大问题，可后来越来越严重，就去了大学医院。医生说先拍个X光片吧，于是就拍了。原因不是很清楚，医生说："我给你开点儿湿敷的药吧。"

渡边 也就是没能确诊。

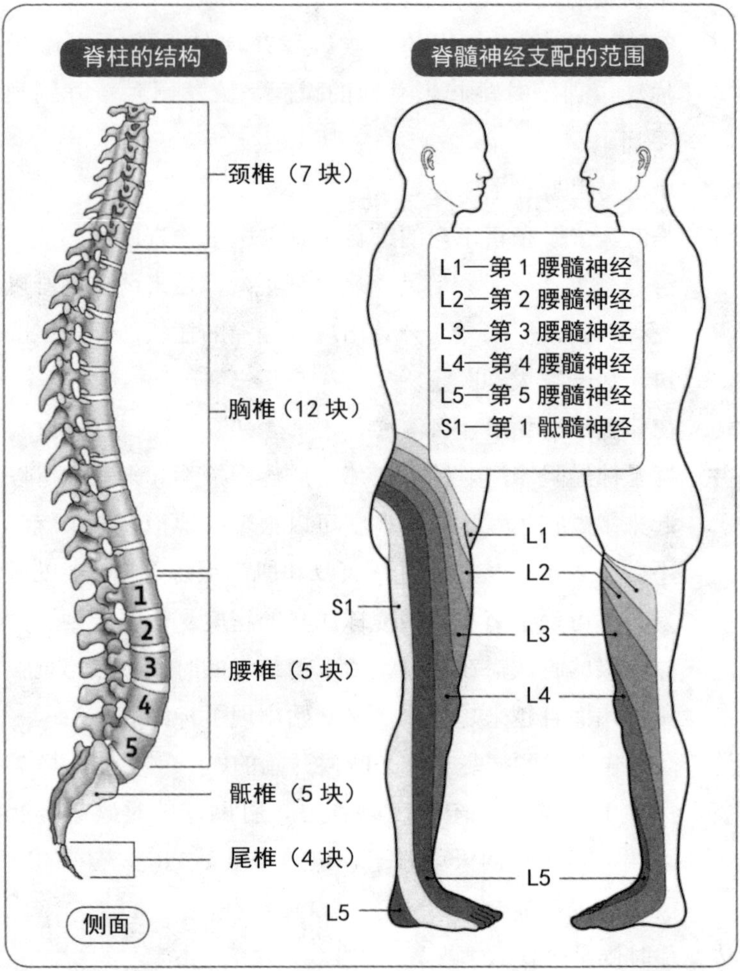

下半身的感觉由出自腰椎（Lumbar Spine）的腰髓神经和出自骶椎(Sacral Spine) 的骶髓神经支配，各自有特定的支配范围。因椎间盘突出或椎管狭窄症受压迫的神经所支配的部位上会产生疼痛和麻木等症状。

藤谷 是的。问题也没解决，我就去了一家类似运动矫形外科的专业医院，结果他们告诉我："最好拍个 MRI。"因为那家医院没有 MRI 设备，我就在别的医院做了 MRI 检查，结果被告知第 4 腰椎和第 5 腰椎之间的椎间盘上有突出。我拿着片子给先前的运动矫形外科的医生看，医生说："确实有突出，但不知道是不是疼痛的原因。"还说，"拍个 MRI，人人都多少有点儿椎间盘突出。"医生告诉我，因为突出的部分也不是那么大，采用对症疗法治疗比做手术好。于是就做了"牵引"，就是一种躺在床上，腿上绑上重物拉伸身体的疗法。

弦卷 牵引很多腰痛患者都在做。据说强行拉伸脊柱，突出来的椎间盘就能归位，不知道是不是真的有效果。

渡边 如果牵引的方法错了，反而会越来越严重。

藤谷 我做了牵引也没见怎么好。

渡边 弦卷先生的腰痛是从多大岁数开始的？

弦卷 45 岁以后，大约 10 年前。有一次闪了腰，疼得不能喘气儿，躺在床上蜷曲着强忍疼痛。就是那样我也没去医院，静静地躺了 3 天左右就好了。从那以后，每次闪了腰我都是卧床治疗，共有 3 次左右。但是，有一年和家人去海边旅游，烈日炎炎之下，又是晒日光浴又是游泳，忽然间就像瘫软了似的，在住宿的那家旅馆，想去二楼的房间，连楼梯都爬不动。

渡边 然后呢？

弦卷 晚上疼得不能仰躺着睡觉。没办法，只好靠着墙坐着睡。我想这也太厉害了，回到东京在自己家里静养。工作也没法干，真是愁死我了。那时候我认为仅仅是严重扭伤了腰，总以为躺上一星期就好了。但是，根本就好不了。正好那个时候渡边先生给我介绍了一位叫中野升的矫形外科医生。

渡边　是这么回事。中野先生是我札幌医科大学时代的老校友，也曾经留学美国，在脊椎手术领域里评价非常高。弦卷先生是个摄像师，曾多次在对我的采访中负责拍照。出于这份缘分我给他介绍了中野先生。

弦卷　中野医师家住札幌，恰在那个时候来东京出差参加学会。为了让中野先生看病，我坐出租车赶到了先生下榻的酒店。

渡边　是的，是的。接受了什么检查？

弦卷　我把鞋脱下来，先生按着我的大脚趾，让我把大脚趾往上抬，听说如果是椎间盘突出的话，凭自己的力量没法把大脚趾抬起来。我的大脚趾抬不起来，先生诊断我患椎间盘突出的可能性很大。

渡边　第 4 腰椎和第 5 腰椎之间的神经（第 5 腰神经）支配大脚趾，如果那个地方发生了椎间盘突出，就会出现大脚趾用不上劲的症状。

弦卷　中野先生说："可以的话到我这里来吧。"我就坐飞机去札幌接受了手术。

藤谷　您可真够果断坚决的！

弦卷　因为中野先生告诉我绝对没问题。

渡边　藤谷先生一直没做手术吧？

藤谷　是的。很多人告诉我："万一腰痛手术失败，下半身瘫痪的危险性很大。"另外，我还有种担心，就算做了手术是不是真的能治好谁也不知道。那个时候，加上康复时间一般要住一个月以上的院，只能向公司请假，所以一直没能够下决心做手术。只要说是对腰痛有好处，我所有的疗法都试过了。

渡边 比如说？

藤谷 针法、按摩、骨盆调整、按摩脊柱疗法、气功……

渡边 哪种有效果？

藤谷 有的有效果，有的没效果。我是骨盆调整有效果。

渡边 骨盆调整是什么疗法？

藤谷 专治腰痛的所谓民间疗法。说得简单一点儿就是弯曲、拉伸关节治疗骨盆错位。

石井 和按摩脊柱疗法不一样吗？

藤谷 按摩脊柱疗法是使用很大的力量嘎巴嘎巴地弯曲拉伸全身的关节，骨盆调整是不勉强用力慢慢地调整骨盆上的关节。

渡边 有道理。

藤谷 都叫民间疗法，但同样的疗法，有的大夫手法高明，有的大夫手法不高明。只有多去几家，慢慢搞清楚哪种疗法适合自己。去上一两次如果没有效果必须当机立断放弃。

渡边 石井先生为了治疗腰痛首先选择了手术，是吗？

石井 是的。我是第 4 第 5 腰椎之间的椎间盘突出。在别的大学医院里他们建议我采用保守疗法（不做手术进行治疗的方法），福井先生告诉我说："石井君用尽了保守疗法，但都没有效果，如果我的儿子是你这种情况的话，我会给他做手术。"

就是这句话让我下了做手术的决心。我很希望从剧痛中解脱出来，找回正常的生活。

弦卷 脊椎手术有开腹（从腹部切开）和开背（从背部切开）两种，（笑）您是哪一种？

石井 开腹的话手术后的疤痕太明显，我选择了后背。

弦卷 还是年轻啊。像我这样，有疤痕也没关系，所以就选择了开腹。说是切开，也就 7 厘米左右，并不那么显眼。

渡边　手术花了多长时间？

石井　不光清除椎间盘突出，还要移植骨头固定腰椎，用了3个小时。

渡边　住院时间有多长？

石井　3个星期。做完手术第2天就能走路了，因为肌肉有力量，所以康复得很快。

弦卷　真是够快的。我从住院到出院用了50天。

渡边　因为您接受手术是10年前的事情了。手术后的情形如何？

石井　手术前的坐骨神经痛完全消失了。

弦卷　一段时间有些不适，过了1年以后感觉不到任何不适了。

渡边　藤谷先生现在腰痛怎么样？

藤谷　现在某种程度上已经好了，还能打高尔夫。但是太逞强的话就会疼，我一直很注意。

渡边　预防腰痛，日常生活中都要注意些什么？

藤谷　睡软床的话会腰痛，所以一直睡硬床。另外，穿的鞋很重要，穿奇形怪状的鞋马上就会腰痛。

弦卷　是啊，不能对鞋的款式挑挑拣拣，觉得这双鞋挺“酷”但不一定能穿。很沉的鞋会给腰加重负担，所以我的鞋特别轻。

藤谷　我不能穿皮底的鞋，皮底太硬会给腰部以冲击，所以鞋如果不是胶底的话绝对不行。

石井　我每天都做伸展运动，一次也不落。听说髋关节僵硬会给脊柱带来负担，所以每天都做拉伸髋关节的伸展运动。

渡边　战胜了腰痛，有没有发现自己什么地方变了？

弦卷　患腰痛之前，自己的生活方式非常“强势”，自己拍的很多照片对于拍摄对象都是具有攻击性的。但是，自从患了腰痛之后，人变得彻底怯懦了。虽然当初厌恶自己变成了这个样子，但是近来觉得这也不都是坏事。因为自己变得软弱了，才能够用柔和的目光看待他人。最近我一直在想，上了年纪，身体虽然越来越弱，但正因如此才能看清、能察觉、能感悟许许多多的事情。

渡边 真是太好了！所谓疾病，所谓障碍，治疗当中虽然痛苦，一旦超越了它，好像人人都获得了成长。很多人比精力充沛的人更优雅更深邃地思索人生。所以说即使患了腰痛也用不着悲观，首先，现在几乎都能治好；再者，通过腰痛人生还可以变得更加深邃和丰富。

第三章　膝痛

医师对谈 守屋秀繁 医师

看不见的国民病
——膝关节疼痛的预防和治疗

很多人为关节痛苦恼。特别是中老年朋友，因为膝关节疼痛，日常行走、上下楼梯等非常不便。

千叶大学名誉教授守屋秀繁医师（现为鹿儿岛劳灾医院院长）是关节外科专家，是关节镜（内窥镜）手术、人工关节手术的最高权威。

为什么随着年龄增长膝盖会疼痛？为了预防或治疗膝关节疼痛，我们应该怎么做？在此我们请教了守屋名誉教授。

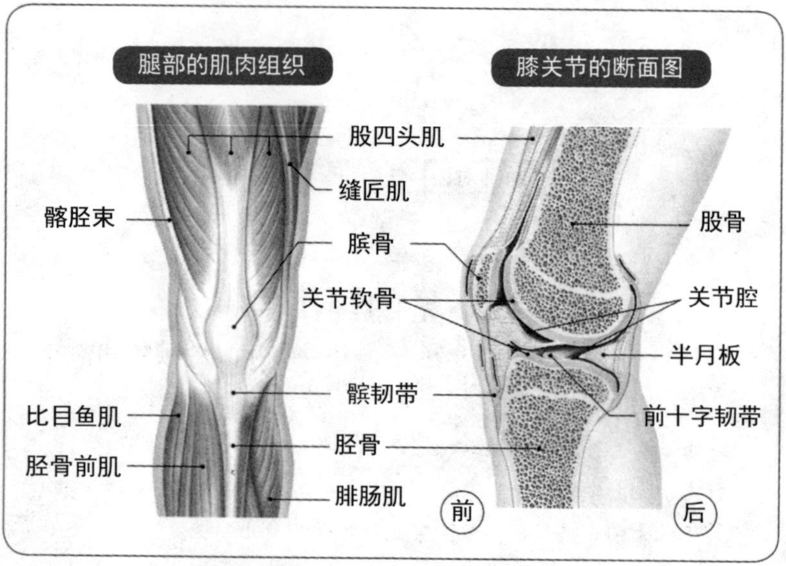

所谓变形性膝关节症，就是随着年龄增加、肥胖、肌肉力量下降，有润滑膝关节和缓冲冲击功能的关节软骨磨损、变形，因而产生疼痛。关节软骨像玻璃一样硬，表面光滑，被称为玻璃软骨。如果半月板损伤，就会和关节软骨产生摩擦，关节软骨就会磨损、变形。上下楼梯时如果感到膝关节阵痛，那就是变形性膝关节症的初期症状。通过锻炼股四头肌，可以减轻对膝关节的负担，预防变形性膝关节症，即使发病也能够抑制疼痛。

渡边 很多人为膝关节疼痛苦恼，可是因为即使对它不管不问也不会有什么生命危险，所以很多人选择了忍受。但是，如果治疗正确，还是能够治好的吧？

守屋 一点儿没错。日本人的关节痛中最多的就是膝关节疼痛。生活水平提高了，日本人的寿命也延长了，年龄越大，关节痛患者越多。日本跨入了老龄化社会，为膝关节疼痛苦恼的人也相应增多了。

渡边 男性和女性哪边更多？

守屋 还是女性多，因为女性比男性更长寿。数据表明，80 岁以上的女性有 8 成以上的人有变形性膝关节症。

渡边 一般从多少岁开始患关节痛呢？

守屋 男女都是 50 岁前后因膝关节疼痛接受矫形外科检查，很多 65 岁以下的患者接受手术换成人工关节。

渡边 因为膝关节疼痛前来就诊的患者都有什么特殊的原因吗？

守屋 大部分人都没有什么特殊原因。上了年纪，以前也没受过什么伤，一次也没做过膝关节手术的人占绝大多数。也就是说，这是一种人人都有可能患的疾病。

渡边 您说得对。关节疼痛最大的原因就是上年纪了。那么，请您讲解一下年龄增加会引起关节痛的机理。

守屋 膝关节上的关节软骨称为玻璃软骨，就像玻璃一样又硬又光滑。这种玻璃软骨磨损变形引起疼痛就叫作变形性膝关节症。

渡边 膝关节上还有一种叫作半月板的软骨，半月板位于股骨和胫骨之间，起一种膝关节缓冲物的作用。医学书籍说这种半月板是纤维软骨。

守屋 是的。由纤维软骨组成的半月板比玻璃软骨还要脆弱，偶然受伤就会变得凹凸不平。出现了这些凹凸，和玻璃软骨的摩擦就会加大，玻璃软骨一点点地变性磨损，最后就成了变形性膝关节症。

渡边 得变形性膝关节症的人和不得的人有什么区别吗？比如说，和先天的体质有什么关系吗？

守屋 我认为，毫无疑问，存在软骨细胞天生就弱的人。这些人最好注意不要患了变形性膝关节症和变形性髋关节症。

因为体质会遗传，如果父母和祖父母为膝关节疼痛苦恼，自己为关节疼痛苦恼的可能性也很高。

渡边 据说日本人的骨骼O型腿很多，这和关节痛的发病有关系吗？

守屋 O型腿的人，体重都压在了膝关节的内侧，因此内侧的软骨会磨损，很容易变成变形性膝关节症。

渡边 变形性膝关节症如何诊断？

守屋 我们使用X光片和MRI等进行诊断，根据需要也使用关节镜。这种关节镜的进步非常大，使用关节镜的话几乎没有误诊。

渡边 是吗？我在医院的时候还没有关节镜这种先进的东西，从膝盖的什么地方放进去呢？

守屋 膝盖骨。从所谓的膝盖小碗儿的下面两侧放进去。摄像头的大小为直径6毫米左右，给患者进行腰椎麻醉（只作用于下半身的麻醉）后进行。用这个东西，关节的内部全能看清楚。

渡边 软骨的变性（软骨变形的状况）也能看得很清楚吗？

守屋 看得非常清楚。现在我们还做这样的手术，一边用关节镜看着，一边用手术刀和钳子切除半月板，或者再建韧带。近来越来越多的矫形外科医生说从来没有打开（切开）过膝关节。

渡边 内窥镜的进步彻底改变了外科手术的方法。

守屋 在以前，如果想检查关节的内部，或者是拍X光片，顶多就是关节造影，将造影剂放进关节内拍摄软骨。现在几乎不做关节造影了。

渡边 变形性膝关节症，有没有什么预防方法？为了预防关节痛，医生都建议采用锻炼周围肌肉的方法。

守屋　确实，经常锻炼肌肉的人不容易得关节痛，即使患了关节痛也容易消除症状。

渡边　具体地说，应该锻炼哪部分的肌肉？

守屋　那就是股四头肌了。通过锻炼股四头肌，可以大大减轻对膝关节的负担。

渡边　请讲解一下锻炼股四头肌的方法。

守屋　非常简单。仰面躺下，将腿伸直，将一条腿抬高 15 厘米或 20 厘米，坚持 10 秒左右放下。一条腿做完了，再用另一条腿做同样的练习。我通常建议患者早晚各做 10 次左右。坚持 3 个月左右确实就能出现效果，膝盖的疼痛大大减轻。

渡边　就这种强度的运动真的可以吗？

守屋　没问题。甚至还有这样的情形，70 来岁的男性患者每天有空就做这个运动，1 个月以后再来的时候，关节积水彻底消失了，疼痛也消失了。轻度的关节症，光通过锻炼周围的肌肉就能治好。

渡边　每天坚持很重要。

守屋　是的，贵在坚持嘛。在疼痛加重之前，从 40 来岁就坚持的话，预防效果最好。

渡边　除此之外还有什么样的练习对膝关节疼痛有效果？

守屋　变形性膝关节症开始恶化时，最初的自觉症状就是膝盖很难完全伸直。所以，最好尽可能多做一些伸展膝关节的伸展练习。慢跑是锻炼腿部肌肉最好的方法。但是突然开始慢跑的话容易损伤关节，给心脏增加负担，因此需要注意循序渐进。

渡边　最近很多老年人在公园等地方跑步。

守屋　对于股四头肌的肌肉力量训练，跑步比步行更有效果。不过一定要穿一双像样的鞋，穿着鞋底很硬的鞋跑步马上就

锻炼股四头肌的练习

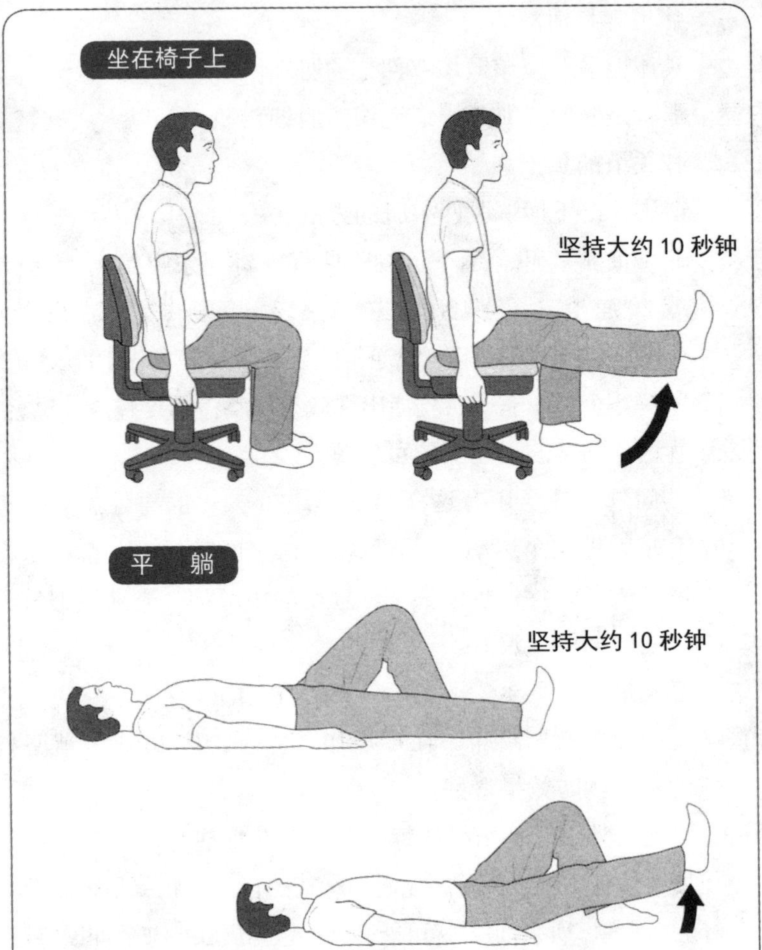

通过锻炼股四头肌可以预防变形性膝关节症。坐在椅子上的练习和平躺的练习每天都要做 10 次左右，每天坚持就有效果。

会损伤关节。所以，要想跑步的话，最好买双专用的鞋。还有，跑步会给心脏带来相当的负担，心脏有问题的人最好不要跑步。

渡边 步行有没有需要注意的地方？

守屋 和跑步一样，要注意鞋的选择，最好穿鞋底有真正的缓冲物的运动鞋或者走步鞋。质量低劣的运动鞋，胶底很快就会变硬，一定要注意。

渡边 走多长时间比较合适？

守屋 因人而异吧。如果早晚各走30分钟左右的话，十分有效果。

渡边 现在也有人在游泳池里走。

守屋 游泳池好啊！因为有浮力所以膝部不会有负担。另外，因为水中阻力很大，比陆地更能锻炼肌肉。

有时候，常去游泳池的患者因为膝关节积水喊着痛到我这里来检查，仔细一问才知道他“因为感冒了这一个月没去游泳池”。感冒好了之后又开始去游泳池，结果膝关节的积水没有了，疼痛也消失了，我见过很多这样的人。

渡边 游泳比步行更有效果吗？

守屋 游泳的话，自由泳和仰泳比较好。因为蛙泳时膝盖内侧要用力，最好不要蛙泳。

渡边 高尔夫怎么样？

守屋 高尔夫会给膝关节和髋关节增加负担。我自己也很喜欢高尔夫，有可能都会尽量多打几场，但打完高尔夫的当天，回家之后一定做腰和腿的伸展运动，然后坐在按摩机上。这样的话，第二天什么事儿都没有。

渡边 去泡温泉，常常看到那儿写着对关节痛啦风湿症啦等病症有效果，是真的吗？

守屋 因为温泉可以温热关节，所以能够减轻疼痛。

渡边　我认为治疗的根本就应该是感觉舒服，只要做自己感到舒服的事就没错。

比如说，有人问我在外科治疗中冷敷患部好还是热敷患部好，我认为与其让医生决定，不如让患者做自己感到舒服的那种，这首先没有错。

守屋　我们大学做过相关研究，用可以测定膝关节内部温度的仪器测定冷敷和热敷两种情形的温度，结果发现冷敷也好热敷也好关节内部的温度都升高了。最后的结论是不管什么治疗，只要患者本人感到舒服就行。这和渡边先生的结论一致。(笑)

渡边　感觉舒服是治疗的根本啊。

接下来，我想请教一下膝盖的人工关节等目前最尖端的治疗。作为变形性膝关节症的治疗方法，有一种手术方法叫作“切骨术”，听说守屋教授擅长这种手术。

守屋　近来，普通的手术，手术器械很先进，不管谁来做结果几乎都一样。但是切骨术医生的技术和经验还是很重要的。我倒不是擅长，但我喜欢做这种手术。

渡边　您说得对。这种手术给什么样的患者做？不是什么样的患者都可以做吧？

守屋　做了这种手术，等骨头长起来要花 1 个月左右，手术后的康复也要花将近半年时间。所以我不建议骨头长得慢的老年人做这种手术。接受这种手术的一大条件就是年龄要在 65 岁以下。

渡边　这种手术就是切除部分腿骨，矫正整条腿的歪曲。请您讲解一下切除什么地方的骨头，怎样切除。

守屋　执刀手术的人不同，细节多少有点儿不一样。我是首先切掉腓骨的一部分，然后把胫骨切成楔形，然后把骨头严丝合缝地贴上，用金属部件固定住。大约 1 个月之后骨头就长合了，这样一来，过去的 O 型腿就变成了 X 型腿，成了 X 型腿，体重就会压到腿的外侧上来。

渡边 手术后对日常生活有影响吗？

守屋 什么影响都没有。不过，因为容易患变形性膝关节症的是那些软骨本身脆弱的人，所以做了手术过了几年软骨又会损伤。因此，给患者做切骨手术的时候我都告诉患者："这个手术的效果只能维持 10～15 年。"

渡边 接受了切骨手术，过了 10～15 年，是不是就可以换成人工关节？

守屋 是的。人工关节大约可以撑 20 年左右，60 岁左右换成人工关节，到 80 岁没问题。

渡边 切除骨头的时候是用电锯吗？

守屋 用电锯切会发热，切下的骨头表面会烧伤，导致手术以后骨头总是长不到一块儿，所以使用凿子。

渡边 就像木匠似的。

守屋 刚才说过，我喜欢切骨术。人工关节手术有手术指南，按照指南去切除骨头谁都会做。但是，切骨术如果不是专家做就不能严丝合缝地合在一起。这是我们矫形外科医生独享的好处。（笑）

渡边 微妙的角度啦什么的，都是老把式熟能生巧的绝技。

问题是，专家做也好，蹩脚的医生做也好，医疗保险的点数是一样的，所以医生得到的报酬也是一样的。更恶劣的情形是蹩脚的医生手术做坏了再重做，结果获得了双倍的报酬。这样的话专家都不愿做了。

守屋 渡边先生能这么说我真是太高兴了，我自己不能说这样的话。（苦笑）

渡边 对现在的年轻医生您都做什么样的指导？

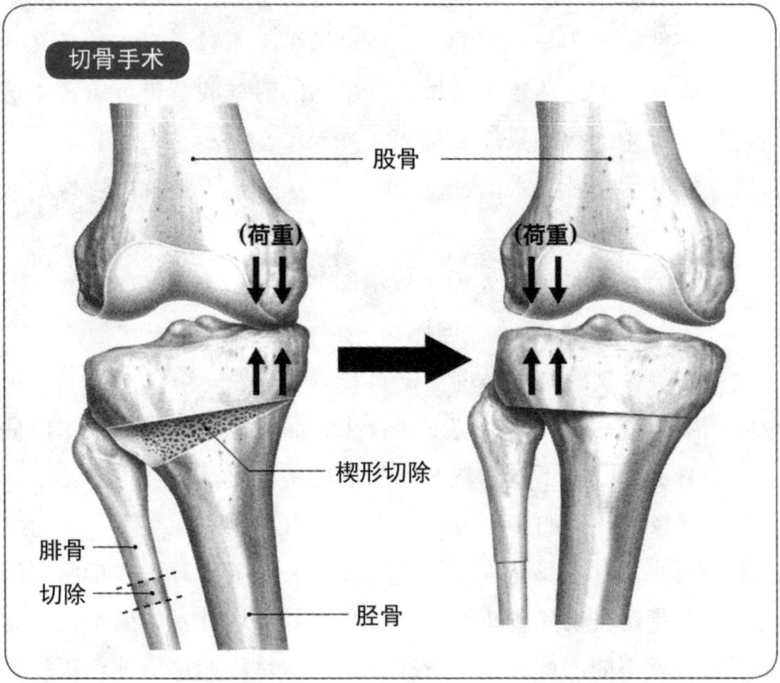

因为日本人的体型多 O 型腿，负担加在膝关节的内侧，内侧软骨磨损，常常引发变形性膝关节症。为了矫正对膝关节内侧的负荷，将胫骨楔形切下接上去，这种手术就叫作“切骨术”。通过这种手术，O 型腿可以变成 X 型腿，膝关节的负荷压向外侧，症状可以得到减轻。

守屋 年轻的医生都希望我把技术教给他们，但是手术也有很多东西没法教。现场遇到意外情况，如何判断很重要。但是这种情况下的应对方法教科书上没写，只有自己积累经验。没有办法，我只好让那些想学我技术的医生做我的助手。（笑）

渡边 外科手术有些地方像工匠的手艺。膝盖的人工关节手术某种程度上已经确定了操作规程。

守屋 是的。人工关节手术有手术指南，但切骨术我都是凭经验和直觉做。

将来会迎来这样一个时代，按照计算机“这里请这样切除”的指令去做手术，手术成功的概率更高。但是，现在医学上计算机的能力还赶不上我的能力，我的本事要高得多。（笑）

渡边 您说得是。还有，人工关节的材料是什么？

守屋 我拿来的这个是钛质材料做的，也有不锈钢做的。骨头部分是用丙烯做的模型。将胫骨的最上面削平，然后装上人工关节。

渡边 （手里拿着人工关节的实物）这个人工关节能撑 20 年吗？

守屋 我们有一种模拟装置，一天到晚做装入人工关节的膝盖的屈伸试验，得出的结果是大约能撑 20 年。

我给一位患者做过双膝手术，这位患者因心肌梗死突然去世的时候，她的女儿打来电话说：“母亲幸亏双膝安装了人工关节，晚年过得很充实。我母亲说：‘我的人工关节是从守屋先生那里借来的，我死的时候希望你帮我还回去。’”

于是，我让一个年轻医生到那位患者去世的医院，做完病理解剖以后把双膝的人工关节拿了回来。一个人工关节过了 7 年，另一个过了 8 年，检查了一下，发现几乎没有变形。

渡边 真是个感人的故事。接受人工关节的手术要花多少费用？

守屋 一条腿的一整套是 70 万日元左右。手术以后大约要进行 1 个月的康复，全部费用加起来，作为治疗报酬的要求付费金额，一条腿的手术合计 120 万日元稍多。

因为属于医疗保险的范围，患者负担 3 成的话，实际支付的金额为三四十万。

渡边 最近，为了对付恐怖分子机场的安全保卫异常严格，如果是人工关节的话，会不会被机场的金属探测器拦住？

守屋 有时会被拦住。（笑）因此，有的患者来看病的时候带着数码相机来，把人工关节照下来。据说他们在机场出示照片，说："我的膝盖里装着这种东西。"同时给他们看看手术的伤疤就能过安检。

渡边 另外，说起关节痛，也有很多人为风湿性关节炎苦恼。请讲解一下风湿症。

守屋 人一旦生了什么病，就会产生对于这种疾病的免疫反应。这种免疫反应以异常的形式产生，在关节上引起炎症，这种病称为风湿性关节炎。因为病理还没搞清楚，所以没有决定性的治疗方法。这种病继续恶化关节就会遭到破坏，是种很麻烦的病。

渡边 风湿症女性多吗？

守屋 是的，女性占大多数。顺便说一下，同样是关节痛，痛风则是男性居多。

渡边 都说风湿症可能是遗传病，是这样吗？

守屋 这个倒是没有明确的统计数字，如果母亲是风湿症，好像五分之一到四分之一的孩子会得风湿症。当然也有相反的情形，母亲没有风湿症，但孩子得了风湿症。还有，在以前，说母亲是风湿症，实际上有可能是变形性膝关节症，毕竟过去的医疗技术没法和现在比。

作为医疗第一线的工作者，我能强烈感到它和遗传的关联性，但是还没有得到证明。

渡边 风湿症患者也来矫形外科吗？

守屋 因为风湿症是免疫疾病，所以最初进行检查的是内科。但是，也有很多这样的情况，去内科医院看了，但是关节的情况越来越恶化，不得不进行手术，最后来了矫形外科。

渡边 风湿症的内科治疗都有哪些？

守屋 内科治疗，首先就是服药。最近开发出了非常有效果的药，称为生物制剂。非常有效，不过有副作用，有感染肺炎等的危险。

渡边 风湿症的外科治疗呢？

守屋 有各种各样的治疗。既有人工关节，也有切除引起炎症的关节内部滑膜的滑膜切除手术。手上有了炎症，无名指和小指的手指肌腱很多会断裂，还可以做手指肌腱的再造手术。

渡边 从您的眼光来看，如何分辨好的矫形外科医生和差的矫形外科医生？

守屋 这个问题太难回答了。非说不可的话，大家或许可以听听周围的口碑来评价。绝不要认为自吹自擂的医生就是差医生。我认为治得不好的时候马上给你写介绍信的医生是好医生。

渡边 就是说“能和患者保持距离”就是好医生？

守屋 是的。

渡边 医生可以分为两种：一种是自己想给患者包治百病，抱住患者不放；一种是觉得自己治不了马上给患者介绍合适的医院。不能和患者保持距离的医生，可能看上去很热情，实际上对患者没好处，这样的情况很多。好医生的条件之一就是能和患者保持一定的距离。

患者座谈会

直到再次拥有“会走路的幸福”

铃木纪惠　女士（66 岁）

在空调维修公司工作，58 岁的时候第一次感觉膝盖疼痛，去了三四家矫形外科，都是原因不明。就在那时别人给她介绍了守屋医师，接受了切除半月板的关节镜手术。

长房富美枝　女士　（84 岁）

原先经营服饰专门学校，60 岁以后开始膝关节疼痛，接受了治疗但一直没有好转，最后痛下决心，接受了人工关节置换手术，现在行走自如。

及川政治　先生　（52 岁）

健美杂志《泰山》（Tarzan）原主编，奥运选手经常就诊的按摩师、著名的针灸医师、矫形外科的医师都曾经给他治疗过膝关节疼痛，但都没有完全治好。自从开始锻炼腿部肌肉以后，这几年疼痛控制住了。

渡边 首先，请铃木女士介绍一下膝关节开始疼痛的原委。

铃木 我喜欢打高尔夫，35 岁以后每周都打高尔夫。大概 58 岁的时候，连续两天去打高尔夫，然后感觉膝盖后面有点儿痛。

渡边 于是怎么办的？

铃木 当时我想，年龄大了某个地方疼也很正常，以为是疲劳引起的。在那以后的两年时间，膝关节疼痛越来越厉害，针法、灸法、按摩、气功，等等，采用了各种办法，还从朋友那里要来了涂剂，但疼痛还是没有消失。

渡边 采用了什么办法都没治好吗？

铃木 是的。别说治好了，后来疼得拖着腿走路，也不能跪坐了。

渡边 除了针灸和按摩等民间疗法，你没有接受矫形外科医生的检查吗？

铃木 去了附近的矫形外科，拍了膝关节的 X 光片，诊断结果是没有异常。于是做了做红外线照射，拿了点儿涂剂就回家了。

渡边 检查只有 X 光吗？

铃木 是的，只有 X 光。

渡边 膝关节里有一个叫作半月板的软骨，位于股骨和胫骨之间，起一种缓冲物的作用，这种软骨 X 光片拍不到。也就是说，如果疼痛的原因是半月板等软骨，用 X 光做多少次检查都没用。

及川 啊？是吗？我也长年苦于膝关节疼痛，包括大学医院我去了 4 家大医院，拍了 X 光片，医生说："没什么异常啊，给你开点儿止痛药。"检查就完了。但是疼痛没有消失。也去了我家附近的个人开的矫形外科医院，医生说不知道原因，说："没什么问题吧。"只开了一些止痛药和湿敷用毛巾。

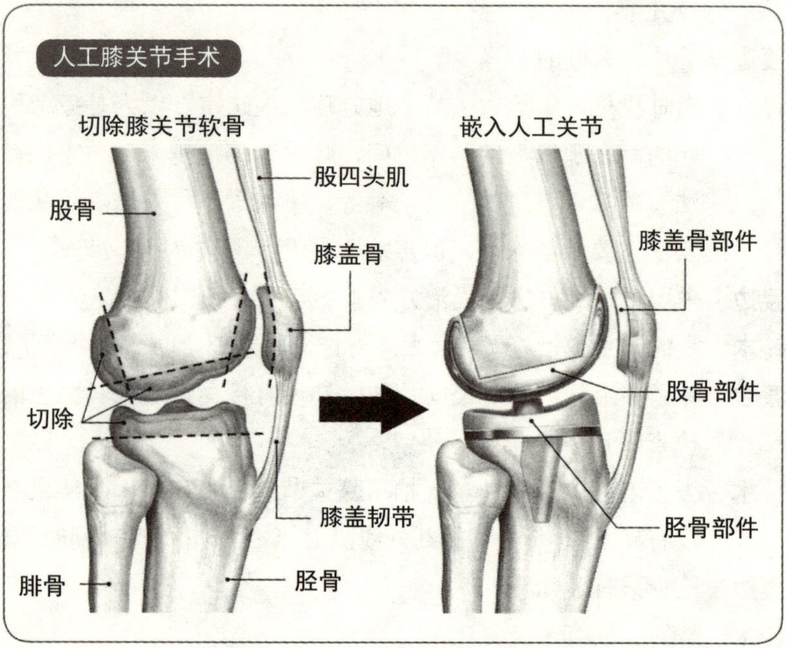

在变形性膝关节症加重、胫骨和股骨都遭到破坏的情况下，进行人工关节的置换手术。切除股骨、膝盖骨、胫骨上已经磨损的关节软骨，把用钛、不锈钢等金属和聚乙烯制作的人工关节固定住，就像把膝关节上下罩住一样。

渡边　遇到敷衍了事的医生就是个问题。最近关节镜的技术进步很大，通过微型摄像机可以精确地观察膝关节的情况，另外，用 MRI 也能够准确地检查关节内部的情形。但铃木女士最后只是做了做红外线治疗，拿了些莫名其妙的止痛药。

铃木　是的。

渡边　那这样只能使病情加重。后来在大学医院里做了检查是吗？

铃木　是的。去千叶大学医学部的附属医院用 MRI 检查了一下，医生告诉我是因半月板损伤右膝内有积水，建议我最好马上做手术。

渡边　铃木女士是变形性膝关节症吧，变形性膝关节症是一种关节软骨磨损变形产生疼痛的疾病。对做手术没感到什么担心吗？

铃木　那个时候不光膝盖，右侧的髋关节，右半身全都痛，我担心不是只有膝盖有问题，恳求医生又给我做了一次 MRI 检查。医生告诉我疼痛的原因就是在膝关节，于是我就下了决心接受手术。

渡边　那是个什么样的手术？

铃木　花了大约 1 个星期到医院看门诊，做完了手术必需的所有检查，住院的第 2 天就做了手术。把内窥镜从膝盖小碗儿的两侧插进去，听说一边通过内窥镜看着膝关节的内部一边摘除了受伤的半月板。听说半月板和盲肠一样，没有它也不会影响日常生活。

渡边　你说得对。半月板起一种关节缓冲物的作用，没有它关节照样可以弯曲。还有，手术用的什么样的麻醉？是局部麻醉吗？

铃木　是的。注射到了腰部。

渡边　那是腰椎麻醉。打腰椎麻醉，只下半身麻醉，意识还有。

铃木　不过，可能是因为我身体瘦小，麻醉在全身起了作用，我只记得在手术室里问过一句："大夫什么时候来啊？"后面的事完全没有记忆了。手术全部做完，我被医生喊醒才恢复意识。

渡边　手术后打没打石膏？

铃木　没打。第2天就能坐着轮椅活动，手术后第3天就出院了。

渡边　够快的！

铃木　手术的1星期以后去千叶大学医院拆了线。我家附近有所医院是千叶大学的关系医院，经人介绍，我在那里进行康复。但是，从手术后第10天左右开始，做过手术的膝盖开始肿得厉害，连裤子都穿不上了。于是在千叶大学医院给介绍的医院里让医生给膝盖注射后抽出了膝关节的积水（关节积液）。

渡边　那是术后膝关节中产生了炎症。

铃木　是的，医生也是那么说的。定期抽出关节积液，同时打消炎针，注射透明质酸，这样的治疗持续了两个月左右。

渡边　后来怎么样？

铃木　炎症消失以后恢复得很快，手术半年以后我已经能够站在高尔夫球场上了，那一刻真高兴。

渡边　太好了！

铃木　是啊，只要能正常走路我就够高兴的了，能在高尔夫球场上潇洒地挥上几杆真让我喜出望外。

渡边　现在怎么样？

铃木　不光膝盖，髋关节痛等右半身的疼痛全都消失了。只不过，和左腿相比，做过手术的右腿膝后感到有些紧，所以每天都做伸展练习，拉伸肌肉。另外，平时穿的运动鞋我都选择那些鞋底有气垫、缓冲性能好的运动鞋。

渡边 摘除了半月板的人，一旦疲劳过度就会偶尔出现疼痛，你怎么样？

铃木 您说得对。因为今年年初稍微出现了一点儿疼痛，我就在千叶大学医院做了检查，在膝关节中注射了透明质酸。

渡边 透明质酸存在于关节软骨中，可以改善关节的运动，像缓冲物一样起一种吸收冲击的作用。将其直接注射到关节中，有抑制疼痛和炎症的效果。是从膝盖侧面打进关节中的吧？

及川 我在采访中接触过透明质酸，黏糊糊的，是一种起吸收冲击作用的物质，一吸水就迅速膨胀。听说鸡冠里面含有很多这种成分，人体内也有，刚出生的婴儿体内最多，随着年龄增加持续减少。

渡边 透明质酸有效果吗？

铃木 一周之内连续接受了两次注射，效果很惊人，从那以后一点儿也不痛了。

渡边 副作用呢？

铃木 根本没有。实际上我丈夫也有点儿膝关节痛，曾经打过透明质酸，打了 4 次，疼痛就消失了，最后也没做手术。

渡边 长房女士也是因为变形性膝关节症接受了人工关节手术吧？

长房 是的。疼得受不了，心想要是能从这种疼痛中解脱出来，做手术也没关系，没有一点儿恐惧感。我恳求医生："反正要做手术，两个膝盖一块儿给我做了吧。"医生说："考虑考虑您的年纪，会死人的！"（笑）于是，1999 年先做了左膝的手术，大约 1 年后又接受了右膝的手术。

渡边 变形性膝关节症的外科治疗里有铃木女士做过的关节镜手术、切除膝关节骨头进行矫正的切骨术、人工关节置换手术，等等。长房女士是接受了人工关节的手术。换成人工关节以后感觉有什么不适吗？

长房　人工关节在关节弯曲上受限制，不能跪坐。不过，除此之外几乎没有什么不适，平时都忘了膝盖的存在。

渡边　太好了！现在有什么要特别注意的事情吗？

长房　大夫告诉我要养成一个习惯，走路时把脚尖抬起来。

渡边　反过来说，就是走路时脚后跟先着地吧？

长房　是的。看病的时候医生告诉我这样走，听说可以减轻膝关节的负担。

渡边　您什么时候开始膝关节痛的？

长房　从 60 岁左右开始，站和坐的时候膝盖开始有点儿痛，到矫形外科烤烤电（红外线照射治疗）就好了，但过一段时间又不好了。在那种反复的过程中疼痛越来越厉害。我的腿本来就有点儿 O 型腿，这下子变成了更严重的 O 型腿，感到膝关节也不能弯曲自如了。

渡边　变形性膝关节症的病情加重，膝关节的内侧软骨磨损，有时候会成为非常严重的 O 型腿。您的膝关节痛有什么原因吗？

长房　身为专门学校的校长，从年轻时起很多时候是站着工作，可能给膝关节加重了负担。

渡边　当时是哪个膝盖痛？

长房　两个膝盖都痛。左膝更严重。

渡边　没肿吗？

长房　两腿的内侧肿起来了，不能正常走路，感觉太疼了。

渡边　没去矫形外科医院吗？

长房　去了庆应义塾大学医院，一条腿打了两针止痛针，一共打了 4 针。疼痛减轻了 1 个月左右，后来又疼起来了。

渡边　在庆应义塾大学医院医生没建议您做手术吗？

长房 没有。后来，我偶然看到电视上播放介绍人工关节手术的节目，那个节目的嘉宾就是守屋先生。因为离我家很近，我就去了守屋先生那里。

渡边 马上接受了守屋先生的检查吗？

长房 是的，马上给我看了。

渡边 先生说是什么病？

长房 当场就说是变形性膝关节症。

渡边 于是，先生建议您做人工关节手术，是吗？

长房 是的。

渡边 据说人工关节做一次手术大约可以撑 20 年，守屋教授和您也是这么说的吗？

长房 我接受手术的时候，记得好像说的是 15 年，那时候都 77 岁了，我想能撑一辈子。于是先做了左膝手术，第二年接受了右膝手术。

渡边 手术是全身麻醉吗？

长房 是的。

渡边 手术的疤痕怎么样？

长房 膝盖前方向内侧留下了一条 25 厘米左右的疤痕，就像一条平缓的曲线，不是很显眼，很齐整。

渡边 住院花了多长时间？

长房 1 个月左右。出院的时候已经恢复到了不用轮椅可以拄着丁字拐走路了。医院给了我些印刷品，上面写着康复方法，让我自己在家里做，我坚持了一两个月。

渡边 印刷品上都写了些什么？

长房 上面写着膝关节屈伸练习的方法和股四头肌的锻炼方法。说是仰躺着将一只脚抬高 20 次，每次坚持 10 秒，坚持练习可以锻炼股四头肌。

渡边　从那以后膝盖的状态怎么样？

长房　走很长的路膝也不会痛，但总感觉髋关节发酸，也可能是因为年龄的关系吧。在家里走来走去一点儿都不感到痛苦。

渡边　是吗？现在腿能伸直吗？

长房　能，能伸得笔直，但想弯腿的时候，只能弯到 120 度左右，所以不能跪坐。但是日常生活没有丝毫不便。

渡边　幸亏您偶然看到了电视节目。（笑）

长房　是的，多亏做了手术。一想起当初那么严重的 O 型腿，现在还打寒战。做了手术，身高长了 3 厘米哪！（笑）可见当初腿弯到了什么程度。

渡边　太好了！及川先生的腰痛是个什么前后经过？

及川　我从十几岁起就开始骑摩托车，发生过几次翻车事故。每次发生事故，都没有骨折，但膝盖磕碰得很厉害。我还喜欢各种各样的运动项目，像滑雪、雪板（snow board）、背着水中呼吸器潜水，等等，一直做这些过度用腰的运动，腰痛说不定是因为这些原因。踏入社会，从 25 岁以后膝盖开始疼痛。

渡边　怎么个痛法？

及川　有时候是左膝，有时候是右膝，会突然疼起来。于是几乎就不能走路了，腿都是拖着。

在公司里经常有人问我："哎，你的腿怎么了？"

渡边　您是怎么做的？

及川　30 岁以后，疼痛越来越严重，尝试了各种各样的疗法，找医生看了，都说搞不清楚原因。包括大学医院，我一共去过 4 家矫形外科医院，拍了 X 光片也是"无异常"，顶多就是开点儿口服止痛药和湿敷毛巾。

渡边　没做 MRI？

及川 没做。

渡边 X光片只能拍摄硬东西，但是像软骨、股骨和胫骨之间的半月板这些东西都拍不出来。即便是X光片拍不出来，既然患者说痛，那一定有什么原因。本应该更深入一步，用内窥镜（关节镜）看看关节内部什么的，可有的医生就到此为止了。

及川 跑了4家医院，每次都被告知"无异常"，真是受够了。

渡边 矫形外科的疾病，病情迅速恶化危及生命的很少。即使随随便便治疗，也不会被严格追究责任。所以说不定就有那种稀里马哈、优哉游哉的医生。（笑）

及川 我想这病看医生也没用，所以就去针灸医院做针疗，做运动按摩，尝试了各种各样的方法。在某家针灸医院，诊断出可能半月板不好。

渡边 比医生还正确！(笑) 可能是出于经验的诊断吧。针灸和运动按摩的治疗效果怎么样？

及川 扎完针灸当场疼痛消失，但效果不持久，最后还是不行。恳求一位专门做运动按摩的大夫给我绑上通电的垫子进行按摩，说实话，疼痛根本没有消失。那还是位给奥运选手做按摩的有名的大夫呢。

渡边 现在怎么样？

及川 现在没有疼痛。搬到了一个附近有天然公园的地方，有时候骑着山地自行车满山跑，有时候跑步，双腿的肌肉力量提高了很多，我想是不是因为这个原因不痛了。

渡边 可能是股四头肌的肌肉变强壮了。

各位！请大家告诉我治疗膝关节痛要花多少钱。长房女士的手术花了多少钱？

长房 我记不太清楚了，双膝换成了人工关节，加上住院费、伙食费，一共花了至少 300 万日元吧。当时的医疗保险是自己负担 10%，我负担的应该是 300 万日元中的 10% 左右。

渡边 铃木女士呢？

铃木 我是单腿的手术，自己负担的部分好像不到 20 万日元，因为我的保险也是自己负担 10%，实际花的医疗费应该是 200 万日元左右。

渡边 及川先生的针灸治疗花了多少钱？

及川 怎么说呢？针灸医院不一样金额也不一样。大体的行情是 1 次 30 分钟左右的治疗是 5000 日元到 1 万日元。如果治疗目标很清楚的话有的地方还可以使用保险，那种地方便宜，有好多地方不到 3000 日元就可以治疗 1 次。

渡边 现在的生活中有没有感到不便的地方？

长房 爬楼梯的时候没问题，但下楼梯很困难。下楼梯的时候，膝关节的弯曲程度比上楼梯还要大。在家里的时候都是手扶着栏杆向后仰着下楼梯，不过要是在车站上那样下楼梯的话，别人还以为你出了什么事呢，所以不能那么下。（笑）

渡边 矫形外科的治疗技术正以惊人的速度进步，但是症状越严重，治疗越困难。当然，膝关节痛也应该尽早采取措施，这一点很重要。我想大家的话能帮同样患有膝关节痛的朋友鼓起勇气，谢谢大家！

第四章　ED(勃起功能障碍)

医师对谈　熊本悦明 医师

伟哥、艾力达、希爱力为什么有效果？

伟哥在日本获准销售转眼间已经9年了。“ED(勃起功能障碍)”这个词也已经人人皆知了。但是世上的男人真的了解自己的“性功能”吗？了解男人的生理才是预防ED的第一步。

据说国内潜在的ED患者达1000万人，关于这个让很多男人苦恼的疾病，我们请教了札幌医科大学名誉教授、日本男性健康医学会理事长熊本悦明医师（泌尿科）。

勃起的机制

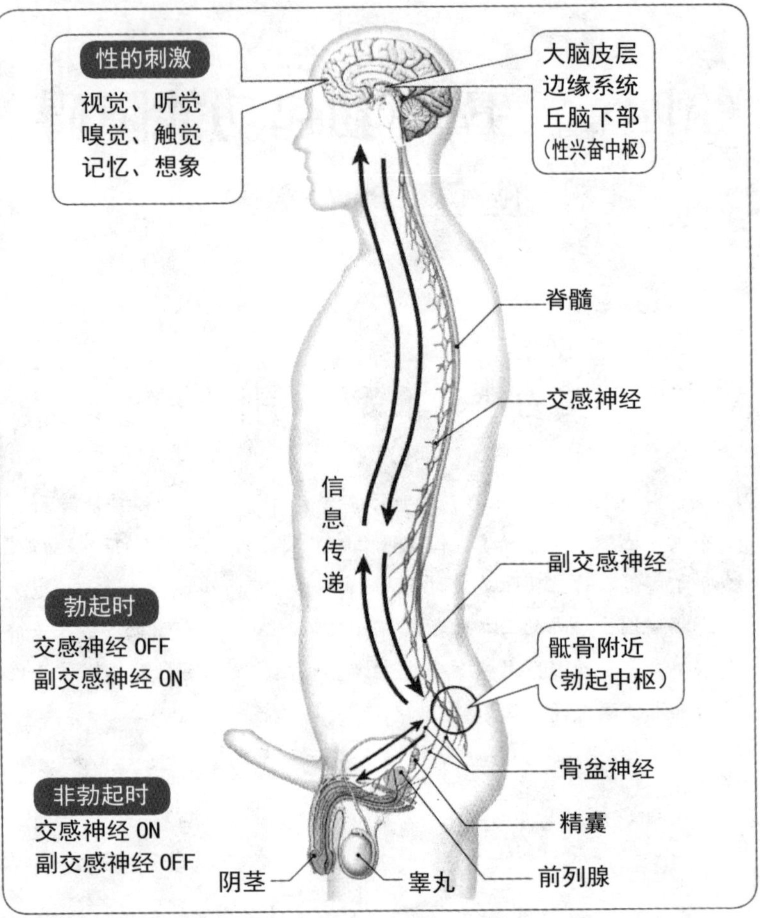

性刺激产生的兴奋，使大脑的性中枢受到刺激，从而打开了通往勃起的开关。这种刺激沿着脊髓到达骶骨附近的勃起中枢，因为各种各样神经系统的复杂参与，血液大量流入阴茎动脉，阴茎海绵体充满了血液。同时，覆盖海绵体的白膜切断了血液的退路，“勃起”状态就出现了。

渡边　首先请教一下ED的医学定义。

熊本　ED是“Erectile Dysfunction”的简称，直译过来就是“勃起功能不全”或者“勃起功能障碍”。

渡边　一般听到ED这个词，很多人会联想到伟哥（辉瑞公司），能不能请您讲解一下它的药理作用？

熊本　详细的机理回头再说。简单地说，伟哥可以阻断勃起时阻碍血管扩张的物质，可以拓宽血液流进来的“河床”。

渡边　就是说伟哥击败阻碍血液流动的物质。艾力达（拜耳公司）也一样吗？

熊本　是的。伟哥和艾力达的作用基本上没差别。虽然会受到服用前所吃食物的影响，也有个人差别，但从服用到起效两者都是0.5～1小时左右，效果持续3～4小时。值得注目的是最近在日本终于获得许可的希爱力（礼来公司）这种药品。起效之前的时间没什么差别，但是可以维持至少24小时的勃起能力。还可以与性无关服用，帮助恢复晨勃。

渡边　药效真长啊！

熊本　关于具体的治疗方法我后面再讲。我认为ED=勃起功能不全、勃起功能障碍这种诊断名称不恰当，正确的应该叫作“性功能下降”。

渡边　过去都叫阳痿，现在都不这么叫了。

熊本　学会也曾经被称为“日本阳痿学会”，现在叫作“日本性功能学会”。自从改了名称以后，学会已经发展成一个研讨全部性活动的学会了。

说起ED，指的是有性交对象想进行性交时的勃起能力下降，但是男性的性功能问题并不这么单纯。实际上，唯有和性交无关的Morning Erection（早晨勃起）和夜间睡眠时勃起现象才是“男人本来的生理”。

渡边　这才是男人的根本。

熊本　打个比方，ED只是把棒球运动员站在击球区没有能够打出安全打和本垒打作为问题。实际上不是这样，问题在于在那以前是否能够好好击球，平时的挥棒练习是否能够保持一个击球员的能力。

渡边　晨勃和夜间睡眠时勃起现象才是最重要的。

熊本　如果说女性生理的中心是月经，男性的生理中心就是Sleep Related Erection（睡眠相关勃起），从医学上都可以说这是一个非常重要的功能。但因为医学上得到证明是最近50年的事，因此医学教科书上还少有记载，就连好多医生都不知道。希望国家能在这方面进行启蒙教育，告诉大众"男性也有生理"。

二十几岁的普通男性，睡眠中有一半会勃起，即使到了60岁以后也有大约20%的人会勃起。人的睡眠，有让大脑休息的非快速眼动睡眠期和让身体休息的快速眼动睡眠期，两种睡眠期反复交替。在快速眼动睡眠期里，为了不让身体活动的功能完全停止，副交感神经中枢兴奋，调动各内脏器官的功能。与之联动，作为内脏器官的外在表现，阴茎也会反复勃起。

即使因为心理原因不能顺利性交，半夜里依然会正常勃起。即使是婴儿也会勃起，最近发现就连在母亲肚子里的时候都在勃起。

渡边　如何查验夜间睡眠时有无勃起？

熊本　我们使用带刻度的可动式阴茎带，睡觉前把它缠绕在阴茎根部，半夜里勃起时就会撑开，到了早晨就松了。如果精力旺盛，周长大约可以增加2.5～3厘米。

渡边　如果早晨没有增加周长就说明性功能下降了。

熊本　是的。如果能够证实夜间睡眠时有勃起，就可以证明有男人的功能。

渡边　但是，那些担心是不是ED上医院的人，面对着性交对象，想性交却无法顺利进行。这样的人不是很多吗？

熊本　对于只看这种病人的医生来说，确确实实 ED= 勃起功能障碍，但本来的 ED 治疗必须看男性的整体性功能，也就是检查“男人的生理”。

有人说伟哥没有效果，其实很多人都有男性荷尔蒙（雄性激素）减少这个问题。男性荷尔蒙减少，大脑中的性中枢和勃起中枢的功能就会下降，不能增加流向阴茎的血流，引起勃起功能不全。不管如何用伟哥拓宽“河床”，如果血液不能顺利流进来当然无法勃起。

相反，如果男性荷尔蒙增加，大脑的勃起系统工作正常，勃起频度也会提高，勃起也坚挺。夜间睡眠时勃起现象和血液中的男性荷尔蒙密切相关。

渡边　但是，一般来讲，男性荷尔蒙下降是因为年龄的关系，人们往往认为这是没有办法的事。

熊本　一般认为男人上了年纪男性荷尔蒙就会减少，但是检查发现，有的人才 40 岁荷尔蒙就已经相当低了。而到了 80 岁还能保证早晨一柱擎天的话，说明作为男人还精力充沛。现在检查男性荷尔蒙非常简单。

渡边　不过，不是有很多这样的男性吗？即使男性荷尔蒙降低性功能下降也没有必要治疗，因为妻子不给“做”，也没有其他的性伙伴。

熊本　确实，因为更年期障碍到我这里来的五十多岁的男性中有很多这样的人，说：“反正老婆对我不理不睬，勃起也没有用。”现实地讲，很多人没有积极治疗的想法。

渡边　说起日本人，男人有一种归隐思想，认为枯竭就是好的。很多人认为上了年纪还红光满面的有点儿令人作呕，老了也没个老了的样子，太难为情了。所以我在演讲的时候总是说："请大家做一个没有老样子的人！"

熊本 我也经常说，作为一个人，作为一个动物，要在真正的意义上朝气蓬勃、精神饱满，性的问题非常重要。

渡边 但是也有妻子和性伙伴方面的问题。

熊本 我总是让患者把妻子带来，我对他们说："这是医生的命令！我是为了确认一下你们作为动物是不是活得精力充沛、精神饱满。"如果医生说是为了"确认生存"，对方大体都能接受。（笑）下次再来的时候，相当多的妻子说："近来丈夫的笑脸多了，有精神了。"她本人的表情也灿烂了。

渡边 互相确认了生存。（笑）

熊本 还有，不光是性的问题，对于中老年男性来说最重要的是早晨勃起。勃起是证明男人有活力的根本。因为更年期障碍无精打采的中老年男性，治疗以后神采飞扬地说"现在发现早晨勃起了""工作也有干劲儿了"，我听到过很多这样的感慨。

渡边 非常理解。（笑）性功能恢复了，就有了生活的精气神儿。

熊本 比方说，一个睾丸小、男性荷尔蒙少的类宦官症患者，如果给他添加男性荷尔蒙，生活上会变得积极、有精神。

渡边 睾丸的大小也有差别吗？

熊本 当然有了。

渡边 是吗？我光注意阴茎了。（笑）

熊本 睾丸大约平均 20g，15g 以下时精子数量开始逐渐减少。过了 40 岁，都在逐渐变小。

渡边 好像很多人因为精神方面的原因患 ED。

熊本 "性即大脑"，勃起来自副交感神经兴奋。自主神经有两种：一种是清醒时、紧张时工作的交感神经；一种是睡眠时、放松时工作的副交感神经。勃起时，骶骨一带的副交感神经兴奋提高，当这种兴奋上行至胸椎下方时转换为交感神经兴奋，受它的刺激而射精。当情绪急躁、精神紧张时，因为交感神经占优势，所以副交感神经不兴奋。即使精力旺盛的人，那种状态下你让他勃起他也勃不起来。新婚阳痿就是一个典型。

渡边 一想到我得给你看看“好地方”，交感神经就紧张。（笑）

熊本 抑制副交感神经的兴奋会妨碍勃起，所以性功能上精神方面的影响非常大。处在男性更年期工作压力大的人因为大脑里产生了抑制，虽然男性荷尔蒙没怎么减少，但是性方面却衰落了。这是近来一个引人注目的事实。

渡边 也就是说不举是因为精神压力。

熊本 四五十岁就发现早晨根本不行，或者没有感觉到晨勃，就是红灯亮了。这种人都是工作忙，身心疲惫没有精神，夜里也睡不着，也没有勃起。本人用“累了，没办法”来说服自己，实际上不是这么回事。希望大家能认识到四五十岁早上没有勃起是不正常的，要么是对大脑的抑制太多，要么是男性荷尔蒙下降，背后一定有其中的一种原因。

渡边 勃起是副交感神经兴奋，射精是交感神经兴奋。还有，男性在性交之后马上转过身背对着女的就睡了，因此经常受谴责，这是因为射精后一下子累了吧？

熊本 正确地说，全身的交感神经显著兴奋之后疲劳感会增加，会困，睡过去是极度兴奋的证据。说什么因为射出精液以后蛋白质减少了，是大错特错。（笑）射精时达到了性高潮进入全身交感神经兴奋状态，完事后一下子就疲软下来，浑身酸软是理所当然的。

渡边 您刚才讲，伟哥、艾力达、希爱力等治疗 ED 的药物在勃起时有扩张血管的作用。勃起是在什么机制下产生的？

熊本 接受了性刺激，当兴奋到达分布于阴茎海绵体的勃起神经时，血管扩张物质会分泌出来。于是，血液流进海绵体内

阴茎的构造和勃起产生的原理

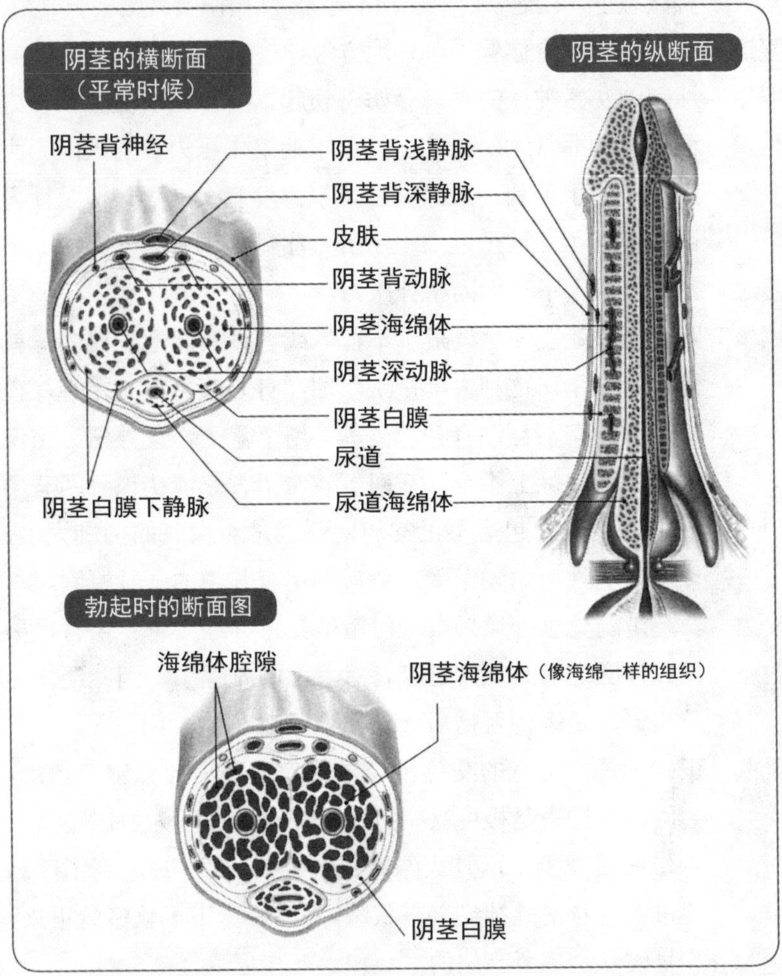

因为动脉血液流入海绵体腔隙（海绵体组织中的无数小孔），海绵体膨胀，因为被拉伸的白膜下静脉被堵塞，血液的流出被阻住，海绵体内蓄满了血液，勃起状态就产生了。

部，同时，覆盖海绵体的白膜会切断血液的退路，勃起就产生了。但是，性功能下降的人，虽然好不容易出现了血管扩张物质，但又会出现别的酶来阻断它。

渡边 这么说，ED治疗药物有击破妨碍血管扩张的酶的作用，是吗？

熊本 是的。人体内有10种和血管相关的阻断酶，伟哥、艾力达或者希爱力有阻止第5种酶“PED5”起作用的效果，这种酶会给作用于勃起相关血管的扩张物质来个急刹车。

不过，伟哥因为副作用可能使眼睛充血，脸发烫，有时候对其他的血管酶也起作用。新药物可以有选择地作用于第5种酶，副作用的频度大大降低了。

渡边 有人说饭后服用了伟哥和艾力达也没效果。

熊本 吃饱了的时候或者吃了油腻食物以后，药物吸收很费时间，效果出现得慢。在这一点上，希爱力就不受影响。白天吃了夜里什么时候都会起作用，所以这种药品非常引人注目。

不管有没有性伙伴，每周吃2～3次进行勃起训练，自然而然地就能做扩张血管的“烟筒大扫除”，这一点很重要。如果确实发现了可称为男性性功能根本的夜间睡眠时勃起和晨勃，就可以找回作为男人的信心。

渡边 即使没有性交的打算也要吃吗？

熊本 是的。这个事情最近引起了国际上的关注。当然也要看性功能障碍的程度，如果是情况不那么严重的年轻人，每周服用两次做好恢复晨勃的训练的话，真正临阵的时候可以胸有成竹。

渡边 副作用大吗？

熊本 其实用不着大呼小叫、大惊小怪的，建议大家咨询医生以后服用。因心绞痛正在服用甘油三硝酸酯的人切忌服用，另外，患高血压的人如果平时服用降压药的话，血管扩张作用加大，容易引起严重的低血压。这些人开始服用时需要慎重。

渡边 听说伟哥原本是心肌梗死病人用来扩张心脏血管的药物。

熊本 是的。美国伟哥的药物原型，因为对心脏没有效果，制药公司原本打算在实验中途收回，没想到有人说这么好的药可不能停止生产。(笑)自从发现了阴茎血管扩张作用以后，加大研究力度，结果就有了现在的伟哥等药物。最近在日本也可以使用的希爱力等药物，被认为对预防可导致心肌梗死的心脏动脉狭窄有效果，渐渐可以长期用药了。

渡边 因为不能正常勃起要求医生给开 ED 治疗药物的人应该先去哪个科？

熊本 从男性医学来说还是泌尿科。让精通男性性器的医生好好看看很重要。在外国，即使是内科医生，给中老年男性看病的时候，也会触诊阴茎、睾丸、前列腺等，这些已经是常识了。但日本的内科医生根本不这么做，就连男性荷尔蒙都不测。

渡边 也有很多医生轻易就开 ED 治疗药物。

熊本 现实中 ED 治疗药物三分之二都是内科医生开的。患者也想要，心想好使就行，所以一个劲儿地开，只在没有效果的时候才转给泌尿科。如果男性荷尔蒙少，本来就很难增加流向阴茎的血流，所以没有效果。比如糖尿病病人，艾力达一般是 10 毫克，很多时候没有 20 毫克就没有效果，还有很多时候如果不补充男性荷尔蒙也没有效果。

渡边 刚才讲到了糖尿病，生活习惯病，尤其是糖尿病有时会成为性功能下降的原因。

熊本 在日本还没有被当作问题，男性糖尿病患者的并发症中最多的就是性功能障碍。据说糖尿病患者半数以上都有这个情况。但是因为主治的内科医生不问诊，所以不能得到治疗。他们根本不懂什么男性荷尔蒙什么性功能。

渡边 在泌尿科首先做什么检查？

熊本 我首先通过问卷正确把握患者的性功能和心理上的问题，然后触诊睾丸和前列腺，检查大小，然后测男性荷尔蒙，让患者戴上带刻度的可动式阴茎带，检查有无睡眠时勃起，看一看夜里是否正常勃起，有没有早晨勃起。没有的人，很多情况下不是男性荷尔蒙少就是动脉硬化严重，所以再进一步检查。触诊中发现睾丸小、前列腺肥大的情况也不少。

渡边 但是也有很多人讨厌这种检查吧？日本人都腼腆。

熊本 这确实是个问题。说什么不愿意为性的问题特意去做检查。不过我向那些短期住院做全面检查的中老年男性发放问卷悄悄征求他们的意见，结果有三分之一左右的人说如果可以的话想试试伟哥。

渡边 伟哥等药物对精神原因引起的ED也有效果吗？

熊本 相当有效果。尽管有睡眠时勃起，但因为压力等精神方面的问题关键时候立不起来，这种情况下用希爱力加男性荷尔蒙进行治疗，就能出现正常的男性生理反应，患者变得精力充沛。当然，如果因为更年期障碍，失眠和心理问题严重的话，有时候还要同时使用对症药物。

渡边 伟哥在医疗保险范围内吗？

熊本 不在保险范围内。这些药1片大概1500日元。

渡边 您说男性荷尔蒙的减少也能导致ED，治疗的时候男性荷尔蒙以什么形式给药？

熊本 在国外，市面上销售胶状口服药、补丁（药贴）或者打1次能撑3个月左右的针剂。遗憾的是在日本只能去医院里打，顶多撑2～3个星期。眼前就有这么管用的药但却不能用，在医疗先进国家中只有日本是这样。于是我们在自家医院里制作储存那种胶状药物用于治疗，深受欢迎。

渡边 日本落后了。男性荷尔蒙的给药效果明显吗？

熊本　不一定全能治好。比如说，糖尿病引起的男性荷尔蒙下降也是性功能下降的重要原因。恢复血液中男性荷尔蒙的水平是治疗的根本。通常，提高了男性荷尔蒙，ED和晨勃无自觉治疗药物的有效率也会大大提高。即使这样也没有效果的重症患者，人数很少，应该怎么治疗，是下一步的问题。

渡边　男性荷尔蒙少会产生什么样的问题？

熊本　在学会里，LOH（注：年龄增加引起的男性性腺功能下降，late onset hypogonadism in male 中华男科学会命名为迟发性睾丸功能减退）综合征和TDS（注：雄性激素缺乏综合征，testicular dysgenesis syndrome，国内常翻译为睾丸发育不全综合征）这些叫法已经开始固定。由男性荷尔蒙下降引起的这些综合征不仅仅是性的问题，也被认为是现在成为热门话题的代谢综合征的重要原因，在国外医学界治疗学上格外受关注。

糖尿病、高血压、肥胖症等都是由男性荷尔蒙下降引起的，由此还可以引起性功能降低。男性容易自我觉察到的这些症状很多都和代谢综合征有密切关系。

我想这会成为21世纪医学上的重大问题。吃得过多、运动不足，因为年龄的增加不能消耗摄入的能量，中老年男性会把那些能量和营养蓄积到内脏内肠间膜里面。于是变成了内脏脂肪肥胖，受来自脂肪组织的脂质活性因子的影响，就会发生高血压、糖尿病和代谢综合征。

女性可以通过女性荷尔蒙将多余的营养储存在皮下，和男性相比较，不容易患内脏脂肪肥胖。虽然绝经后也比较容易患代谢综合征，但男性患代谢综合征的可能性是女性的4倍。所以对于男性来说，男性荷尔蒙、雄性激素的下降是医学上的大问题，希望内科的医生们睁开眼睛看看这个问题。

渡边　影响真是方方面面的。为了不成为 ED，在日常生活中应该注意些什么？

熊本　过去都说上了年纪应该吃鱼和茶泡饭，与之相反，现在都提倡每天至少吃 100 克肉食，补充男性荷尔蒙的原料——脂肪。

渡边　就是说老了还要摄取必要量的脂肪，性的机理真够复杂的。另外，如果男性荷尔蒙的给药和伟哥等都没有效果的话怎么办？

熊本　在伟哥之前多使用真空吸引器（阴压式勃起辅助器具），即把阴茎置入胶管中，通过减压让阴茎勃起的一种人工维持勃起的方法。除此以外还有直接注射血管扩张药物的阴茎海绵体注射法、将支柱埋入阴茎内部的阴茎假体植入术，等等。不过，现在还是同时使用男性荷尔蒙和 ED 治疗药物更为有效，如何根据病情结合使用两种药物正成为临床上的一大课题。

渡边　听了您的话，明白了性不单单是阴茎的问题，而是一个全面问题。

熊本　如果认为对于男性来说问题只是和女性的性交，就不懂得真正的男性心理。这不是和性交对象之间的问题，而是前面说过的“作为男人能否自我觉察到早晨勃起”，应该作为自身的问题予以重视。

实际上，即使妻子不理不睬，和性交没关系，如果能够恢复像模像样的早晨勃起，也就有了作为男人的自信，日常生活也精力旺盛，找回了自信，我经常听到患者这样的感慨。中老年男性也不要无精打采，应该好好考虑考虑男人的 Revitalization（重新激活）。

人说“难者，女人也”，从医学上说应该是“难者，男人也”。男人的生理因人而异，千差万别，女性不要认为男人的性很单纯，要给予充分的理解。

渡边　男性自己懂得自身的生理很重要。谢谢您兴味盎然的讲解。

患者座谈会

我们如何克服了 ED？

小林肇（化名　下同）先生（72 岁）

公司经营者。从 10 年前被诊断为糖尿病开始，性行为过程中勃起变软，不能完全插入。经过专业医生的检查，接受了阴茎海绵体注射和将硅胶支柱埋入阴茎内部的阴茎假体移植手术。

宫本和马 先生（42 岁）

自由撰稿人。独身，3 年前和交往了两年左右的女友进行性交时忽然不能勃起了，从那以后开始服用伟哥。

神山俊 先生（34 岁）

美术印刷设计师。结婚后开始对和性欲旺盛的妻子的性生活感到苦恼。服用伟哥和艾力达虽然避免了无性婚姻，但没有达到精神上的满足。

渡边 我们先请最年长的小林先生介绍一下患上勃起功能障碍的经过。

小林 1992 年因患闭塞性动脉硬化症接受了大动脉分流手术，1997 年被告知有可能患上了糖尿病，有时候血糖值达到了 400。也不运动光喝酒，很胖，我也觉得糖尿病很危险。

渡边 据说糖尿病患者容易患 ED，从什么时候开始感觉到不能完全勃起？

小林 感觉力不从心是七八年前的事，在那之前没怎么感到过不如意。性生活过程中忽然勃起变软，让我感到不适。问问周围的朋友，这个说："性生活已经毕业了。"那个说："早就枯干了。"我心想这样好吗。

渡边 那时候伟哥已经有卖的了吗？

小林 是的。不过我那时正在服用华法林阻凝剂（阻止血栓形成的药物），不能用伟哥。

渡边 服用扩张血管药物和预防血栓药物的人服用伟哥有产生副作用的危险。

小林 是的。于是在 2000 年我去了长野红十字医院，让专业医生（泌尿科）检查了一下。医生很爽快，说："用不着担心，拿出来瞧瞧！"触诊以后医生鼓励我说，"别灰心，咱们一起努力！"于是我就把我的情况一五一十地和盘托出了。

渡边 病情就是病情，和主治医生投不投缘很重要。检查的结果怎么样？

小林 由于我长期对糖尿病不管不问而造成了阴茎血管损伤，医生说那可能是最大的原因。因为不能指望伟哥，医生建议我采用给阴茎注射的方法，就是在医院里注射可以让血液流入海绵体的药物。

生活习惯病与勃起功能障碍

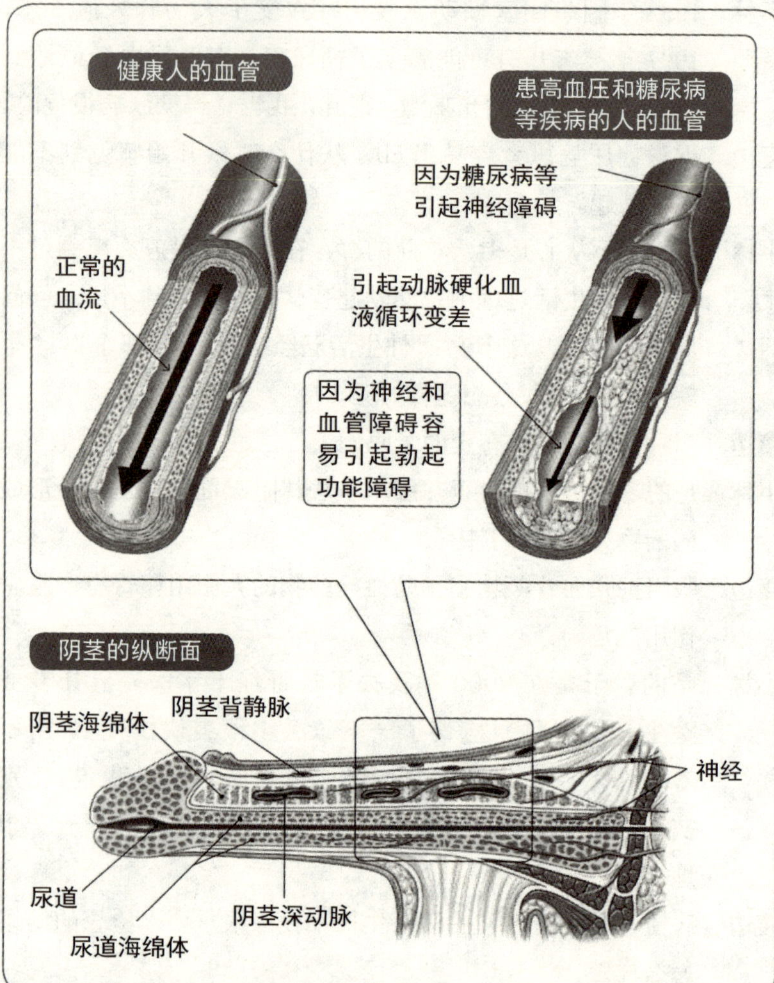

糖尿病、高血压、高血脂、心脏和血管疾病等生活习惯病会引起中老年男性的男性荷尔蒙降低，因而容易造成性功能降低和勃起功能障碍。

渡边 疼不疼？

小林 针非常细，是一种只扎进两毫米左右的小注射器，所以一点儿也不疼。

渡边 但是，想想把针扎到阴茎上，浑身汗毛都竖起来了。

小林 也就是被逼到那个份儿上了。我真心希望能精神起来，哪怕一点儿也行。

渡边 有效果吗？

小林 一开始反应很慢，注射后过了五六分钟就开始勃起了。

渡边 一针多少钱？

小林 我记得治疗 1 次 1000 日元左右。但是过了 6 年左右又不行了，糖尿病加重，注射的效果越来越差。

渡边 就此进入下一个治疗阶段了是吗？回头再向您请教。下一位神山先生，麻烦您介绍一下基本情况！

神山 我今年 34 岁，10 年前结的婚。现在已经离婚了，前妻是个对性生活非常积极的人，日记上都写着“已经几天没做了”。我工作忙的时候有时通宵，天天都干根本不可能。前妻于是就发火：“为什么不跟我做？”硬着头皮上床，中间总是软下来，有时甚至不能勃起。这种情况一直持续，渐渐就丧失了“性”趣，结婚后一两年就彻底不能过性生活了。

渡边 或许被逼得紧反倒不行了。

神山 就连早晨吃饭的时候都逼问我：“下次什么时候跟我做？”我当然也有性欲，也有想过性生活的欲望，但一旦被强迫马上就会软下来。我那时只想着快快逃脱。

渡边 您妻子是那种性交时能感到强烈快感的类型吗？

神山 是的。可能她原本就有很强的嗜好。她经常埋头读那些女性漫画，在网上偷看黄色录像。我是那种非常单纯的人，

（笑）即使在床上被强行要求，我也只能做最普通的招式。按她说的话，我在性方面很保守，总是一个模式。但以前交往过的女性谁也没这么说过。

渡边 成人录像、过火的漫画杂志全是异常性行为，拿着那些东西当参考的话就麻烦了。AV 里那些女演员舒服得直喊“太爽了！爽”不过是表演，男人不明白那都是假的，还信以为真。神山先生是说因为妻子要求强烈您才患了勃起功能障碍？

神山 我一直认为自己不是床上功夫很强的那种，被妻子一责怪就更不想做了。偶然看了她的日记，拿我和她以前的男人比较，（苦笑）说什么和那个男人做得舒服，我看了以后简直怒不可遏。

渡边 一定很震惊吧？

宫本 刚才听了神山先生的话，一开始觉得和我很相似，现在又觉得从根儿上和我完全相反。我患上 ED 的起因是因为被女性体贴宽慰。我没有结婚的经历，以前同居的女友是个非常好胜的人，固执己见，想说什么就说什么。但是，有一次我不行了，她安慰我说：“别放在心上。”我从没想到她能说出这种体贴人的话。

渡边 被人体贴反倒受伤了。

宫本 如果男人不能勃起，我想女人也会受伤，以为自己没有魅力。但是女的说“没关系，没关系”，我反而觉得作为男人的自我意识非常受伤害。

渡边 女性或许出于好意说：“我倒没太在意那些事儿。”这句话反倒起了反作用。

宫本 我倒不像神山先生那样被责怪了会怎样怎样，实在说不上。（笑）在那以前，和别的女性，因为身体状况或喝酒喝多了有时不行，但那时候被体贴安慰了也没患上勃起功能障碍。和那位成为ED直接起因的女性交往，是在我38岁左右的时候，可能也有年龄方面的问题。

渡边 您说自我意识受伤了，能讲得再详细一点儿吗？

宫本 她收入比我多，比我还忙，工作风风火火。当初我或许有这种想法，至少性生活上要好好努力。但是一旦唯一的那一部分不行了，就觉得自己是个没用的人。我会想：我的存在对于她来说又有什么意义呢？

渡边 和她变成那样以后，和其他女性也不称心如意了吗？

宫本 自从那次以后，连续好几次还是不顺利。开始的时候还有点儿硬度，但插进去就出现所谓的“中折”，最后还是不行。心想这太糟糕了，结果越想越不行。从那以后每次进行前戏的时候我都要检查检查自己的家伙，心想今天好像没问题啊。那时候感到了相当大的压力，正如担心的那样，一次又一次的不行。

渡边 小林先生，听了两个年轻人的话，您有什么感想？

小林 真羡慕啊！我要是也能被女人责怪或被女人安慰就好了。（笑）

渡边 听说伟哥和艾力达对精神原因引起的勃起功能障碍有效，神山先生用过治疗ED的药物吗？

神山 开始的时候被前妻牵着去看心理医生，还被逼着吃了各种各样的中药。

渡边 也是妻子主动型啊。吃没吃过伟哥？

神山 吃过。那种勃起真惊人！

渡边 还是年轻啊。性交也顺利吗？

神山 她着实吓了一大跳，我也多少有了点儿自信……

渡边 就是说变得生龙活虎本身很令人高兴，只是没多少快感。

神山 有某种程度的快感，但一直挺立着也不是个事儿，心里就

ED 的各种治疗方法

阴茎假体植入手术

把两支硅胶制的阴茎假体埋入左右阴茎海绵体内。硅胶中有金属丝，由此可以让尿道海绵体阴茎有硬度，而且能够弯曲。

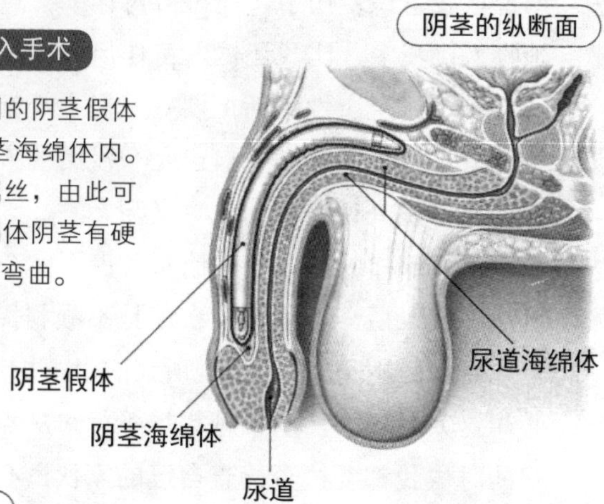

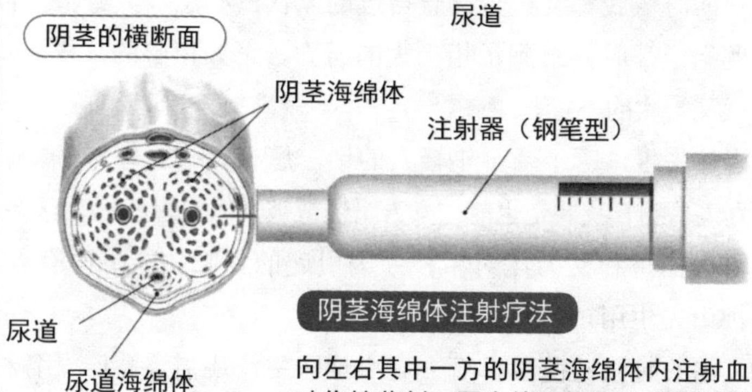

阴茎海绵体注射疗法

向左右其中一方的阴茎海绵体内注射血管动作性药剂。因为使用极细的注射针所以几乎没有疼痛，1 ～ 2 秒就能注射完毕，5 ～ 10 分钟就有勃起。

海绵体注射在欧美可以自己注射，但在日本只能在医院里注射，便利性很差。阴茎假体移植手术一般是在其他治疗方法都没有治疗效果的情况下作为最终手段被采用。

想什么时候才完啊，脑子越来越清醒。

渡边　射了精也不萎缩吗？

神山　开始服用的时候是那样。

渡边　宫本先生也在吃治疗 ED 的药物吗？

宫本　是的。

渡边　对于吃药这事儿没感到什么自我厌恶吗？

宫本　说句实话，我觉得吃药比没用要好得多。我早就谈不上什么自我快乐，比起快乐……

渡边　让对方欢喜更重要是吗？

宫本　是啊。用这一点来保护自己的自我意识。

渡边　现在是个什么状态？

宫本　有一种恐惧心理，担心自己是不是没用，几乎没有不吃伟哥干事儿的。所以我现在连自己还是不是 ED 都不知道，早晨勃起倒是有。

渡边　据说日本人六成以上的 ED 患者都是心理原因造成的。听您这么一讲，男人都是非常纯真非常敏感的动物。女性几乎都不明白这个事实。希望女性读了这一部分也能稍微思考思考。

另外，小林先生在专业医生的指导下进行了 ED 治疗，首先接受了阴茎海绵体注射，勃起是恢复了，但糖尿病加重，效果越来越差。于是您接受了外科手术是吗？什么样的手术？

小林　长野红十字医院的医生给我介绍了东邦大学医疗中心大森医院泌尿科的医生，今年 4 月接受了“阴茎假体植入手术”，就是把和阴茎长度相当的硅胶支柱植入海绵体中的手术。

渡边　结果怎么样？

小林　手术后一个星期就拆线了，但两个月禁止性生活。最近总算解禁了。怎么说也是“茎”有成“竹”了，硬得让人感觉里面像插了根筷子。

渡边　外观没什么改变吧？

小林　感觉稍微变短了，但外形和以前一模一样。

渡边　快感怎么样？

小林　有快感！虽然比以前少了几分。没有疼痛。

渡边　对方有没有感到别扭？

小林　没有。

渡边　手术大约花了多少钱？

小林　医疗费本身很便宜，只不过那个硅胶的器具很贵，日本造的东西倒是便宜，外国造的能自由弯曲的东西很贵，40万日元左右。我记得手术和其他费用是十五六万日元。

渡边　接受了手术，您觉得怎么样？

小林　我觉得挺好，总算有信心了。（笑）医生解释说，因为移植了阴茎假体，阴茎海绵体会丧失原来的勃起功能，所以这种手术是其他ED治疗无效时的最后选择。我是自愿做的手术，现在很满意。

渡边　神山先生是被妻子责怪“为什么不跟我做”，是因为精神原因导致了勃起功能障碍。您去医院了吗？

神山　我结婚一两年就不能和妻子过性生活了，正好那个时候伟哥登陆日本（1999年在日本被批准销售）。ED这个词广为人知的时候我在大学医院的泌尿科接受了检查，当初虽然有些抵触情绪，但不去也没办法。

渡边　检查的结果怎么样？

神山　身体方面倒是没有异常，但医生指出我是精神压力大，运动不足。医生告诉我如何改善生活节奏，先给我开了些叫作补中益气汤的滋补强壮的中药和伟哥。

渡边 医生的态度怎么样？

神山 是个心直口快的医生，那样子好像是说：“你还是吃把伟哥看看！”（笑）

渡边 有效果了吧？

神山 是的。伟哥和后来出的艾力达（2004年在日本被批准销售）都挺好使。单考虑勃起能力这一点的话，ED治疗药物处方一下子把问题全解决了。

渡边 宫本先生呢？

宫本 我实际上没去医院，那时偶尔也有早晨勃起，我认为可能不是身体原因。

渡边 不过您服用伟哥了，是吗？

宫本 现在已经不吃了。歌舞伎町有家无照经营的药店，我在那里一次多买了一些，比处方药要贵。

神山 一片儿一般1500日元左右。

宫本 还要贵。我也和神山先生一样，勃起能力的问题用药物全部解决了。

渡边 副作用如何？

宫本 我吃了伟哥多少有点儿心跳加快。

神山 我倒没有这种情况。只不过，服用了伟哥之后虽然可以和妻子做爱了，但对这种机械性的勃起总感到别扭，结果只服用了3次。之后不久就和妻子离婚了。

宫本 您说的那种别扭我也明白。确实是能性交了，并非是兴奋，而是大脑某个地方很清醒，总留下一些不满足。

渡边 也就是说，即使用药物解决了勃起问题，有时候还是会有精神方面的烦恼。各位，经历了勃起功能障碍之后大家对女性的观念改变了吗？

小林　我理想中的女性是那种能对我说“你的最大最厉害最了不起”的人，哪怕是假话也好。虽然这话听起来有点儿老不正经。

渡边　您说得对。男人对于阴茎确实有一种类似幻想的东西。以前，我和一位女性前辈谈话，她告诉我：“我最讨厌大家伙。男人什么都不懂，你能明白嘴里突然被塞进一个大糖球时的那种难吃和狼狈吗？”

宫本　哈哈哈！男人从小时候起就和朋友比大小，脑子里已经种下了那种观念，大家伙最了不起。

渡边　插入的一方和被插入的一方感觉上有天壤之别。比起性行为本身，女性更喜欢爱的氛围和感受。男人认为女性只有阴蒂和阴道有感觉，实际上女性可以用全身去感受，后背、侧腹和屁股都有感觉，感觉的范围非常广。还喜欢对方和她说温柔的话。

小林　这一点需要努力。

渡边　是啊。比如说在法国，有很多表达女性阴部的词汇，像什么“美丽的鲜花”“荡漾的泉水”“通向天国的阶梯”，等等；或者比喻成小动物。简单查一查字典就有将近100个。所以法国男人在勃起或未勃起之前就用这些词汇向女性喃喃细语了，说：“你的那个地方真美妙。”比起钻进来一个怪东西，这样更能让女性得到满足。（笑）在这一点上日本的男人学习不够，很笨拙。

宫本　就是说前戏的时候和插入的时候都要多和对方说话，在性产业上日本是个先进国家，但在性方面实质上是个非常落后的国家。

渡边　日本没有赞美性爱和快乐的思想。另外，大家经历勃起障碍的时候，射精怎么样？

宫本 对于我来讲，让对方满足比射精更重要。

神山 我也是这样。自己的射精怎么样都无所谓，全是一种义务感，必须让对方满足。

小林 我也可能是上了年纪的缘故，给女性以满足感更有快感，不是射精的问题。

宫本 不好意思，渡边先生您自己不用担心勃起功能障碍吗？

渡边 嗨！感觉不行了就不行了。

宫本 您说得真好。（笑）我能这么想的话也用不着吃什么药了。

渡边 我觉得把自己不行公开说出来更轻松。可以说说这类的话："有行的时候也有不行的时候，但我爱你。"

宫本 不要太逞强。

渡边 我认为男人被女人喜欢的前提就是要可爱。在这个意义上，暴露自己的缺点就可爱。我觉得日本的男人太能干太辛苦了。

宫本 我不管和哪个女性交往，时间长了性交的次数就会渐渐减少，一直都是这个样子。

渡边 男人都这样吧。

宫本 我也和神山先生一样，因为次数少，经常被交往的女性责难。倒不是因为这个原因成了勃起功能障碍，我是说男女之间的那种差异。我觉得很难兼顾对对方爱情的持久和对对方"性"奋的持久。

渡边 这在结婚后也是个大问题。女性渐渐了解了性，欲望越来越强，男性一般只在猎获翩翩起舞的美丽蝴蝶的那一瞬间性的热情才最高。血液中男性荷尔蒙的含量也好像在那个时候升高。

神山 完全方向相反啊。我在离婚后和别的女性交往，刚开始交往，恋爱轰轰烈烈的时候可以毫无问题地做爱，渐渐地就不能了，就开始使用艾力达。我现在仍然觉得药物不能从根本上解决问题。有可能也和我的性格有关系。

渡边 和女性的关系越日常化兴奋度越下降，大家都是一样的。说得极端一点儿，我觉得在房间里女性最好不要素面示人。

渡边 所以说有那么多无性夫妻也是理所当然的。我觉得今后结了婚也不住在一起的夫妻分居和周末夫妻会逐渐增多。虽说是夫妻，某种程度上也需要有距离和间隔。

宫本 这是个好主意，尤其是性方面可能有效果。

小林 越来越多的年轻人认为，如果不结婚也能满足，最好不结婚。

渡边 可能渐渐朝这个方向走。还有一点很重要，男女关系的亲密绝不仅仅是性。并不一定是只要性交就行，温柔地抱抱对方，肌肤相亲，有时候这样就足够了。

神山 刚才渡边先生讲的，给我治疗的医生也建议过。医生说："日常的交流很重要。"我认为能得到精神满足的爱情关系才是男女的最佳形态。

渡边 能有这么多人站出来讲勃起功能障碍，在以前是很难想象的。谢谢大家！

第五章　眼疾

医师对谈　若仓雅登 医师

可以治好的近视、可怕的青光眼

随着电脑和手机的普及，眼睛的负担变得空前地大。全部信息的80% ~ 90% 都是通过视觉进入大脑的。毋庸赘言，如何保持眼睛舒适对于人生来说很重要。

开业已有 125 年以上历史的东京御茶水井上眼科医院院长若仓雅登医师向我们介绍了改善近视和花眼的最新信息，还讲解了白内障、青光眼等各种眼疾。

眼睛的构造与折光异常

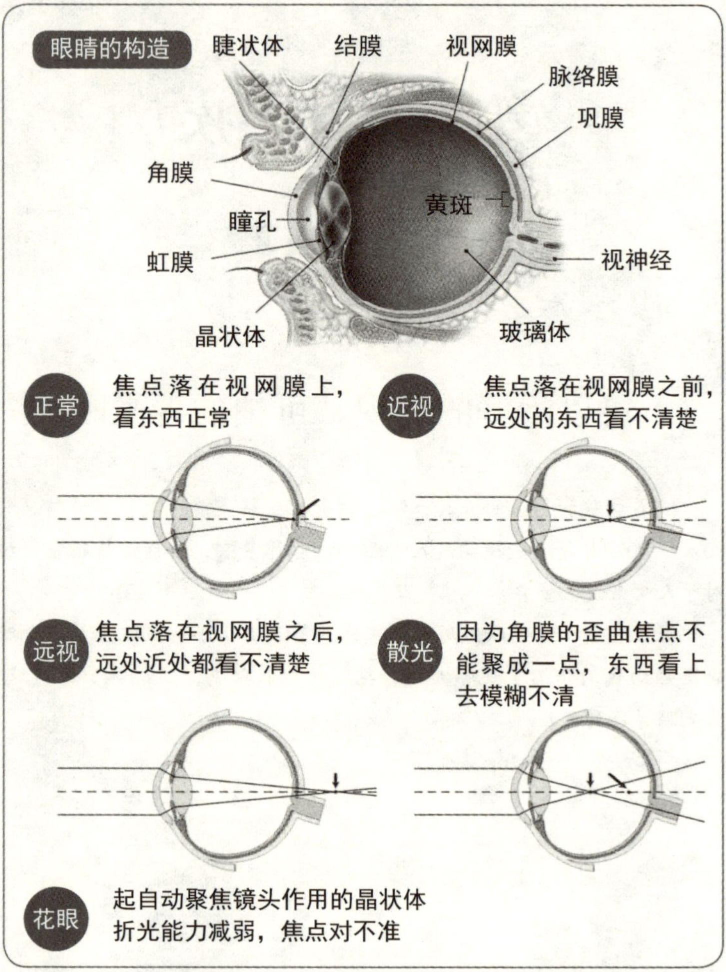

进入眼睛的光线在角膜和晶状体上二次折射，把焦点落在视网膜上显示出正确的影像。角膜和晶状体之间的虹膜的颜色决定瞳孔的颜色是茶褐色还是蓝色，等等。

渡边 首先问一句，人的视力最好能达到多少？

若仓 用日本的蓝多环视标视力测定表，一般顶多达到 1.5 或 2.0。不过，如果能够完全矫正人的角膜（覆盖黑眼珠的膜，起透镜的作用）原有的光学性歪曲的话，有可能达到 4.0 ～ 9.0。

人们往往以为只用眼睛来看东西，正确地讲是来自眼球的信息通过视神经等进入大脑才算“看见”。大脑将过去的经验、知识和记忆等组合起来才最终成为有意义的视觉信息。进入大脑的全部信息的 80% ～ 90% 都来自眼球，所以如何保持眼睛舒适非常重要。

渡边 在掌管五感（视觉、听觉、嗅觉、味觉、触觉）的器官中，眼睛是最重要的。

若仓 是啊。如果感觉不适、蒙蒙眬眬，就会丧失热情，妨碍日常生活。

渡边 就是说眼睛一定要健康舒适。读者关于眼睛最切身的问题好像就是近视和老花眼，不知道它们属不属于眼疾。首先请您讲解一下近视的基本机理。

若仓 在安静的状态下，进入眼睛的平行光线在视网膜（通过角膜的光线汇聚成图像的膜，起胶卷的作用）之前形成焦点叫作近视，相反，焦点落在视网膜之后就叫作远视。近视把凹透镜放在眼前，远视把凸透镜拿到眼前，使焦点正好落在视网膜上。

渡边 日本人好像近视很多。

若仓 据说两个人中就有一个人近视。眼镜等的镜片的度数用“D=Dioptre”这个单位来表示。用 -0.25D 的凹透镜来矫正，如果比裸眼视力好的话就被视为近视。-3D，-6D，近视的程度越来越高，可分为弱度（轻度）近视、中度近视和强度（高度）近视。相反，如果用 +0.25D 也就是薄的凸透镜能够矫正的话就属于远视。

渡边 以前，在国外，说拿相机戴眼镜的就是日本人。

若仓 起透镜作用的角膜和晶状体的屈光度过高是造成近视的主要原因，至于为什么日本人多近视，这一点还没搞清楚。

很多日本人如果不戴特别高度近视的 -8D 或 -10D 以上的相当厚的凹透镜就看不清楚。

即使成人以后近视也越来越严重。高度近视的人眼轴变长，眼睛变大，于是视网膜变薄，功能降低。

渡边 我觉得大眼美女多近视。（笑）

若仓 有一定道理。

开始就说过，角膜的细微歪曲是视力下降的原因。视网膜上聚集着 1 亿个以上可以分辨物体形状、亮度和颜色的感觉细胞，本来具有很强的功能。所以只要不让角膜产生歪曲，就能够矫正近视。这就是 LASIK——激光角膜屈光矫正手术的基本思想。

渡边 现在即使很厉害的近视也能矫正吗？

若仓 说是矫正，其实有个质量的问题。一般来说，戴眼镜可能是恢复视力的最佳方法，但如果追求质量，选择光学上更好的方法的话，有时候隐形眼镜或激光矫正可能是更佳选择。

渡边 所谓质量好是什么意思？

若仓 过去的激光矫正手术，即使恢复了同样的 1.2 的视力，在夜间有时候也会觉得光线格外刺眼，有时候在光的周围出现圆圈。但最近的波前准分子激光手术就很少会出现这种情况。

渡边 请给我们解释一下这种激光手术。

若仓 就是按照计算机计算的那样用激光切削近视的角膜。升级换代的波前准分子激光手术，可以准确地追踪瞳孔的正中央，手术中即使眼睛转动，照射也不会偏离，切削得非常整齐。

渡边 手术一般都顺利吗？

若仓 高度近视（视力 0.02 以下）的人，因为角膜薄，过度切削的话不能保证强度，成人以后近视还会加重，所以即使做了手术，从某个时候起焦点还会对不准。除了这种情况，一般性近视的人手术几乎都能成功。

渡边 需要住院吗？

若仓 不需要。说是手术，感觉就像给眼睛进行点眼麻醉、设置好电脑，然后用刨子去刨，削掉角膜的上皮做一个盖子，用激光照射对正屈光，再将盖子放回原处。也有人感到有些痛，所以将隐形眼镜放在上面 1 ～ 2 天。那样的话大体眼睛都能看清楚了。

渡边 大约多少钱？

若仓 因为属于自费医疗，地方不同费用也不同。一只眼 10 万～ 20 万日元左右。另外，美国还有一种叫作“有晶状体眼内镜片”的方法，将镜片放入晶状体和角膜之间。可以用于角膜薄不适合激光矫正手术的人。日本也在进行这方面的试验。

渡边 近视矫正手术的进步真了不起。接下来向您请教一下老花眼。

若仓 到了 40 岁左右的时候人人都会花眼。晶状体的调节能力减弱，对焦点越来越差。不过，原本远视的人日常生活马上会受影响，但近视的人花眼了摘下眼镜也一样看得很清楚。

渡边 您说得对。我有点儿轻度近视，所以什么都看得比较清楚。

若仓 远视的人，年轻时因为看得特别清所以引以为荣的眼睛老早就变成了花眼。

白内障的类型和症状

晶状体的浑浊方式

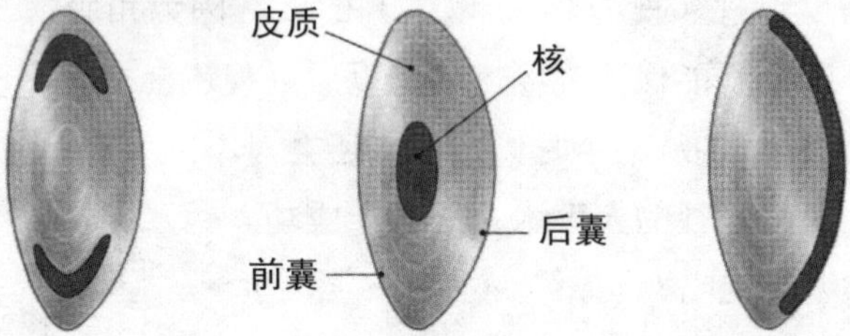

1 周边浑浊
皮质的周边部分浑浊，不容易出现症状。

2 核浑浊
暂时性地近处看得很清楚，然后就蒙胧不清楚。

3 后部浑浊
眼睛蒙胧模糊，初期就会出现花眼等症状。

患了白内障以后

因为晶状体浑浊发白，进入的光线胡乱反射，不能到达视网膜，眼睛蒙胧，东西看上去模糊不清。

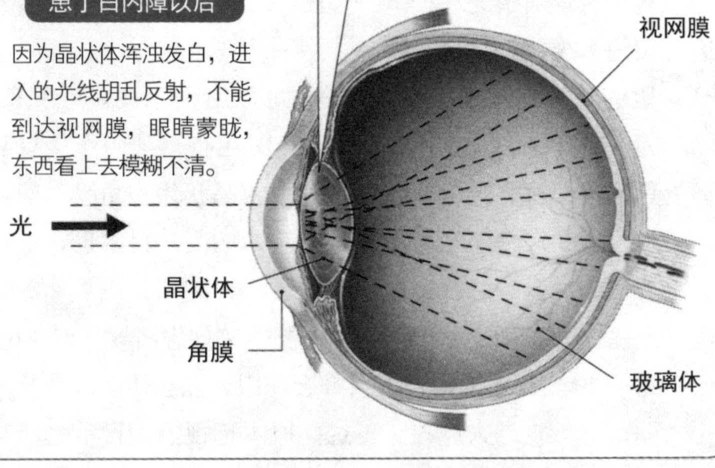

白内障的初期一般没有自觉症状，晶状体的调节功能下降带来的花眼是近处难以看清楚，而白内障则是全部都蒙胧模糊，看不清楚。

渡边 最近好像也有了花眼用的隐形眼镜。怎样才能不花眼？

若仓 因为是调节能力衰弱，现在还没有什么好办法。

花眼用多焦点隐形眼镜也叫作远近两用隐形眼镜，眼镜的双焦点镜片，镜片的上面用来看远处，下面用来看近处。隐形眼镜则是同心圆形状的，圆心看远处，外面的一圈儿看近处，再向外就是远处、近处、远处、近处……

渡边 一圈儿套一圈儿啊！

若仓 令人不可思议的是，戴上了同心圆形状的隐形眼镜，大脑的工作非常灵活，可以分开使用，看近处时用近用部分，看远处时用远用部分。70 岁突然戴上远近两用隐形眼镜可能很难适应，但如果刚开始花眼就去习惯的话，可以适应得非常好。

渡边 眼睛慢慢会习惯起来。

若仓 对于无论如何都讨厌眼镜的人来说，比起戴上老花镜，这无疑是个好办法，虽然都说质量还不是很完善，但我认为技术还会进步。我建议年轻时就戴隐形眼镜的人戴这种眼镜。

渡边 隐形眼镜有没有什么弊端？

若仓 戴隐形眼镜最让人头痛的就是干眼。很多人感到眼睛干涩，据说 60% ～ 70% 戴隐形眼镜的人都有这种感觉。不过，仅仅是眼睛干涩的话，使用湿润眼睛的眼药水一般就能解决。真正的干眼是泪腺的功能变差，眼泪不能顺畅地流出来。属于胶原病的一种激光矫正手术综合征就是这种情况。

渡边 治疗严重的干眼都有什么方法？

若仓 有一种方法就是在位于大眼角的泪点，也就是从眼睛通往鼻子的通道入口处放进去一个塞子，将眼泪蓄积起来不让它流进鼻子。有些病看上去和目眩、视线模糊的干眼症状酷似，但完全是另一种病。

渡边　什么病？

若仓　叫作眼睑痉挛，睁眼、闭眼和眨眼都不顺畅。与其说是眼睛的疾病，不如说是一种眼皮的开关故障引起的疾病。症状和干眼一模一样，有时很难发现是眼睑痉挛。最典型的反应就是“闭着眼舒服”。在日本这样的人恐怕有 30 万。

渡边　很多人用电脑使眼睛疲劳，怎样才能消除眼睛疲劳呢？

若仓　眼睛可以做很多工作，既能看远处，又能看近处。尽管有各种各样的功能，但如果总是盯着 50 厘米左右大小的地方，就只用了其中的一种功能。所以，看看远处，转转眼珠这样的眼球运动很重要。

渡边　也有年龄增加带来的眼疾吧？

若仓　如果和年轻时候一样长时间用眼的话，出现疲劳也是理所当然的。

另外还有心理因素，感兴趣的事情即使稍微有点儿用眼过度也不会感到疲劳，令人生厌的工作会让人感到两三倍的疲劳。（笑）超越了可以容许的范围，就会使眼睛疲劳，出现头痛、脖子痛、肩膀痛等症状，严重的话还可能出现抑郁感。

渡边　就是说眼睛疲劳也有精神方面因素的影响。

接下来想主要向您请教一下白内障和青光眼。所谓白内障是一种什么疾病？

若仓　是一种在眼睛内起自动聚焦镜头作用的晶状体浑浊发白的疾病。进入眼睛的光线胡乱反射，不能到达视网膜，东西看上去模糊不清，在光亮的地方会感到异常耀眼炫目。弃之不管，往往会造成视力下降。

渡边　据说白内障是老化现象的一种。

若仓 基本上是一种老年人的病。晶状体的成分 60% 以上是水分，蛋白质占 30%。人们认为那个地方产生的某种变化是导致白内障的原因，但不知道为什么会产生这种变化。到了 75 岁，90% 以上都是白内障。

渡边 但是现在人们都有一种固定的印象，好像白内障手术简单，很容易治好。

若仓 白内障治疗是这 20 年眼科领域里最大的进步之一。将浑浊的晶状体换成人工眼内晶状体镜片的手术进步特别大。在过去都是把晶状体全部取出来，现在可以将晶状体小小地切开，用超声波将晶状体的皮质和核打碎吸引出来，留下和晶状体后部即后囊相连接的膜，就像立在那个膜上一样，将替代晶状体的眼内人工晶状体镜片放进去。器械也进步了，眼内人工晶状体镜片的材质也越来越好，视力的“质”的方面也提高了，安全性也高了。以前要花 1 个小时的手术，现在简单的手术 10 ～ 20 分钟就可以完成。

渡边 真够快的！

若仓 以前如果不是视力下降得很厉害一般不做手术，现在是追求质量的时代。越来越多的人就因为“近来高尔夫的球看不清楚”积极要求做早期手术。

渡边 真是进步惊人！

若仓 虽说是进步了，但白内障的早期手术还有一个术后不适应的问题。

渡边 这是为什么呢？

若仓 比如说，和白内障没有关系，视网膜产生了眼底病变，但表现出来的症状是白内障。接受了手术眼睛可以看清了，但左右眼的不平衡反而变得明显了。

渡边 也就是说，因为进入大脑的信息 80% ～ 90% 都是视觉信息，

青光眼的类型和病理

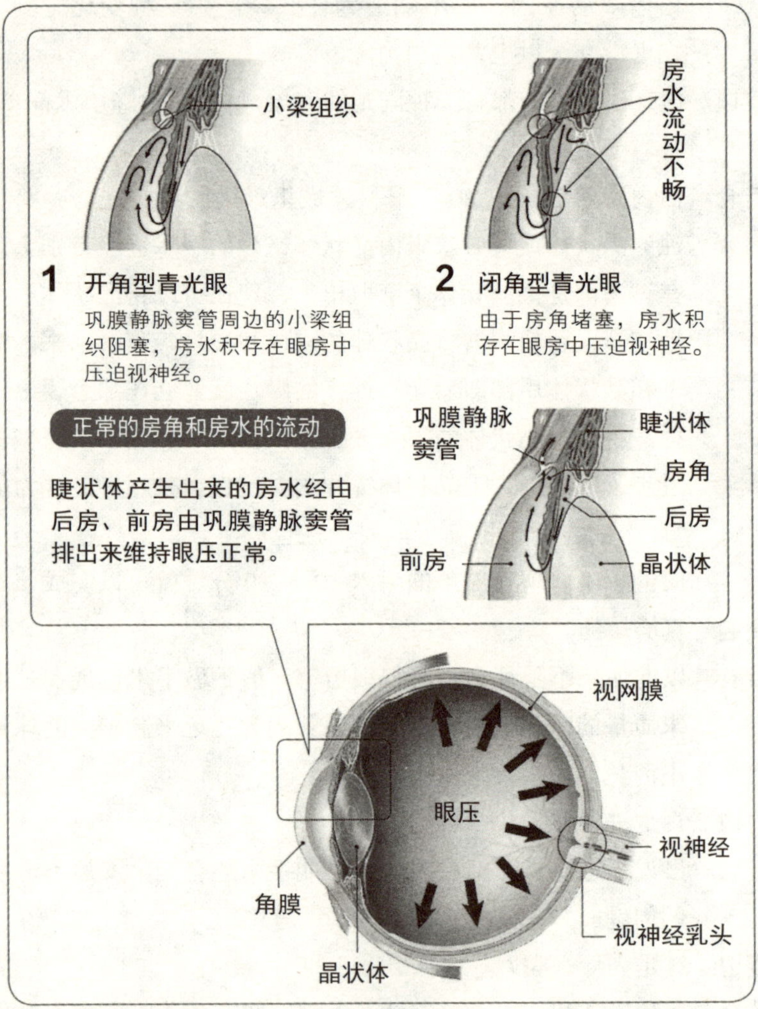

如果眼球的内压上升，视神经乳头受压迫时神经就会受到损伤，视觉信息不能到达大脑，视野变小。房水是充满眼房（前房、后房）的水。

所以说眼睛和大脑的关系很密切。

若仓 一只眼睛因为严重的白内障长期不使用的话，大脑就习惯了只用另一只眼睛的生活。这样一来，即使做了手术，东西一个一个地都可以看得很清楚，但因为一直没用的眼睛里突然进入了大量的信息，所以大脑也不能适应治疗后的状态，大脑的状态非常差。很多人说想闭着眼睛，这样的话就丧失了做手术的意义。

渡边 并非盲目地做手术就好。白内障手术需要住几天院？

若仓 有当天就可回家的手术，但我经常要求患者住一晚上。因为手术的第 2 天还要检查，所以还是住院方便。费用属于保险范围，自己负担 30%，8 万日元左右。

渡边 请您展望一下今后白内障治疗的发展方向。

若仓 在美国，老年人的白内障手术，植入花眼用远近两用眼内人工晶状体镜片正成为主流。在日本近来也得到许可了，只不过遗憾的是像近视手术一样不能使用保险。据说如果是自费医疗费用大约是 50 万日元。

渡边 人们有一种很强烈的印象，和白内障相比，青光眼更“可怕”。

若仓 确实如此。青光眼是因为视神经产生了障碍，视觉信息不能被送进大脑，视野变小。不过希望大家知道的一点就是青光眼有两种。

眼睛的角膜和晶状体之间有一个房水流出去的地方，叫作房角。青光眼大体可以分为房角变狭窄的“闭角型青光眼”和房角变宽的“开角型青光眼”。闭角型的情况下，眼压（眼球的内压）突然上升，弃之不管的话，视神经受到压迫有时候 2 ～ 3 天就可能失明。但是大部分的青光眼都不是这种情况，属于后者的开角型。这种类型的青光眼，虽然房角通畅，但房水的出口巩膜静脉窦（Schlemm）管的线维柱带这个地方出现了堵塞，以 5 年至 10 年为单位视野障碍慢慢加重。

渡边 是吗？绿内障（青光眼）的“绿”是从哪里来的？

若仓 过去就有“内障”这个词，“障”的意思是阻碍。看看眼睛，眼睛的正中间是白色的话就叫作白内障。因为急性发作眼压上升，严重的话也会发绿，于是称为绿内障。顺便说一下，尽管颜色没有变化但是丧失了视力的人因为眼睛还是黑黑的，过去称之为黑内障。

渡边 有道理。如果眼压上升，那么会出现什么自觉症状？

若仓 眼压稍微有点儿上升本人感觉不到。

不过，闭角型青光眼眼压突然上升，会出现眼痛、头痛、眼睛发红睁不开、恶心等强烈症状。过去的青光眼都是这样。因为是急性发作，必须尽早用降眼压的眼药水等进行治疗。

渡边 青光眼也是老年人居多吗？

若仓 据说日本有大约 55 万患者，60 岁以上的人居多。不过，开角型青光眼出现得更早。据统计，40 岁以上的人 20 个人里就有 1 个。

渡边 真够多的！

若仓 过去青光眼没有现在这样多，但现在发现，这 10 年来，被看作开角型青光眼的“正常眼压青光眼”相当多。虽然眼压正常，但和青光眼一样视野逐渐狭窄。因为视神经的抵抗力弱，即使眼压正常也会出现障碍。

原因有视神经血液循环障碍、免疫方面的问题、遗传方面的问题，等等。被认为是一种“Multi factorial disease（多因子疾病）”。过了 40 岁的话必须注意这种青光眼。

渡边 眼压不高却是青光眼，这可真麻烦。

若仓 实际上现在这种情况很多。开角型青光眼的80%都是正常眼压青光眼。

不过，检查的技术提高了，现在可以早期发现，这虽然是个好事但也有可能引起过度诊断。视神经一旦被破坏了就永远不会恢复原样，青光眼的治疗只是为了维持剩下的功能。青光眼和高血压、糖尿病一样，是一种伴随一生的疾病，一旦被贴上了青光眼的标签，到死都离不开眼科了。

渡边 这样的疾病现在可真多！

若仓 所以说诊断还要更严谨一点儿。由糖尿病引发的青光眼、房角发育不良产生的先天青光眼、有无遗传基因的风险，等等，必须弄清楚病情进展的类型再进行诊断。医生经常把青光眼和视神经系统的其他疾病搞错，我认为原因是医生的诊断漫不经心。

渡边 近来，不光是眼科，各科都流行本来没有什么大问题却偏偏要起一个夸张的病名。患者胆战心惊得都快成神经质了。

若仓 青光眼的治疗进步非常大，降低眼压、促进房水排出的眼药水这10年间也有了更多的选择。所以说，只要好好控制，人们无障碍地活到人生尽头的可能性越来越大。

渡边 真是巨大的进步啊。

若仓 正因如此，青光眼的诊断还是要慎重进行。虽说药物治疗进步了，但那会给患者的人生带来相当大的影响。六七十岁，即使有了初期的青光眼，什么都不做也能撑上二三十年。是不是连这种情况都要当作青光眼来治疗，我觉得应该讨论讨论。

渡边 关于病情的进展情况和治疗方法，患者和医生必须好好商量商量。另外，说起眼睛异常，早晨起来的时候有时眼睛充血。

若仓　眼睛发红也有两种情况，一种是充血，一种是出血。出血的情况比较严重，看上去就通红通红的，有时会大吃一惊，但一般情况下 5 ～ 7 天就会消失。

渡边　原因是什么？

若仓　就像上了年纪脸上会长皱纹一样，结膜（覆盖眼球表面的薄薄的上皮）也会逐渐起皱，一打喷嚏、咳嗽，或者血压升高、喝酒，这种脆弱的地方就会出血。充血有时是因为干燥。睡觉的时候自己觉得是闭着眼睛，但也有的人睡觉时眼睛微张，再加上房间干燥，角膜就会受伤，引起反应性充血。还有过敏性结膜炎，被褥上的扁虱等。出血或充血大体是其中某一种情况。

渡边　我认为眼睛是五官中最重要的器官。但是，如果不是生病或有了障碍，很难真实体会到眼睛的重要性。

若仓　是啊。站在医生的立场上，我认为社会也应该对那些眼睛有障碍的人给予更多的关怀。虽然视觉障碍者在法律上受保护，但也有很多没有被认定为视觉障碍的障碍。比如，稍有斜视不能长时间用电脑工作，眼睛转动不顺畅，视点偏离，等等。东西看上去是两个，极其痛苦。没有任何解救这些人的途径，也没有人理解他们。

渡边　眼睛固然重要，对有障碍的人的理解也非常重要。

患者座谈会

全盲 超越绝望

山谷佳代 女士（51 岁）

西洋书法家，原先轻度近视，从 9 年前开始花眼加重，现在离不开最新型的花眼用隐形眼镜，眼睛已经非常适应这副眼镜了。

东海林雅子 女士（63 岁）

公司员工培训讲师。从 10 年前左右开始眨眼增多，到了眼睛想睁也睁不开的状态。接受了若仓医师的检查，发现是“眼睑痉挛”。通过适当的治疗已经缓和症状。

稻垣及彦 先生（43 岁）

27 岁在银行做营销的时候发现眼睛异常充血，后来发现是重度的葡萄膜炎，并发了青光眼和白内障。现在几乎完全丧失了视力，成立了一家以视觉障碍者为对象的信息机器销售公司，正精神饱满地工作着。

渡边 山谷女士喜欢配戴中年以下的朋友尤其关注的花眼用多焦点隐形眼镜。我们首先请教一下山谷女士，原来视力如何？

山谷 过去近视。学生的时候上课看黑板需要戴眼镜。因为喜欢打网球，所以从二十几岁起就戴软性隐形眼镜。

渡边 因为年轻的时候眼睛的调节能力（聚焦能力）强，远处近处都能看得很清楚吧？

山谷 是的。但是从10年前左右开始出现了花眼，小的字越来越看不清楚。我从事叫作calligraphy（美术字）的西洋书法的工作，小数点后面几毫米的偏差就会破坏书体的平衡。裸眼倒是能看清楚细节，但是一戴上隐形眼镜就看不清近处，没有办法，工作的时候只好把隐形眼镜摘下来。

渡边 这可真不方便。

山谷 母亲也花眼很厉害，说不定是遗传。越来越影响工作，常去配隐形眼镜的那家眼科医院告诉我："强生开发了一种远近两用的隐形眼镜，你想不想当提参考意见的评论员？"那是1998年的事。

渡边 用了怎么样？

山谷 我觉得真是太方便了。配戴令我满意，也不影响工作和开车，从那以后连续用了好几年。厂家的研发也进步神速，后来听从医生的建议尝试着戴了千叶版远近两用镜片，我现在戴的是"i.Q.双焦距/N款"。人不一样，好像适合的制造商也不一样。

渡边 远近两用多焦点隐形眼镜，看远处的部分和看近处的部分就像同心圆的圆圈一样交互排列。

山谷 我现在使用的是以近用部分为中心，周围是远用、近用、远用……这样排列，属于重视近处的N款。也有相反的版本（重视远方的D款）。我现在在眼科购买可以用两个星期的一次性款式，现在眼睛非常舒适。

渡边 没出现什么问题吗？

山谷 我还没出现什么问题。一戴上就能看得非常清楚了。

渡边 年轻时候起就习惯隐形眼镜的朋友即使配戴多焦点镜片也多半不会感到不适。

山谷 现在可以使用符合个人视力特点和需要的多焦点镜片。光看近处的话，我本来应该配戴更适合看近处的镜片，但身为美术商丈夫的司机，我还要经常开车，所以只能奢求远处近处都能看清，就选择了一个远近折中的度数。

渡边 隐形眼镜的进步真显著。关于费用方面我回头再向您请教。下一位是东海林女士，您属于眼睑痉挛这种疾病吧，什么时候出现了什么症状？

东海林 10 年前左右，50 岁出头的时候开始眨眼的次数变得异常多，眼睛没法正常睁开。最初我以为是痉挛（使劲眨眼、晃脖子等反复活动身体某一部分的症状），1998 年左右刚去医院的时候是眼睛刚睁开马上就闭上的状态，非常不自由。

渡边 眼睛自然而然就会闭上吗？

东海林 因为现在药起作用，所以症状控制住了。严重的时候眼皮落下来不能凭自己的意志睁开。一个劲儿地眨巴眼，后来才知道那个时候我 1 分钟眨眼 60 次之多，正常是 15 ～ 20 次。

渡边 您认为是什么原因呢？

东海林 听说眼睑痉挛是一种与活动眼皮的肌肉相连的大脑的神经回路发生了异常的疾病，至今原因没有搞清楚。也许那时候精神压力有些大。

渡边 很难控制住眨眼。

东海林 只有把眼睛闭上。但是那么一来眼皮就没法睁开了，不

活动眼睑的肌肉和眼睑痉挛的症状

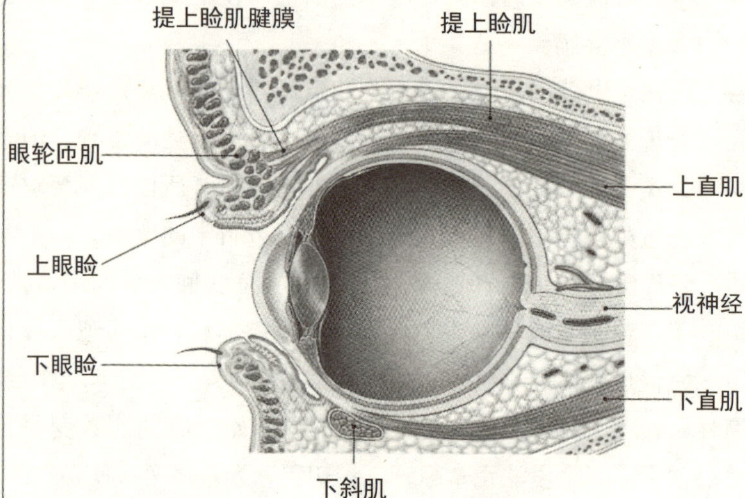

眼睑痉挛的症状

因为眼轮匝肌过度收缩，眼皮不容易睁开，眨眼困难。

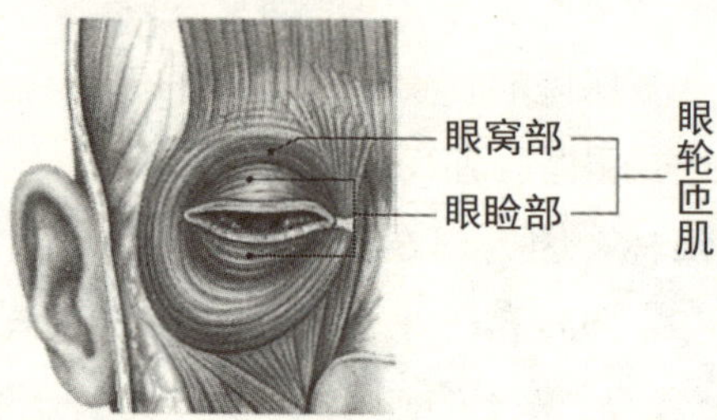

因为眼轮匝肌过度收缩，眼皮不容易睁开，眨眼困难。

用手把眼皮抬起来眼睛就睁不开。

我最初在一家很大的大学医院的眼科接受了检查，医生告诉我“不是眼睛的病”，结果被转到了脑内科。在那里没有进行任何眼睛的检查，医生告诉我是“眼睑麻痹”。说好每月看1次情况，所以我定期到医院里去。医生不是说“径直向前走两步看看”，就是问“摸摸（胳膊）的话有感觉吗”，没有做任何眼睛的检查和治疗。

渡边 眼科只看眼，脑内科只看大脑。尽管眼睛离大脑很近，两者关系密切，两个科却不能协作，大学医院的宗派主义弊端！那期间症状怎么样了？

东海林 在超市里眼睛睁不开不能选择商品，抓不着食物也没法好好吃饭。在家里刚想迈步，眼睛忽然闭上，结果就撞上了椅子。在外面走，不是撞到人身上被呵斥一通就是撞上自行车和电线杆而受伤……工作中和人见面也是一直低着头，公私两方面都受到了影响。

稻垣 就是不能控制眼睛的开闭是吗？

东海林 不听从自己的意志眼皮就闭上了。眼睛本身有障碍的人平时注意走路的方法，但这种病只要眼睛能睁开就能看清楚，好好走着走着忽然就看不见了，真是非常危险。症状严重的人几乎无法外出。

渡边 为什么去了井上眼科？

东海林 我最终放弃了在大学医院的检查治疗，症状越来越恶化。正在那个时候，偶尔看报纸，发现上面登着一篇文章介绍眼睑痉挛这种不太耳熟的疾病。和自己的症状完全一致，我想“就是它”，于是我就给文章里介绍的井上眼科打了电话。

渡边 关于具体的治疗，我回头再向您请教。那么，稻垣先生，请您介绍一下您的经历。

稻垣 我今年 43 岁，青光眼加重，现在几乎完全丧失了视力。

大部分的青光眼是在眼球中循环的房水出口的某个地方发生了异常，眼压升高，视神经被侵害，视野变窄。多数属于原因不明的类型，称为原发性青光眼。我得的是另一种眼疾，叫作葡萄膜炎，葡萄膜炎慢性化，眼压上升，并发了青光眼。

渡边 您是并发性的青光眼？什么时候视野开始出现异常？

稻垣 当时我在银行里做营销，27 岁那年因为眼睛异常充血被眼科医生诊断为葡萄膜炎。

我在那家眼科医院和大学系统的综合医院接受了治疗，1 年以后被告知是并发青光眼，又过了 1 年半以后视野一天比一天变窄，视力一下子掉下来了。那时候正是眼压升高、炎症发作越来越多的时期。从视野中心的上面部分开始看不清楚，称为视野缺损，后来越来越严重。

渡边 工作怎么办？

稻垣 坚持在银行里上班。根本不能开车，上下楼梯也很困难，严重影响了工作……

不知道是幸还是不幸，在那之前我从来没有看过医生去过医院，身体非常健康，所以我完全没有想到自己的疾病这么严重。无知的我根本不知道被压迫的神经死掉视野缺损，按照现在的医学水平根本无法再生。

渡边 导致稻垣先生青光眼的元凶葡萄膜炎是眼球里面被称为葡萄膜（由虹膜、睫状体、脉络膜构成）的地方产生炎症的疾病。在初期阶段几乎可以完全治好。

稻垣 我的是属于葡萄膜炎中被称为原田病的那种，据说原因不明。当时的生活状况是每天从早上 6 点半工作到晚上 10 点半，然后去喝酒。沉迷于工作，眼睛充血什么的我只认为“睡眠不足顶多是累了”,也没点眼药水,根本没把它当回事儿。不知道这种病如果成了慢性的就麻烦大了。

渡边 在医院里虽然进行了降低眼压的点眼治疗但症状还是恶化了吗？没做青光眼手术吗？

稻垣 诊断结果是眼球里有葡萄膜炎的炎症不能做青光眼手术。不过，尽管那样我还一味地相信只要炎症消失了还可以像原来那样通过手术复明。

渡边 年纪轻轻就迎来了失明的危机……听说，从某种意义上您的另一种人生开始了。医生给您开了控制炎症的药吗？

稻垣 刚被诊断的时候，眼科医生给我开了类固醇类的泼尼松龙等药物。转到综合医院和大学医院以后也一直用点眼治疗和眼球注射来控制炎症。虽然有过暂时性的炎症，但一开始的时候自觉症状只有充血，矫正视力也有 1.5，和过去一样。不过，自从成了并发性青光眼，眼压升高以后，情况就不一样了。

渡边 什么时候并发的青光眼？

稻垣 从第一次检查之后过了将近 3 年。从那以后视野一下子变窄了，越来越看不清了，即使炎症消失了也还是看不见。到了那时候我才感到不安,心想“我今后会变成什么样啊”。虽然坚持治疗但症状越来越严重，我想这下危险了。

渡边 于是您去了别的医院？

稻垣 别人劝我：“还是去别的医院看看好。”为了寻求第二种方案我去了眼科方面有名的大学医院。结果被告知：“给葡萄膜炎炎症已经慢性化的眼球做手术，即使能够消除青光眼，也有炎症加重双目失明的危险。”另外还去了两三家有名的医院，说法都是一样的。

渡边 于是您就去了井上眼科？

所谓葡萄膜炎

葡萄膜（虹膜、睫状体、脉络膜）产生炎症的疾病。有时感觉光线异常耀眼，有时看东西一会儿大一会儿小，发生视力障碍。

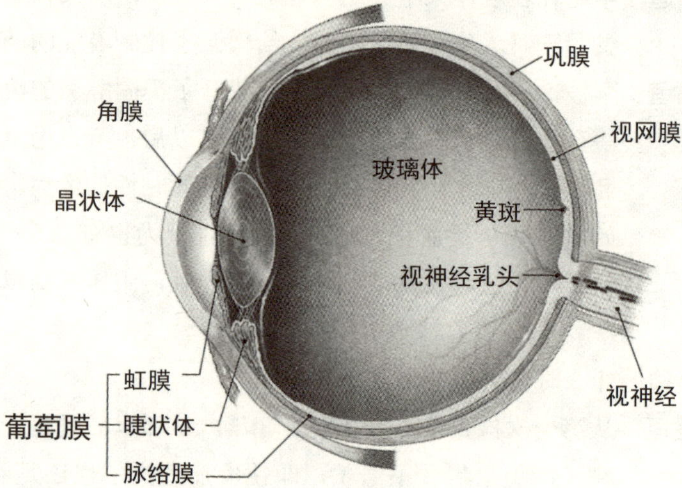

葡萄膜炎的治疗用类固醇类点眼药等控制炎症，要以防止并发症为中心。如果慢性化有时会导致白内障和青光眼。

稻垣 银行的客户公司的社长给介绍的。听说那位社长的妻子因为青光眼在那里接受了治疗，说是一家在眼科方面很有历史的医院。去那里让专门的医生检查了一下，突然被告知："现在不做手术的话确确实实会成为全盲，即使做了手术也有可能成为全盲，但说不定可以维持现在的视力。如果您希望的话就给您做手术。"

渡边 医生明确告诉了你。

稻垣 我当时非常震惊。自己一直以为能治好，结果被宣告治不好。好像被宣告了死刑，脑子一片空白。

不过，那个医生第一次见面就把以前看过的医生没告诉我的话直截了当地告诉我，我当时觉得这个医生"了不起"，心想就在他身上赌一把吧。那时把工作从外勤转成了内勤，连文件都不能看了。与其变成全盲，哪怕能看到一点儿也行。我当场就说："请帮我做手术！"两三天后立即让医生给我做了手术。

渡边 做了什么样的手术？

稻垣 首先接受了右眼的青光眼分流手术。切除房水出口的线维柱带部分，做出一个新的排出通道来降低眼压。多数的青光眼一般施行激光治疗，我的情况需要外科手术。第2个月左眼又做了同样的手术。

渡边 除此之外呢？

稻垣 其后接受了从葡萄膜炎时起一直恶化的右眼白内障手术，一种用超声波除去晶状体，然后植入人工晶状体镜片的手术。

渡边 结果怎么样？

稻垣 因为青光眼稳定了，可以控制眼压了，视野不会继续变窄。只不过，葡萄膜炎这个元凶还在眼睛里。5年前炎症大爆发的时候，曾经一度成了全盲。虽然炎症消失了但损伤留下了，所以视力还在慢慢下降。

渡边 现在视力有多少？

稻垣 从视力上讲两只眼都是零，几乎看不见。左眼顶多能看清楚眼前有几根手指头，右眼也就是能看出来左右摇晃的手晃到哪边。不过，能看到光我已经很幸福了。

渡边 东海林女士在大学医院也没能确诊，在报纸上偶然看到了和自己的症状相似的“眼睑痉挛”的介绍文章，于是去了文章里介绍的井上眼科。医生告诉您检查的结果是什么？

东海林 在井上眼科做了各种专业的眼睛检查之后，医生马上说：“是典型的眼睑痉挛。”听医生说治疗有手术和注射两种方法，因为我害怕手术，所以让医生给我做了注射。

渡边 什么注射？

东海林 是一种叫作梭菌的肉毒杆菌毒素的注射。好像是什么“以毒攻毒”，据说这种菌所产生的毒素作用于神经回路，可以缓和肌肉的过度紧张。

山谷 肉毒梭菌也被用于除皱等美容整形，最近常常听说。

渡边 注射到什么地方？

东海林 眼睛的周围。外眼角的上下和大眼角的上下，还有上下眼皮的正中间，也可以注射到靠近鼻子的地方防止眉毛乱动。

渡边 费用多少？

东海林 个人症状不同，费用也不相同。有的人不到1年注射1次，也有的人像我一样，最初半年注射1次，现在每3个半月注射1次。

渡边 能够完全治好吗？

东海林 每注射完一次我就想：“已经好了。”过了一段时间症状又会再出现。有的人给活动眼皮的肌肉做手术，但好像不能百分之百治好。

渡边 东海林女士好像注射很有效果，您的眼睛很漂亮！

东海林 医生也说："您的眼睛倒是很漂亮。"（笑）

渡边 山谷女士戴的对花眼很有效果的远近两用多焦点隐形眼镜多少钱？

山谷 我现在用的这种1箱6个，6300日元。这只是一只眼的，两只眼12600日元。现在在网上没有医生的处方也可以很便宜地买到，但为了安全起见，最好是在眼科好好接受检查再买，因为有时候会伤害眼睛。

渡边 配戴的感觉如何？

山谷 我很想向大家推荐，既用不着把眼镜换来换去，平常买东西、开车、读书看报什么的也足以应付。

渡边 稻垣先生刚才说曾经变成过全盲，当时您是什么样的心情？

稻垣 有半年时间是全盲状态。在那以前也曾经出现过和现在一样的状态。从自己家到最近的车站，一般拄着拐杖花5分钟，但是，成了全盲的半年里要花30分钟，还会迷路。根本不能依赖视力的时候，我感觉世界是如此不一样。

现在稍微能看见一点点了，因为我看到过最绝望的深渊，所以现在反而觉得非常轻松，心想："啊！我能如此活动自如。"

渡边 这种状态下您还能工作，真了不起！这么乐观向上，生活积极。

稻垣 能邂逅现在的工作也多亏了眼睛看不见。

视觉障碍也经常被叫作信息障碍，随着IT技术的进步，出现了补救的方法。比如说，不用拿着放大镜拼命用文字读渡边先生的小说，可以通过电脑用声音去听。像我这种过去30年看东西都很正常，中间突然看不见了的人，去读盲文也很困难。

有种软件可以将屏幕上显示的数据等因特网上的信息转换成声音，还可以将屏幕显示放大。利用这些软件可以弥补信息障碍。我现在正在做推广普及这些东西的工作。

渡边　真是太棒了！

稻垣　若仓院长以前说过："不至于因为眼睛的疾病去死，稻垣先生除了眼睛之外没有别的毛病，因此必须活下去。"听了这番话我萌生了这么一种心情，同样是活着，不快乐的话就亏了。

渡边　但是，这样达观之前一定有过很多艰难吧？

稻垣　视力被夺走以后，新婚不久的妻子离我而去，银行的工作也没法干了，说句实话，我一度想到过自杀。但是，我接受支援视觉障碍者的训练，重新进入面向听觉视觉障碍者的国立大学，在那个过程中我就顾不得自杀了。我想我能做的事还有很多。现在的妻子就是当时给我进行训练指导的。

渡边　您的人生态度非常积极向上。东海林女士是在眼睑痉挛患者会（眼睑、面部痉挛之友会）里做工作吧？

东海林　事情的开端是我作为志愿者参与了患者会的发起和成立，现在会员达到了 200 人左右。

眼睑痉挛患者中 50 岁以上的很多，因为这种病一般人都还不知道，各位病友除了病痛之外，还要忍受不被家人和邻居理解的痛苦。人家说你是不是懒病，是不是忧郁症。

渡边　同病相怜的人能够互相倾吐烦恼是一种解脱。

稻垣　如果有人和我同样的情况痛苦不堪的话，我也想多帮一个是一个，告诉他们："眼睛看不见也没什么大不了的，多多走出家门吧！"

渡边　大家尽管眼睛有障碍但积极向上的生活姿态令我感动不已，谢谢大家宝贵的谈话。

第六章　花粉症

医师对谈 今井透 医师

花粉症的机理和“有效药物”与“危险药物”

据说如今5个日本人中就有1个人为花粉症苦恼，患者急剧增加甚至已经可以将其称为国民病，打喷嚏、流清水鼻涕、鼻塞、眼睛发痒，各种痛苦的症状虽然不是生命攸关，但在生活中是一个大问题。虽然治疗法有了很大的进步，但也有一些药物不能稀里糊涂地用。

在此，我们向圣路加国际医院耳鼻喉科部长今井透医师请教了有关花粉症治疗的最新信息。

花粉症的发病机理

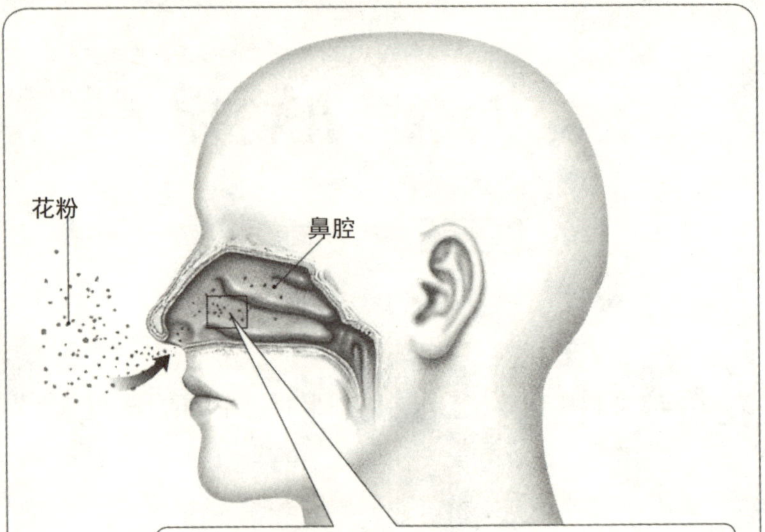

花粉进入鼻腔体内就会产生“IgE 抗体”，这种抗体一旦附着在“肥大细胞”上就会和花粉发生反应分泌组胺等化学传递物质。这种物质会引起鼻水、鼻塞等。

渡边　花粉从什么时候开始飞散？

今井　关东地区大约是在情人节前后开始飞散。

渡边　这个礼物可不太受欢迎啊！（笑）

今井　开始飞散的日期很微妙，如果1月、2月连续天晴日暖，那么当然就会早早飞散。如果杉树早早进入冬眠期，第二年就会早早醒来。也就是说，如果11月、12月连日寒冷，第二年花粉就会提前飞散。

渡边　杉树花粉的飞散量如何预测？

今井　杉树、丝柏的花粉为前一年夏天的气候条件所左右。杉树和丝柏科的树木，前一年的7月左右就形成了产生花粉的花芽。因此，花粉的量深受前一年7月份天气的影响。

渡边　有道理。

今井　几年前就有了可以实际测定花粉有多少个在飞散的设备了。过去每天都是用显微镜去数，现在设备可以用激光照到上面非常简单地数出有多少个花粉在飞散。环境省和花粉信息协会互相合作，在全国92个点进行观测，在因特网上发布实时信息。

渡边　电视上也播放花粉信息。

今井　现在知道了有多少个花粉在飞，可以依此进行模拟，预测如果是这种天气的话有可能会飞向什么地方。和天气预报一样。

渡边　预报能准确到什么程度？

今井　我觉得和天气预报准确程度一样。和过去相比，现在的天气预报准确多了。

渡边　另外，花粉症这个词什么时候出现的？

今井　日本在1963年发现了杉树花粉症，在那两年前已经发现了被称为日本最初的花粉症的猪草花粉症。从世界范围来看，早在一百多年前的 1873 年就有了花粉引起的过敏性鼻炎的病例报告。

渡边 这么早啊！前几年还没有人使用“花粉症”这个词呢。

今井 从 20 ～ 30 年前开始患者急剧增加，花粉症这个名称也开始为众人所知了。

渡边 日本有多少花粉症患者？

今井 据说患者数量大约是国民总数的 16%，实际上还会更多吧，可能已经超过了 20%。

渡边 江户时代，不，在那更早以前日本就有杉树了吧，为什么过去没有花粉症？

今井 最大的原因就是战后种植了很多杉树，飞散的花粉急剧增加了。除此之外，大气污染和饮食生活的欧美化也被认为是花粉症激增的原因。

渡边 空气污染了就容易出现花粉症？

今井 是的。有数据表明，如果同时吸入柴油发动机排放出来的浮游粒子状物质和花粉，过敏反应就会很激烈。按照环境省公布的 2005 年度大气污染状况报告，造成光化学雾的光化学氧化剂浓度的年平均值是 0.047ppm（前年度是 0.046ppm），3 年连续上升。

渡边 饮食生活的变化也是原因之一吗？

今井 具体的因果关系还没有得到证实，但从整体的趋势来看，饮食生活的西化可以被认为是花粉症增加的一个原因。在西德和东德统一的时候做过调查，西德这边花粉症的数量多得多。从遗传上讲是同一民族，气象条件也相似，花粉症多的原因，可以认为是大气污染和饮食生活等。

渡边 我曾经听说痢疾和霍乱等传染病的减少也是花粉症增加的原因之一，这是怎么回事？

今井 花粉症原本是过敏反应的一种，所谓过敏就是人体的免疫系统工作过剩的疾病。人体的免疫功能如果不感染疾病长期休息，过敏反应就会激烈出现。相反，如果得了什么传染病人体的免疫系统就会拼命去治病，过敏反应就不太工作。日本比以前干净多了，传染病骤减，可能和花粉症患者的增加有关系。日本可是世界上最干净的国家啊。

渡边 必须搞得再脏点儿。（笑）

今井 说点儿题外话，即便是在同一个家庭里长大的兄弟姐妹，最大的孩子容易患过敏，第 2 个、第 3 个孩子就不那样。人们推测，可能最早出生的孩子被过分溺爱，容易患过敏。下面的孩子往往被扔在不太干净的环境里，所以不太容易过敏。（笑）

渡边 如果给花粉症下个定义的话会是什么？

今井 花粉引起的过敏性疾病的总称。

渡边 日本国内有没有花粉症的地方吗？

今井 北海道和冲绳几乎没有杉树花粉症。在花粉症最高峰的时候甚至有前往没有花粉症的北海道和冲绳去避难的花粉症旅游团。

渡边 冲绳也没有？

今井 海风大的地方没有花粉症。所以如果在海岛上生活就不会患花粉症。

渡边 相当多的人本来是患了花粉症却以为是感冒了。

今井 喷嚏、鼻涕、鼻塞和眼睛发痒被称为花粉症的 4 大症状。感冒的话不会眼睛发痒，或许可以通过有无眼睛发痒来判断是花粉症还是感冒。

渡边 会不会因花粉症发烧？

今井 会出现低烧。这一点也和感冒时的症状相似。

过敏性结膜炎的病理

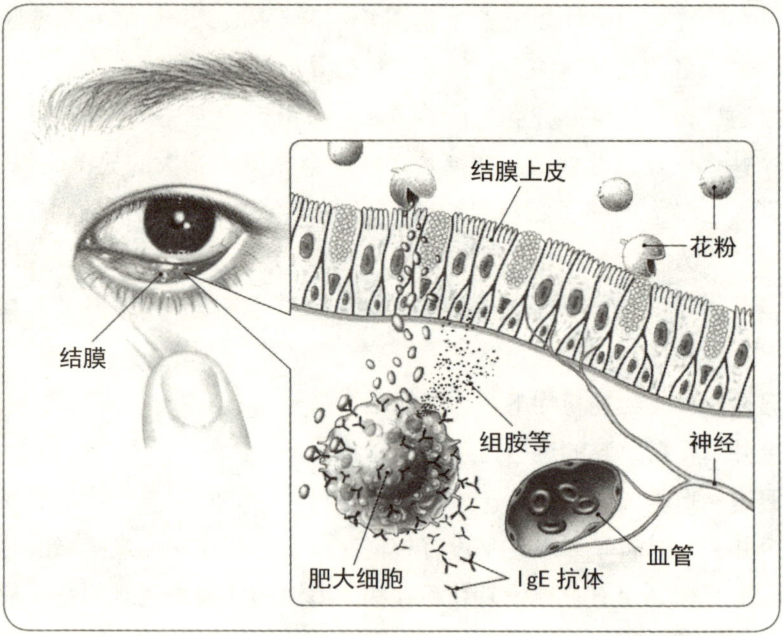

花粉进入眼睛里体内就会产生“IgE 抗体”，这种抗体一旦附着在“肥大细胞”上就会和花粉发生反应分泌组胺等化学传递物质，引起眼睛发痒、充血、流泪等症状。

渡边 患了花粉症马上就会出现症状吗？

今井 喷嚏是在吸入花粉1分钟到3分钟左右以后出现，接着出现流鼻涕，鼻塞还要时间多一点儿。这些症状全部都是生物体排除异物的功能反应。用喷嚏喷飞异物，用鼻涕冲走异物，鼻子堵塞是为了不让异物进入里面，眼泪也是如此。

渡边 假设花粉进入了鼻子，症状通过什么机理出现？

今井 花粉粘在鼻子的黏膜上，会被鼻涕破坏。于是体内就产生了IgE抗体，将信号传送给肥大细胞，那里就出现了组胺等化学传递物质，这些物质引起症状。

渡边 IgE抗体是什么的简称？

今井 IgE抗体是日本的石坂公成先生的世界性发现，是Immunoglobulin E的简称。体内有了这种抗体，就会对花粉产生反应。

渡边 这种抗体人人都有吗？

今井 过去只有少数人有这种抗体，最近对一所小学进行了调查，发现有这种抗体的人超过了50%。如今反倒只有少数人没有这种抗体。人体内有了这种抗体的话，就加入了花粉症的预备军。

渡边 有没有抗体可以检查出来吗？

今井 通过抽血化验很容易知道。

渡边 有抗体就一定会出现症状吗？

今井 不是的，约有一半的人即使有抗体也不会产生症状。只不过，有抗体的人不知道什么时候就会出现症状。也有到了70岁才出现症状的例子。相反，如果到了50岁左右还没有抗体的话就没事儿了。受环境影响的是婴幼儿时期，最近就连两岁的小孩儿都出现了花粉症。

渡边 是不是可以认为如果有其他过敏症更容易患花粉症？

今井 是的，当然可以这样认为。因为是一种遗传疾病，家人有过敏症或者小时候得过特应性皮炎和哮喘的人容易患花粉症。

渡边 预防花粉症，想得单纯一点儿，就是不让花粉进入身体。口罩好像有效果。

今井 口罩可以阻挡90%的花粉，用风镜保护眼睛也有效果。

渡边 我觉得湿气重的日子症状好像稍微有些减轻。

今井 如果有湿气的话，花粉就不能在空气中长时间飘浮。另外，下雨天花粉的飞散本身也会减少。

渡边 这么说的话，加湿器有效果吗？

今井 最怕的就是眼睛和鼻子的干燥，加湿器好啊！不过加湿器用多了扁虱和霉会增多，需要注意。所以最理想的就是在和式房间里用加湿器，灰浆的墙壁、纸拉窗、隔扇等可以吸收和排出水分，有调节功能。

渡边 有道理。花粉症的发症机理完全明白了。

下面我们让在座的有花粉症的记者先生（37岁，男性）也加入我们的谈话吧。

记者 谢谢！

渡边 在您的医院里都对花粉症患者进行什么样的治疗？

今井 主要开一些口服药，尤其是对打喷嚏、流鼻涕这些症状开一些抗组胺药物。人体内如果组胺这种物质分泌过剩，就会出现喷嚏和鼻涕等过敏反应。抑制这种组胺分泌的药物就是抗组胺药物。过去的抗组胺药物吃了以后会犯困，现在的药物不会犯困。

记者 我最近在医院里开了Allegra（一般称为盐酸非索非那定），相当有效果。

今井 那也是抗组胺药物的一种。Allegra是一种最新的药物，最大的特点就是吃了不会犯困。药品说明书上没写着“请不要开车”的只有Allegra和Claritin（一般称为氯雷他定）两种药物。是不是真的吃了不犯困？

记者 是的，不犯困。

渡边 抗组胺药物没有副作用吗？

今井 抗组胺药物有速效性、安全性高等特点，我认为可以放心服用。而且较长期服用一般也没问题。部分抗组胺药物叫作 OTC，现在药店里有卖的。

渡边 OTC？

今井 Over The Counter，就是没有医生的处方也可以在药店里购买的一般药品。其中，从处方药变成了市面销售的称为 Switch OTC。

渡边 有道理。市面上有很多过敏性鼻炎药。

今井 不过都是些老型号的药，极易犯困，喉咙发干，长年患前列腺肥大和青光眼的患者有些药不能用。这种情况最好还是让医生开处方，服用最新型的药。

渡边 但是，如果这些药都没有效果，也就是症状严重的时候怎么办？

今井 很严重的时候，可以短期服用类固醇类口服药。当然是针对那些其他药物没有效果的重症患者。

不过，类固醇副作用很强，我告诉患者不要长期服用。另外，在耳鼻喉科还有手术这种方法。鼻塞总不消除的话，通过手术用物理方法将鼻腔扩开。

渡边 怎么做？

今井 就是切除鼻腔肿胀的黏膜。既可以用剪子和手术刀切除，又可以用激光烧焦。用物理手段将鼻腔扩开，药物不起作用的鼻塞就能变得很轻松。

渡边 说起手术总有一种印象好像是很麻烦的治疗，这是标准的治疗方法吗？

今井 是的，连学会的指南上都写着，是一种公认的治疗方法。当天就可回家的激光手术已经属于保险范围内了。

渡边 可以当天去当天回吗？

今井 有的可以当天回家，有的需要住院 1 星期。不过，手术后患处稳定需要 1 ～ 2 个月，要是为了花粉季节做准备，在 12 月以前做完手术最理想。

刚做完手术患处会暂时性地肿胀，术后 1 ～ 2 个月反而很痛苦，所以在花粉飞散的这个季节里不做手术。

渡边 手术的费用大约是多少？

今井 一侧是 1 万日元左右吧。因为属于保险范围，患者负担其中的 30%。

记者 我的症状很严重，在东京市内的一家医院打了 1 针，喷嚏和鼻涕全没了。打了 1 次针 1 个季节都有效果。您认为这是什么注射？

今井 大概是康宁克通。但是那种注射在指南上写的是“慎用”。

记者 啊？就是说这是比较危险的治疗吗？

今井 康宁克通属于类固醇类药物，有产生严重副作用的危险。类固醇是肾上腺皮质激素，注射以后副肾就会懈怠自己制造类固醇的工作，持续注射，副肾就不生产类固醇了。

另外，注射以后会在体内留存 1 个月，产生副作用的时候不能排除。口服药的话，药效只持续 1 天没什么问题，肌肉注射在这个意义上说有危险。

渡边 我觉得 1 个月左右的话也没什么大不了的，您说呢？

今井 不，1 个月还是太长了。这还是在排出顺利的前提下，根据患者的身体情况有时候会留存更长的时间。

渡边 听说政府官员和棒球运动员这种工作需要集中精力的人中也有迫不得已注射康宁克通的。1 年注射 1 次也不行吗？

今井 既然指南上都特意注明了，我不建议。

渡边 您那里有没有按照患者的症状和要求注射康宁克通的情况？

今井 没有。即使患者希望，对患者不好的事情我也不做。这种注射对女性尤其危险，经期容易变得紊乱。上了年纪的人容易得骨质疏松症。还有，注射会越来越没有效果，原来一个季度注射 1 次，后来就会增加到两次、3 次。

渡边 花粉症的注射，一般都是康宁克通吗？

今井 不，除了类固醇以外还有各种各样的注射，不能一概而论。

渡边 普通患者因为没有专业知识，很多时候不知道注射的是什么，那么对于医生的哪些话需要注意呢？

今井 医生要是告诉你“药到病除”的话，一定是类固醇注射。（笑）医生要是这么说的话，最好不要注射。

渡边 有的点鼻药里面也含有肾上腺皮质激素啊。

今井 是的。但是它们不易被人体吸收，所以不用担心。特别是喷剂式的类固醇药很安全，也被经常用于哮喘的治疗。这些东西没问题。

渡边 市面上销售的点鼻药怎么样？

今井 市面上销售的点鼻药有的含有血管收缩药物，越用越严重，我基本上不建议使用。

记者 我在用，点上一滴马上就止住了。

今井 使用含有血管收缩药物的点鼻药，因为反弹作用，鼻塞变得不能消除，很多情况下反而恢复得慢。

记者 我一年到头都离不了。

今井 这就是药物依赖。因为你是长期使用所以不能摆脱，想摆脱的话也可以摆脱，但受罪是免不了的。你应该暂时使用一下能够克服痛苦的其他方法，比如类固醇口服药、类固醇点鼻药，或者是对鼻塞有效的白细胞三烯 C，用这些药想方设法战胜痛苦，摆脱对点鼻药的依赖。就像从坏男人身边逃脱一样，一开始的时候虽然痛苦，在战胜痛苦的时候稍微有点儿辅助就能比较轻松地战胜它。

渡边 花粉症不光是打喷嚏、流鼻涕，也有人自诉眼睛发痒。

今井 是的。花粉症有喷嚏、鼻涕、鼻塞、眼睛发痒 4 大症状。

渡边 眼睛发痒的机理是什么？

今井 和鼻子几乎一样。在眼睛结膜的肥大细胞上 IgE 抗体和杉树花粉一旦结合，组胺就会被分泌出来，结果就会出现眼睛发痒和眼泪分泌。

渡边 花粉症也有各种各样的民间疗法吧。

今井 民间疗法属于辅助疗法。说句实话，我认为没有非常有效的民间疗法。问题在于有没有副作用，很多东西没有经过科学检验，需要注意。

渡边 作为花粉症的对策，有没有什么平日里改变自己体质的锻炼？

今井 自律神经弱的人容易出现症状，鼻涕和鼻塞是由自律神经在支配症状。鼻塞主要是由血管的扩张引起的，所以长年患自律神经失调症的人容易出现症状。

渡边 锻炼自律神经好像很难。

今井 进行干布摩擦和游泳锻炼皮肤，有改善自律神经失调症的效果。

渡边 如果自觉是花粉症的话应该去医院吗？

今井 如果市面上销售的药管用的话那也没问题，不过，市面上销售的药有的吃了犯困。如果去医院的话，患者的生活质量可能会更好。

渡边 也有自然治愈的情况吗？

今井 我们称之为自然缓解。年轻人自然治愈的情况不到 90% 吧。随着年龄增加，免疫力下降，有时候就不会出现症状了。

渡边 据说日本的花粉症人口达到了 1800 万到 2000 万，对于国家经济来说是个很大的不利因素。

今井 您说得对。都是在年富力强的时候患花粉症。

渡边 我们彻底了解了花粉症研究的最新信息。

第七章　流感

医师对谈　冈部信彦 医师

其实很可怕的流感及应对方法

每年一到冬天就来势凶猛、猖狂肆虐的流行性感冒，病名虽然人人知道，但正确了解这种疾病的人很少。流感和一般感冒有什么不同？是否最好进行预防接种？正引发强烈争议的特效药奥司他韦（达菲）到底可不可以服用？

我们向正在监测、研究感染病的国立感染病研究所感染病信息中心中心长冈部信彦医师请教了流行性感冒的实际情况和处置方法。

流感病毒和病毒的传染途径

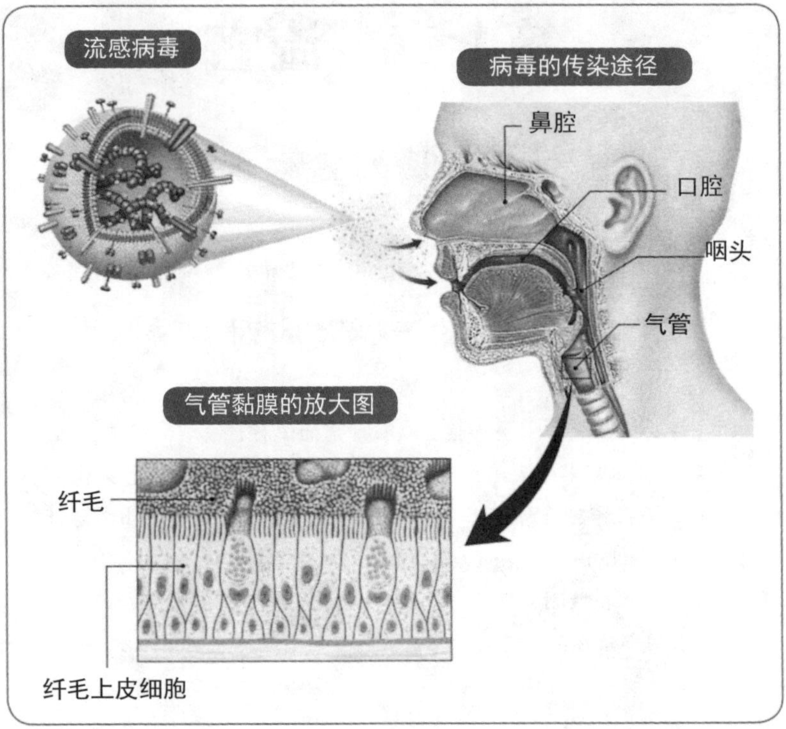

左上图是流感病毒的扩大图。流感有各种各样的感染途径，比如空气感染、接触感染、飞沫感染，等等，传染力非常强。气管等的纤毛上皮细胞的表面存在一种被称为纤毛的又短又细的毛，可以防止细菌和病毒等异物的入侵。上了年纪那种能力就会下降，抵抗力就会减弱。

渡边　首先，请您对流感下一个浅显易懂的定义。

冈部　急性高热、浑身疼痛、呼吸不畅、身体乏力，然后是咳嗽、流鼻涕，将突发这些症状的疾病称为 Influenza（流行性感冒）。

渡边　Influenza 是什么意思？

冈部　据说语源来自拉丁语的 Influentia（星星的影响）或英语的 Influence（影响），即受气候和星星移动的影响突然出现的疾病。所有的说法都是因受自然的影响而被称为 Influenza。

渡边　是气候和星座移动的影响吗？总觉得很不合逻辑、很奇怪，让人瘆得慌。（笑）

冈部　江户时代末期的医书上记载的是“印弗鲁英撒”，印度的“印”+ 弗兰西（法兰西）的“弗”+鲁西亚（俄罗斯）的“鲁”+ 英国的“英”，最后一个“撒”字四处散撒。或许因为流感是来自各个国家被四处播撒的疾病才被配上了这么几个字。

渡边　是吗？现在已经搞清楚了流感的原因是病毒吧？

冈部　现在已经知道了有流感症状的人感染的是几乎同样的病毒。这些病毒被命名为流感病毒。

而通常的感冒，也是流鼻涕、咳嗽、发低烧，但不会出现流感那样激烈的症状，人们给这种症状拖拖拉拉没完没了的病起名叫感冒。普通的感冒，原因也多为病毒，但不像流感一样都是相同的病毒，而是各种各样的病毒和细菌。

渡边　原来如此。我想普通的读者就连病毒和细菌的区别也搞不太清楚。

冈部　细菌和病毒虽然都是具有代表性的微生物，但有区别，首先是大小根本不同。

渡边　细菌用普通的显微镜就可以看得到，但是病毒不用电子显微镜就看不到。

冈部　是的。病毒的大小是以比微米（千分之一毫米）还要小的纳米（微米的千分之一）为单位，而细菌比病毒大数千倍，以微米为单位。

渡边　好像很多人认为感冒的原因是细菌。

冈部　有些感冒是细菌引起的，但绝大多数的感冒是由病毒引起的。抗生素（抑制微生物的物质，青霉素是典型代表）虽然可以杀死细菌但无法杀死病毒。所以，感冒的时候吃抗生素效果并不好。不过，因流感受到侵害的肺部和喉咙随之也有细菌繁殖的情况，抗生素对于这类二次感染有效果。

渡边　现代医学什么时候搞清楚了普通感冒和流感明显不同？

冈部　哎呀，现在也没搞太清楚。（笑）过去要花 1 ～ 2 个星期来采集患者鼻子或喉咙上的黏膜化验检查是否患了流感。但是最近开发出来了一套检查仪器（采集鼻子里面的黏膜，用试剂来判断是阴性还是阳性），几十分钟就能检查出来。用这种仪器进行检查，如果是阳性反应的话就被诊断为流感。

渡边　一般都有一种印象，流感似乎比感冒症状要重。

冈部　我认为这样的理解没错。尽管如此，95% 以上的流感患者都能自愈。也就是说，患了流感几乎什么都不用做，卧床休息几天就好了。只不过这种疾病的传染力非常强，1 个季度有很多人患流感。您估计 1 年之内有多少人患流感？

渡边　日本总人口的 1 成到两成左右吧。

冈部　您说得真准！虽然到不了两成，1 个季度有 10% 左右的日本人患流感去医院。大流行的时候有 15% 左右。日本的人口按照一亿两千万来算，有 1200 万～ 1800 万人患流感。即使假设 99% 的人能够自愈，剩下的 1% 的人病重住院或者死亡，受害者数量也相当大。

所以我平时总对人说："对于很多人来说流感并不是很可怕的疾病，但是一种必须注意的疾病。"

渡边 尤其是体弱的老年人和孩子感染了流感，症状就会加重。老年人和孩子哪个更容易感染呢？

冈部 老年人和孩子相比较，孩子患流感的人数要多得多。因为大人毕竟活了那么多年，免疫力一点点增强，不易患流感。但是老年人一旦感染了流感，病毒就会破坏组织，新的细菌侵入那里，症状会变得相当严重。

渡边 二次感染很可怕啊！

冈部 是的。都说老年人免疫差，我认为这种说法是错误的，不如说老年人已经一点点地积蓄了对流感的免疫力。但上了年纪抵抗力就会下降。比如说，喉咙的水分减少，气管里的纤毛将异物排出的处理能力会降低。这些因素相加，一旦得了病往往很难治好或者导致病情加重。

渡边 流感预防接种的效果有多大？

冈部 笼统地说 70% 左右吧。但是，预防接种确实能够减少流感引起的死亡，防止病情加重。

但是，难以明显体会到效果也是事实，因为即使注射了疫苗还是会有人得流感。不过，本来发烧要到 39℃～40℃，接受了预防接种就更有可能将发烧控制在 37℃～38℃。

还有，流感有时候引起肺炎导致死亡，接种了疫苗的人比例就小得多。

所以说预防接种还是一种针对这种疾病的行之有效的手段。

渡边 患了一次流感按说应该产生了免疫，可是第二年还会再患流感啊。

冈部 流感病毒非常巧妙，它在一点点地改变形态，一年前的免

流感的并发症

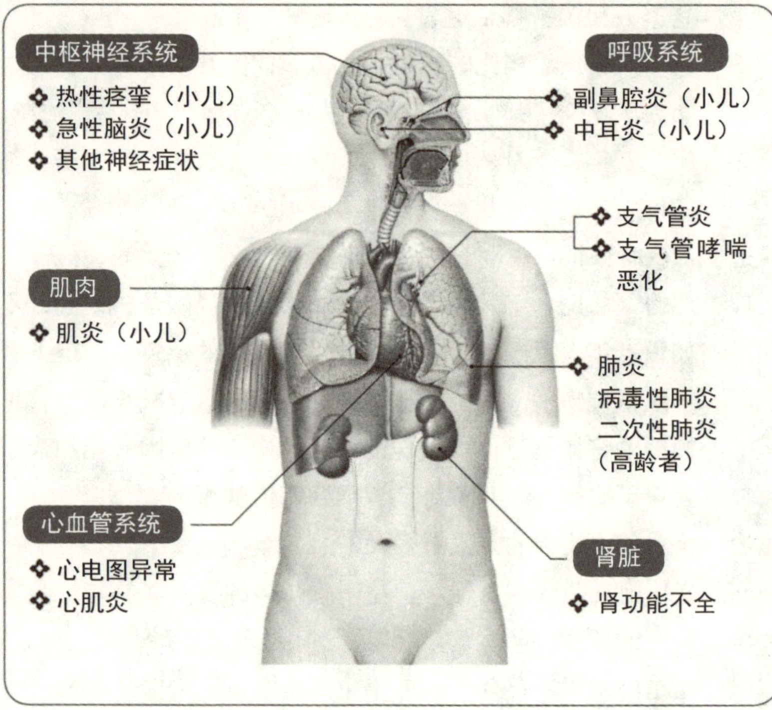

支气管炎、肺炎的并发症经常成为感染流感死亡的直接原因，如上图所示，除了支气管炎、肺炎以外，流感还在各种器官上引起并发症。

疫不管用。

渡边 流感病毒都有什么类型？

冈部 人类的流感有A型和B型，另外还有C型，虽然数量很少。

渡边 预防接种用的流感疫苗可以在某种程度上预测今年会流行什么类型。这种预测如何进行？

冈部 每年都会出现很多的流感患者，各地的流感协作医疗机构和卫生研究所对病毒进行检查。不仅有A型、B型，还有A香港型、A俄罗斯型、山形（日本的县名）型，还有更复杂的分类，或者进行遗传基因水平的分析。根据这些数据来预测第二年流行的类型，大体上都和预测一致。遗憾的是，第二年流感真正爆发的时候会发现也有预测不准的。

渡边 疫苗如何制作？

冈部 先从流感患者的鼻子和喉咙中采集好病毒，把其中用于疫苗制作的病毒接种到鸡蛋里面进行繁殖，回收以后通过离心分离处理等进行精制，还要去除病毒表面的脂质成分。然后杀死其作为病毒的活性（非活性化），将其作为疫苗的原材料。

因为病毒已经死了，所以即使进行了预防接种也不会感染流感。

渡边 预防接种的费用是多少？

冈部 老年人的话地方政府负担费用的一部分，其他的人在几千日元的范围内有多有少。预防接种不属于医疗保险的范围。我认为，应该将医疗保险用于预防接种，控制了流感传染才能缩减医疗费。

渡边 不同的医院价格也不相同吧？

冈部 是的。不管哪家医疗机构，虽然使用的都是一定水平以上的疫苗，但是价格一刀切的话就违反了公平交易法。

渡边　是吗？

冈部　或许有的患者认为疫苗价格越高用的东西越好，心想是不是便宜的地方用的都是老东西或者质量低劣的东西。

实际上，在日本虽然有几家厂家在生产疫苗，但上市的东西如果没有超过一定标准就不允许发货。绝对不是因为越贵越有效果，越便宜越没效果。

渡边　都说预防接种打两回针更有效果，实际上怎么样？

冈部　大人的话 1 回基本上就够了。但是孩子因为原本免疫力就低，还是接种两回更好吧。大人和孩子的区分大体以 13 岁为界。

渡边　流感有空气传染、接触传染和飞沫传染等各种传染途径，口罩有没有预防效果？

冈部　普通的口罩能很好地防止细菌的入侵，但病毒可以通过。患流感的人戴了口罩可以防止含有病毒的唾液等随着喷嚏和咳嗽飞到空中。

稍微有点儿发烧或咳嗽，感到难受的时候，为了不传染给身边的人，最好尽可能早点儿戴上口罩。

渡边　就是说口罩在不传染对方这一点上很有好处。另外，漱口和洗手有没有预防效果？

冈部　漱口当然也很重要，但洗手在预防普通感染病方面更为重要。在日常生活中，既会握手又会借还钢笔。因为手是感染途径之一，所以洗手很重要。

使用肥皂能够洗下脏东西，使用杀菌剂也有相当的效果。即使没有肥皂，花点儿时间仔细洗的话效果和使用肥皂一样。

渡边　过去有一种病叫作西班牙感冒。

冈部　就是西班牙型流感。这种病从 1918 年到 1919 年流行，据说全世界的感染者达到了 6 亿人，死亡人数达到了 4000

万～5000万。

渡边 源自西班牙吗？

冈部 不，实际上最初发生在美国。当时正值第一次世界大战，美国的军队在欧洲战线传播了病毒。但是，参战国中有多少士兵死亡作为军事机密至今没有公开。

另一方面，因为西班牙没有参加这场战争，所以他们能够仔细研究，还进行了医学方面的报告，这种病于是被称为西班牙型流感。

渡边 根本不是人家西班牙的错啊！（笑）

冈部 有个类似的故事，日本脑炎因为是在日本发现的所以被命名为“日本脑炎”，但在全亚洲都存在这种疾病，日本并非“原产国”。讲点儿题外话，您知道有札幌病毒这种东西吗？

渡边 啊？札幌啤酒的话倒是知道。（笑）

冈部 是一种引发痢疾的病毒。因为是您的母校札幌医科大学的小儿科小组发现的，所以被命名为札幌病毒。

渡边 原来如此。这也怪不着札幌。（笑）另外，被称为流感特效药的达菲是种什么药？（原注：2007年厚生劳动省宣布限制对十几岁的未成年患者使用达菲，一定要听从医生的指示。）

冈部 达菲这种药被叫作神经氨酸酶抑制剂。流感病毒进入细胞里面反复繁殖，在细胞里面增多了以后就会挤破细胞到外面来，从这个细胞转移到那个细胞，破坏组织。简单地说，达菲就是阻止病毒跑到细胞外面来的药物。

渡边 就是说这种药能够把病毒限制在细胞内？

冈部 是的。病毒如果不能转移到其他细胞上就死掉了，以后的事儿就用不着担心了。这就是神经氨酸酶抑制剂的作用。

渡边 听说在感染后48小时以内使用效果最好。

冈部 病毒一旦在细胞内繁殖就会破坏很多组织，引起各种各样的并发症，在那以后再使用这种药就没有意义了。因为这是一种在病毒刚开始增多的时候将其截断的药物。刚刚有点儿发烧，身体感到不适的阶段在 24 ～ 48 小时之内使用的话会有非常明显的效果。吃了以后第 2 天一般就会退烧。

渡边 太惊人了！

冈部 流感发烧的时间平均 5 天左右，感染的第 1 天、第 2 天使用达菲，隔 1 天就会退烧，本来要持续 5 天的发烧 2 ～ 3 天就能退。

渡边 不管什么类型的病毒，对所有的流感都有效吗？

冈部 对 A 型和 B 型有效，对 A 型效果更好，对 B 型不太容易起效。

渡边 以东南亚为中心各地都有禽流感报告，对付禽流感的方法万无一失吗？

冈部 不，简直太困难了！根本谈不上什么万无一失。禽流感是鸟类的疾病，基本上不会直接传染人类。有时候接到这样的咨询，问“去上野的不忍池看野鸭子行吗”，绝对没有报告说禽流感从振翅高飞的鸟儿身上传染到了人身上。一般认为，野鸟传给了养鸡场的鸡，那些鸡全部死亡的时候病毒传染给了和大量的鸡接触过的人。

渡边 为什么养鸡场的鸡会传染给人？

冈部 一般的接触不会传染。和大量的病毒接触，只有极少一部分人会偶然感染。或许和被传染者的体质等有关系。

渡边 看看禽流感的报道，有时候鸡一下子死几万只，如果人类感染了禽流感也会这样大量死亡吗？

冈部 鸟类的流感病毒原样传染给人类的话，是非常强烈的。禽流感的致死率在 60% 左右。

不过，如果禽流感病毒变异成了人和人之间易感染的类型的话致死率可能会下降。要是致死率达到了 60%，传染给人的病毒也活不下去。

渡边 有道理。因为病毒是一种寄生物，不咬住人的话也活不下去。

冈部 您说得对。寄生的对象如果无精打采，病恹恹，自己也很难活下去。（笑）不过，即便死亡率下降，因为感染力很强，数亿人感染的话，哪怕死亡率是 1% 也会有几百万人死亡，不能掉以轻心。

渡边 实际上已经确认了人禽感染的病例了吧？

冈部 是的。1997 年中国香港首次确认了感染病例，那时候出现了 18 个患者，其中 6 人死亡。

渡边 最近的禽流感感染状况如何？

冈部 从 2004 年开始，禽流感向越南、泰国、中国香港扩散的时候，中国大陆和印度尼西亚也发现了感染病例，日本也出现了。到目前为止，全世界有二百几十例病例报告。但是幸运的是日本还没有人发病的情况。

渡边 是吗？

冈部 还有一个事情希望读者朋友们知道，那就是猪也会感染禽流感。现在已经知道猪身上有感染禽流感的受容体，猪身上也有人对禽流感的受容体。

渡边 太可怕了！

冈部 在东南亚等地，人们把鸡和猪作为家畜家禽一起饲养，野鸡也来，人在旁边，这样一来会发生什么情况呢？禽流感和人的流感非常偶然地到了猪身上，因为都是亲戚关系的病毒，病毒在猪的体内增加时会交换部分遗传基因，于是就诞生了“混血”病毒，这种混血病毒的基因又变成了传染人的类型。

渡边 自从大约 40 年前中国香港流感大流行以来，一直没有发生世界性的流感大流行。

冈部 是的。所以，从周期上讲，几十年一次的新型病毒的大流行随时都有可能发生。

渡边 除了禽流感以外，今后还有出现新型病毒的可能性吗？

冈部 我想有这种可能性。比如说，2003 年流行的 SARS 那样的新型病毒出现的可能性就很大。人们认为 SARS 是动物身上的病毒不知道什么时候变异成了也能传染人的类型。

渡边 有道理。近年来有没有 SARS 以外的新型病毒流行的情况？

冈部 1998 年马来西亚出现了很多急性脑炎，最初人们认为可能是日本脑炎，后来知道养猪场的人居多，从患病的人身上采集到了和日本脑炎不同的病毒，从养猪场的猪身上也采集到了同样的病毒。后来知道了对于人类来说是一种新型病毒。

渡边 是吗？这种病毒叫什么名字？

冈部 因为是在一个叫尼帕村的地方发现的病毒，所以被命名为尼帕病毒。后来进一步研究调查，发现尼帕病毒是蝙蝠身上一直存在的一种病毒。建大型养猪场、开垦热带丛林的时候，栖息在那里的蝙蝠身上的病毒传染到了猪身上，然后又传染到了人身上。

渡边 今后有没有 SARS 再次大流行的可能性？

冈部 可以说 SARS 病毒已经消失了。不过，有可能不是真正的消失而是潜伏起来了，所以需要注意。

渡边 对于人类来说病毒可是强敌啊。

冈部 是的，在和病毒等感染病的战斗中，人类是不可能完全胜利的。但是可以将灾害降低到最小。但这不是自然而然就能做到的，而是需要人们的努力。

渡边 病毒可以根据对方的情况随心所欲地千变万化，这一点实在令人毛骨悚然。听了您的话，我们完全了解了流感这种疾病。

第八章　美容整形

医师对谈　白壁征夫 医师

美容整形，能做到什么程度？要花多少钱？

人人都曾经有过变身梦想，幻想某一天能够成为俊男美女。都说日本的美容整形技术在世界上也是屈指可数。

祛皱、拉皮、吸脂，更有隆鼻、做双眼皮、丰胸等不一而足。

据说近来对美容整形感兴趣的男性也在急剧增加。我们向萨佛诊所院长白壁征夫医师请教了最前沿的美容整形技术。

拉皮（SMAS 法）

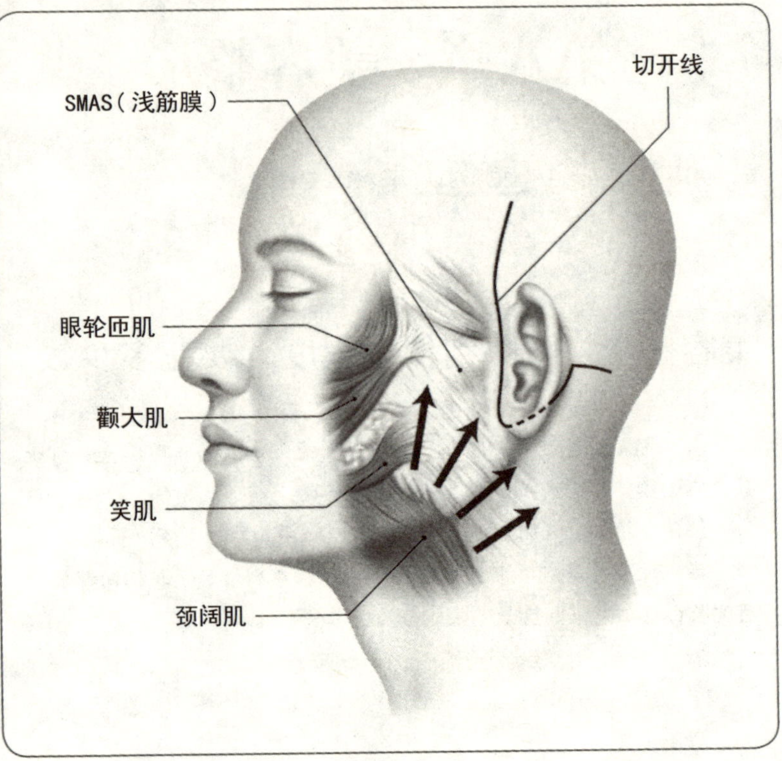

把皮肤下面的 SMAS 好好提上来，皮肤就没有过度的负担，可以重新找回漂亮的面部曲线。

渡边　首先向您请教一下时下正流行的抗衰老技术，很多很多的人希望除去脸上的皱纹改变面部皮肤的松弛。

白壁　随着日本人口结构的倒金字塔形日益严重，老年人口从10～15年前开始急剧增加。我想问一下，渡边先生肩酸吗？

渡边　肩头发僵。

白壁　看看先生的脸，不好意思，您有点儿眼角下垂、眼皮发沉啊。

渡边　我从过去就被人叫作“8点20”，也曾经有女孩子对我说眼角下垂好。（笑）

白壁　要是这样也挺好，（笑）随着年龄的增加，提拉上眼睑的提上睑肌的肌肉运动会减弱。为了弥补，会用额头的肌肉前头肌睁开眼睛。一旦用前头肌来支撑眼睑，肩膀的肌肉就会发僵，眼睛疲劳转移到了肩膀上。女性则会有很多人患偏头痛。治好了这种发沉的眼皮，肩酸和偏头痛都能治好。

渡边　怎么个治法？

白壁　让眼睑的皮肤变轻快，去除眉毛下面的皮肤将它提上去。

渡边　通过手术可以简单去除吗？

白壁　是的。大家都说因为老了皱纹多了所以到我这里来，实际上是面部丰富的表情肌肉抗拒不了重力，看上去皮肤松弛，皱纹增多。另外，随着年龄增长脸确确实实会变成方形。

渡边　为什么？

白壁　一旦肌肉衰老，因为重力的作用脸颊的脂肪会往下落到下颌的下面，下颌的下面到脖子的前面有一块儿叫作颈阔肌的肌肉，这块肌肉也会松弛到脖子的下方。

都说脖子周围的横纹容易显年龄，实际上是皱纹下到了比较显眼的地方。原先在脖子里面的东西向下松弛让人一眼就看得见。将腮下面的脂肪去除干净，把颈阔肌向上拉紧，在下巴和脖根之间制造出一种距离感，看上去的感觉就和术前明显不一样。

渡边 这就是所谓的拉皮吧？请您再具体地讲解一下。

白壁 过去的面部整容是切除掉松弛的皮肤。但是切除以后拉紧的皮肤在面部稍微出现表情或疲劳的时候，表情肌肉一运动，马上又会松弛下来。另外，在耳朵的前面部分切除的话，吃东西嚼东西的时候不但会给伤口增加负担，还会留下疤痕。日本人原本有一种思想，“不能伤害受之于父母的身体”，所以过去很少做面部整容。于是我开发了一种叫作“SMAS 法”的适合东洋人的面部整容技术。

渡边 SMAS 是指什么？

白壁 一种叫作浅筋膜的肌膜组织。仅仅拉伸皮肤不会产生漂亮的面部曲线，但如果将皮肤下面的 SMAS 好好地提上去，也就是把皮肤的底子提上去，皮肤和皮下脂肪就会毫无负担地跟过来。因为皮肤不会过度紧张,所以疤痕也不明显。因为 SMAS 和颈部肌肉相连，所以不光面颊和下巴，就连脖子上的松弛都能够去除。

渡边 也就是说把面部皮肤连根“提”起。

白壁 关于拉皮我们讲一个最简单易懂的道理，眼睛的下面会产生凹陷吧，原来那里的皮下脂肪都跑到哪里去了？它也是承受不了重力掉到脸颊的下面来了。大家总是很在意从鼻翼到嘴角间出现的那条叫作法令纹的皱纹，实际上那也不是皱纹变深了，而是旁边脸颊变高了。为了证明这一点，大家可以仰面躺下用带把的小镜子看看自己的脸，会发现法令纹并不怎么明显。所以说，拉伸皮肤并非将皮肤拉紧而是……

渡边 改变皮下组织的位置？

白璧 一点儿没错。所以，不管是眼睛下面的凹陷还是脸颊和脖子上的松弛，只要将皮肤放回原处，就会出现漂亮的曲线和张力。

渡边 SMAS 手术怎么做？

白璧 从耳朵前面向头发里面切开，剥下松弛的面部皮肤和 SMAS，将松弛的 SMAS 拉上去，将多余的部分切除，周边的肌肉组织也一起拉紧，放回自然的位置然后缝合。这样脖子、下巴和脸颊就都提上去了。手术时间大约 3 个小时，1 周以后拆线。

渡边 我的嘴唇横侧朝向下巴的曲线也变深了，我倒不是很在意，但这能简单治好吗？

白璧 您的脸颊有凹陷，等于说那个地方掉到下面来了。脖子上有两条竖纹，可能是因为颈阔肌的松弛吧。通过手术可以简单地把竖纹清除。现在几乎所有的手术都可以当天去当天回，也用不着缠绷带，第 2 天就能淋浴，第 3 天就可以洗发，女士的话化妆也没问题。

渡边 皮肤松弛会不会再回来？

白璧 因为不是光拉紧了皮肤，所以不会那么简单地就能回来。

渡边 我也做个手术吧。（笑）不过，太过年轻也不好。

最近在祛皱方面肉毒梭菌成了热门话题。

白璧 最好的还是 SMAS 法，除了外科手术以外还有一种不用动刀的注入法。现在的主流是注射透明质酸（存在于眼球内、皮肤和关节里的胶状物质，在美容整形中被当作在皮肤内制造凹凸的填充剂）和肉毒素，虽然没有长期效果，但看上去年轻自然。

将含有强力保湿成分的透明质酸注入皱纹的沟里让它隆起来祛除皱纹。

隆鼻术和鼻尖形成术

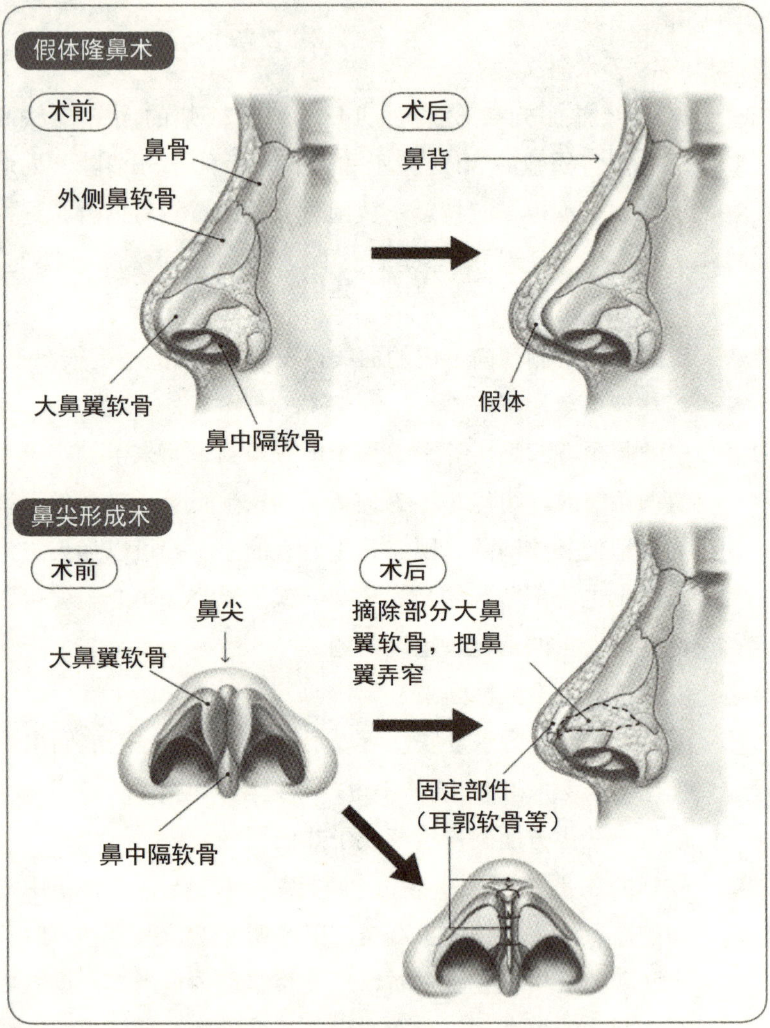

所用假体的种类和自身软骨的采集部位等各家美容外科都不一样。上面是白壁医师的诊所所采用的方法。

肉毒梭菌原本是一种能够引起食物中毒的细菌，其产生的肉毒素即是这种注入用的药剂,在日本我是第一个使用的。

渡边 原理是什么？

白璧 肉毒梭菌的毒素有抑制肌肉运动的作用，通过抑制面部表情肌肉的运动可以创造出一种不出皱纹的状态。适合祛除额头的横纹、眉间的竖纹、眼角和下巴的皱纹，面部轮廓也能变得很鲜明。既不会过敏也没有副作用，所以深受欢迎。

渡边 近来不光女士，就连中老年男士也很关心美容整形啊。

白璧 约有20%的顾客是男士,国会议员尤其多。过去每逢大选,宣传海报用的都是自己10年前的照片，但是现在上电视的机会很多，本人和海报照片的差异就会露馅儿。最显眼的就是老年斑，脸上出现了老年斑看上去老气横秋，所以在选举前有很多客人。

渡边 要求腹部吸脂的人也有很多吗？

白璧 现在使用一种最新的吸脂方法叫作Body Jet,相当受欢迎。这种方法使用局部麻醉，手术中要让顾客站着。

渡边 站着手术？

白璧 是的。不管脂肪如何多，躺下的话就不那么明显了。

渡边 都分散到左右两边了。

白璧 是的。所以躺着吸脂的话脂肪就留到两侧了。还有，在日本吸脂的评价之所以很差是因为它是全身麻醉手术，手术之后住院卧床，血液循环不好，和经济舱综合征一样。

渡边 有时候会引起血栓，是吗？

白璧 是的。所以现在不管是脑外科还是心脏外科，手术中都在腿上绑上驱血带,将空气呼呼打进去让动脉和静脉动起来。手术过程中创造一种和走路时一样的状态。最好就是手术时让患者站着。

渡边　要是全身麻醉的话确实就站不住了。（笑）

白璧　这种叫作 Body Jet 的新型手术称为 Hydrosuction，用水压将脂肪细胞、神经和血管分离开来，抽出脂肪时患者可以看到白花花的脂肪从眼前的管子里通过。清除了腹部的松弛，连腹直肌的形状都可以显现出来。

渡边　太了不起了！

白璧　不久前还有一位男士说："酒也戒不掉，运动也只有高尔夫，不过求您让我瘦下来。"（笑）听说即使是这样的男士，通过吸脂把腹直肌露出来以后，心情也彻底不一样了，开始每天往体育馆跑。

渡边　吸脂 1 次可以吸出多少脂肪？

白璧　腹部、背部、腿部，连大腿都吸的话一次可以吸出 1800cc 左右。

渡边　是在肚子上开个洞吗？

白璧　只是在肚脐里面和鼠蹊部的偏上方内裤能盖住的地方通一根很细的管子，实在是非常小的一个洞。

渡边　有没有人感到恶心难受？

白璧　没有。一边和患者聊天一边做手术，通过说话让患者放心，不知不觉间手术就做完了。让患者一起看着身体，如果患者说"希望把这块去掉"，就在那里做个记号，就像雕刻一样将脂肪去掉。

渡边　身体任何部位都行吗？

白璧　几乎什么地方都可以，只有腿肚子不行，因为那里是肌肉。

渡边　会不会回头再长出脂肪？

白璧　去掉脂肪的地方绝不会再长。为什么呢？人在胎儿时期、出生的时候、幼儿和青年时期脂肪细胞增加，青年时期以后不是脂肪细胞增加而是一个一个的脂肪细胞增大。因为吸脂是一种减少脂肪细胞数量的手术，所以去掉了脂肪的地方不会再长脂肪。只不过，那以后又呼呼胖起来的话，有时候脂肪会从侧面流进来。

渡边 原来如此。费用是不属于保险范围的自费医疗吧？听说不同的诊所价格也不相同，要花多少钱？

白壁 上腹下腹吸脂是 100 万日元，面部整容是 134 万日元，肉毒素注射是 27 万日元。我觉得我们医院比一般的地方要贵。

渡边 大家关心的费用问题，回头再向您请教。

接下来我想请教一下有关隆鼻手术、整鼻手术、双眼皮和丰胸手术，等等。我听说在日本人的美容整形中隆鼻手术和双眼皮手术很流行。

白壁 将鼻子垫高的隆鼻手术早在 1860 年左右就在德国开始了。在日本，把单眼皮改成双眼皮的重睑手术已知的最早时间是 1896 年。不管过去还是现在，眼睛和鼻子都是离日本人最近的美容整形。

渡边 历史可是够悠久的了。我认识一位女士，过去通过隆鼻手术把鼻子变高了倒是挺好，但天气一冷鼻梁上就会出现细细的青筋，也不知道为什么每年鼻子都会稍稍歪曲。

白壁 我认为这是放进鼻子里的假体的材质材料的问题。过去的隆鼻手术中使用的假体很硬。

渡边 所谓的假体是植入人体中的人工材料吗？

白壁 最初在德国使用的是象牙，在日本也是切断三弦琴的象牙拨子来制作。因为放进去了硬的东西，那个东西一错离，鼻子就会动。过去这都是理所当然的。不过，我 1979 年开发的硅胶假体，鼻梁尽管很硬，但鼻翼往前都很软。现在全世界还都在用我这种“白壁式假体”。

渡边　但是我也有一种感觉，年轻人的鼻子好像比过去高了。

白璧　战后日本人的饮食生活改变了，开始摄取更多的肉类和乳制品等的动物性蛋白，所以骨骼长大了。鼻子上部的鼻骨等确实比战前的日本人明显地高了。

渡边　但是太高了我也不喜欢。（笑）

白璧　鼻子高的西方人眉间的下面也高，鼻尖也高。与之相比，鼻子高的日本人被称为Hooknose，也就是所谓的鹰钩鼻子。只有鼻子的上部和西方人一样高，鼻尖或是圆的或是向两边扩展，追赶不上上部的高度。

所以，现在的课题不是用假体等填充物来垫高鼻子而是如何将鼻尖弄得漂亮，如何使鼻尖更细而且稍微朝上。切削鼻子的鼻翼软骨，把切下来的软骨和耳郭软骨（耳朵的软骨）埋进去整好鼻尖的形状。这叫作鼻尖成形术，把鼻尖抬高到和鼻子上部的高度对齐。

渡边　手术如何进行？

白璧　将某只耳朵前面凹陷的地方切开两厘米左右，切下软骨，从鼻孔的内侧将软骨重合移植到鼻尖，几乎不会影响耳朵的形状。

渡边　也可以将假体和软骨移植组合起来把鼻尖上部到鼻尖部分抬高吗？

白璧　是的。根据每个人鼻子的形状，我们会考虑一个最佳方案。

渡边　双眼皮怎么做呢？

白璧　有各种各样的方法，最流行的方法称为“埋没式”，把针线从眼皮的内侧穿过去，在 2 ～ 3 处进行皮下缝合，制造出双眼皮。另外还可以把切开大眼角和抽出厚重的上眼皮脂肪两种方法组合起来。

渡边　手术很简单吗？

白壁 术后消肿需要 5 天～ 1 周，但双眼皮手术已经变得非常简单了。变得过于简单，以至于有人来做双眼皮手术就像用双眼皮胶水或双眼皮胶贴等做临时双眼皮的“小型整形”一样。我告诉她：“这可是手术啊。”

渡边 隆鼻手术和双眼皮手术需要住院吗？

白壁 根本不需要。现在最重要的是如何缩短从术后到回归社会的休养时间。比如鼻子的手术，以前会让患者住院 3 天左右，现在根本没有这个必要。住院反而不好，因为住院会造成肿胀。

渡边 这又是为什么呢？

白壁 比如说，一直站着工作腿会水肿，那是因为腿部比心脏位置要低。同样，做完面部手术以后让患者住院卧床，脸和心脏的高度相同，就好像特意让脸部肿胀一样。如今是手术当天就让患者走动的时代。

渡边 希望丰胸的人好像也很多。

白壁 丰胸术也有了很大进步。过去说起丰胸，人们都有一种印象就是很疼，现在我这个地方采用的“思坦法”既不痛也不用住院。手术的当天就可以拉着电车里的吊环。

渡边 还是将硅胶放进胸里吗？

白壁 如果是过去的硅胶袋，放入后会在袋子的周围产生膜，那种膜有时会变硬，所以必须通过按摩使它柔软。不过，现在广泛采用的 Textured Type 硅胶袋体表面粗糙不光滑，不易产生膜。

渡边 乳房不光是外观，功能也很重要。把袋子放进什么地方？

白壁 放进大胸筋的上面或者下面。放入得深，胸部的丰满就自然，当然要根据乳腺的量和大胸筋的厚度调整深度。将两只乳房的下侧切开 3 厘米左右，将硅胶袋填入。根据情况可以同时进行皮肤的提升手术。疤痕几乎看不出来。

渡边 手上的皱纹格外地显年龄，很多人很在意吧？

白璧 是的。我们使用射频电波消除手上的皱纹，手的皮肤的厚度大约有两毫米，皮肤下面有皮下脂肪，用射频电波给那里加热，在皮肤的下面制造一种烧伤或烫伤状态，于是那里的胶原就会被激活去恢复烧伤或烫伤的地方，因此肌肤的细腻肌理和张力就复苏了。与从外部放入保湿成分相比，自我复原更有效果和持久性。

渡边 不痛吗？

白璧 因为热量只进入皮肤的内部所以不痛。

渡边 比较关心价格问题，一般要花多少钱？

白璧 我们诊所的主页上公布的价格是：使用假体的隆鼻手术48万日元，鼻尖软骨移植65万日元，两者组合80万日元，双眼皮手术埋没式14万日元，加上大眼角切开是35万日元，丰胸手术19万日元，射频电波1次17850日元。我觉得比一般的要贵。

渡边 不在保险范围内吧。您那里价格高有什么理由吗？

白璧 我们每年都在海外举办几次最尖端技术的学习会，技术方面有信心，患者可以放心接受手术。我们医院几乎都是当天就能回家的手术，所以不用花住院费。考虑到从手术当天起什么都不耽误，我认为价格比较便宜。

渡边 虽然价格高但技术上有信心。另外，美容外科和患者之间经常产生纠纷，原因在哪里呢？

白璧 首先和患者之间没有达成 informed consent（同意书），问题在于医生说的和患者想的之间的差距。我通常都把“只能做到这个程度”写在纸上交给患者。很多地方没有这样做，这样的话，如果患者不满意就会产生纠纷。我经常告诉患者："请您务必寻找第二套方案。"

渡边 在您看来，有没有美容外科医生的失误造成的纠纷？

白璧 有很多。特别是这 15 ～ 20 年来越来越多。连锁诊所偶尔有这种情况：为了把年轻医生立即培养成现有战斗力，一开始教给他们重睑手术、假体隆鼻手术和丰胸手术等三种手术。比如说，有位老年女士来找这位年轻医生，说："我想祛除眼皮松弛。"说出来您可能不相信，这位年轻医生说："明白了。"结果做了一个和祛除松弛毫不相干的双眼皮手术。

渡边 这也太过分了……有没有什么方法来辨认好的美容外科医生？

白璧 要想成为美容外科的专业医生，首先必须取得整形外科的专业医生资格，这要花 6 年时间，然后，要取得美容外科的资格还要再花大约 4 年时间。取得这两种资格的医生会成为日本美容医疗协会的认定医生，我觉得如果是这种认定医生的话就没有问题，可以在协会的主页上查。

渡边 就是说如果是认定医生就值得信任。

白璧 整形外科是把 -1 弄成 0，美容外科是把 0 弄成 +1。也就是说，把受了损伤的东西复原的是整形外科，损伤没有损伤的东西把它弄得更好的是美容外科。美容外科医生必须能够把 -1 弄成 +1。

渡边 到您诊所来的男女比例是多少？

白璧 女性约占 80%，男性约占 20%。男性的话，四十多岁到六十多岁的人居多。女性中也有很多 60 岁以上的。

渡边 抗衰老今后会成为美容外科的重要课题，因为肉体方面有了变化，精神方面也会有变化。

白璧 人还是喜欢漂亮这个词。外表就不用说了，心灵也美今后会成为非常重要的因素。

渡边 把脸和身体整漂亮了，很多情况下也能从精神的烦恼中解放出来吧。

白壁 实际上就有这种情况。很多对自己的外表没有自信一直躲藏在自己的内心世界里的患者通过美容手术内心世界发生了变化。我们有时候和精神科的医生们联手进行治疗。

渡边 通过改变外表，有时候内在的东西也会发生变化。谢谢您宝贵的谈话！

患者座谈会

我们就这样变漂亮了！

中村兔　女士（49 岁）

作家。44 岁的时候为了企划杂志体验了面部皮肤的透明质酸注射等小型整形，后来更尝试了正规的最尖端整形手术，一次次地接受手术，在作品中或网络上把自己的面貌改变公之于世。

柿沼荣子（化名）　女士（62 岁）

59 岁的时候完成了照料母亲的任务，接受了面部整容手术。手术费用虽然不菲，但丈夫和孩子都为她高兴，周围的人也说她“比以前精神了”。

青井清香（化名）　女士（38 岁）

计算机讲师。3 年前接受了双眼皮手术，去年 5 月，利用跳槽的间隙接受了鼻子里植入假体的隆鼻手术。

渡边　中村女士是因为杂志的企划开始了美容整形吧，原来就有兴趣吗？

中村　2002年的时候正开始流行小型整形，最初关于美容整形一无所知，就连注射可以祛皱都不知道。我当时的感觉是，这也能做到吗？好像挺有意思的，我也试试吧。

渡边　您的想法可是够大胆的。

中村　在那之前说起整形我有一种非常强烈的印象就是要“用刀切”，可能是这个原因，我受到了很大的震动。

渡边　小型整形有定义吗？

中村　不用手术刀仅通过注射进行的美容整形或者是双眼皮手术中的“埋没法”，不用切开仅用线把上眼皮缝住的方法。过了一段时间又会恢复原样。

渡边　可以恢复原样吗？

中村　如果是肉毒素注射大约4～6个月就会变回原貌，即便是埋没法，拆线以后也会回到原样。小型整形感觉就像简单的“整形试验”。

于是我做了高梨诊所的提参考意见的顾客评论员，让医生给我做了手术。我原先是个圆脸，腮帮子也向外鼓着，因为我听说经过注射就能简单整形。

渡边　看看您的脸，下巴尖细非常漂亮。人们一听到做尖下巴往往就以为不是切骨头就是拔槽牙。

中村　但是，我的腮帮子向外突出并非是骨骼突出，而是因为下颚部分的咬合肌肉太发达了。

渡边　是吗？

中村　拍个X光片就能看得很清楚，所以给下巴的肌肉注射肉毒素，肉毒素有抑制肌肉运动的作用。

渡边　肉毒素是一种利用了能引起食物中毒的肉毒梭菌的毒素的

药剂。

中村 比如说，给腿打上石膏过了 3 个月，腿会变得很细，和这个是一样的道理。

渡边 因为废用性萎缩（活体的器官因为没有使用而瘦下来，其功能下降）肌肉掉下来。

中村 就是说下巴的肌肉掉下来脸形变细。

渡边 这样还能嚼东西吗？

中村 因为太阳穴的肌肉能动，用那里的肌肉嚼东西。我给腮帮子和前额注射了肉毒素把它们变细了。因为肉毒素的作用那个部分的肌肉不运动了，所以前额的皱纹也消失了。然后还给下巴颏、鼻梁、脸颊和下眼皮注射了透明质酸，目的是为了把鼻梁整高，祛除下巴和下眼皮的凹陷。效果马上就出来了，注入后会被渐渐吸收进体内。剩下的就是把眼睛用埋没法做成双眼皮。

渡边 这些都属于小型整形吧。效果呢？

中村 第一次接受透明质酸注射的时候感觉鼻梁和下巴倏地一下子长长了，让我感到很惊讶，就像特技摄影似的。（笑）觉得自己的脸很少见，一遍又一遍地照镜子。不过，过了没几天就觉得又恢复了原样，很是沮丧。于是这两种注射我反复做了好几次，从腮帮子的肌肉完全掉下来到下巴颏变尖花了大约 1 年的时间。

渡边 注射肉毒素什么的疼不疼？

中村 只是注射本身的疼痛，一眨眼的事儿。

渡边 那以后呢？

中村 我心想“到底能做到什么程度啊”，这样一直坚持下去才发现最尖端的美容整形太不可思议了，我是彻底上瘾了。把上眼皮切开整成像模像样的双眼皮，还做了两次拉皮手

中村兔女士所做的无须“切开”的美容整形

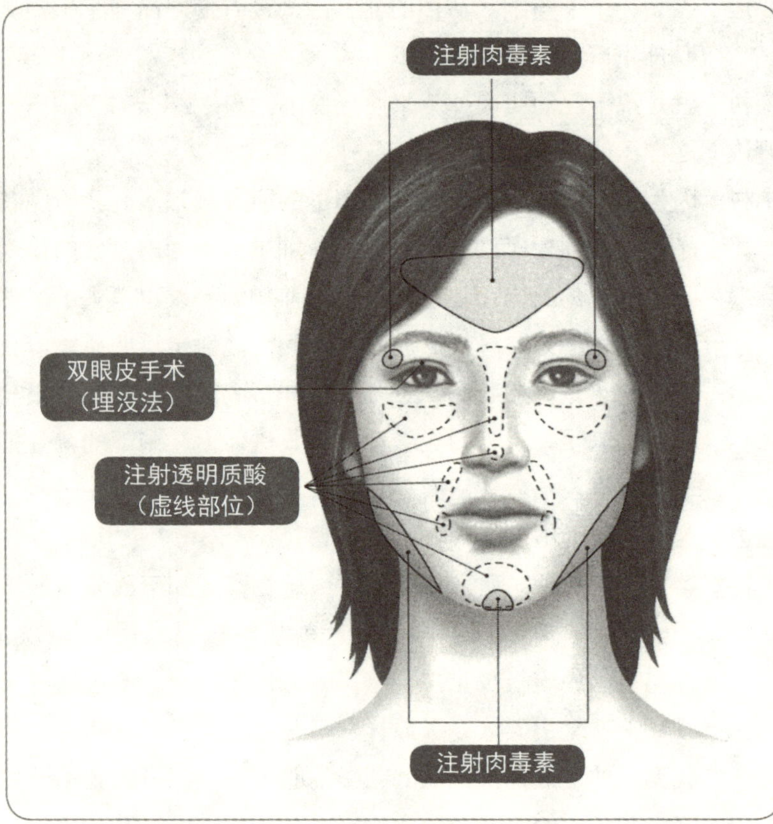

为了让脸的轮廓变细，在腮帮子的咬肌等部位注射肉毒素，在鼻梁、下巴、嘴的两侧等部位注射透明质酸祛除凹陷。

术，把皮下组织吊起来显出鲜明的面部轮廓。还做了丰胸，还做了吸脂……能做的全做了，几乎就成了个人工控制机器人。（笑）

渡边 这些回头再向您请教吧。柿沼女士，您是出于什么样的缘由做了美容整形？

柿沼 我很早以前就想，上了年纪以后一定要找时间整容。5年前因为照料母亲我很累，瘦了5公斤左右，在大街上的商店橱窗里看到自己双颊下垂的脸忽然感到后背发凉，当时我就想，如果自己能比母亲活得长的话今后一定要好好珍惜自己。送走了老母亲之后我马上就去了诊所。

渡边 医院是怎么找的？

柿沼 朋友里有很多有经验的人，听了她们的介绍我就选择了萨佛诊所（东京，涩谷区）。

渡边 是白璧先生的诊所吧。

柿沼 我最担心的就是我的锛儿头，因为前额很宽，拉皮手术一拉，我担心我的脸会不会像爱德华•蒙克的《尖叫》一样。不过，医生一眼就发现了我的问题所在，说："看您的情况，不能从头上面，还是从太阳穴那个地方拉升前额吧。"我想这位医生的话一定没错，所以当场就决定了。

渡边 您做了什么手术？

柿沼 用面部整容手术的"SMAS法"从皮下组织将整张脸提了上去，脖子上的竖纹和脸颊的松弛也都祛除了，我一直很介意的（从鼻子的两翼伸向嘴角的）法令纹也变浅了。大眼角的下面有些松弛下垂，去掉脂肪把松弛变小了，前额的皱纹也祛除了。

渡边 也就是给整个面部动了刀，不过疤痕什么的一点儿也看不出来。手术花了多长时间？

柿沼　我记得是3个小时左右。我那时候全身麻醉一直在睡。

渡边　有没有住院？

柿沼　当天去当天回，我觉得好像是手术一结束就被叫醒了。

渡边　中村女士的拉皮手术是什么麻醉？

中村　我只是局部麻醉，先打一种叫作多美康的催眠镇痛剂的点滴，睡着了以后只在患处打局部麻醉。

渡边　说是睡着了，手术中有感觉吗？

中村　为了采访，我让人把手术的情形用摄像机录了下来，注射麻醉的时候我躺着还在喊"疼！疼"，不过切开的时候就觉不到疼了，睁开眼睛什么都不记得了。之所以没做全身麻醉是因为我担心万一出现了事故，专业的麻醉医生不在场怎么办。

渡边　可能很多美容外科根本就没有专业麻醉医生。青井女士是小型整形吗？

青井　3年前我在连锁经营的大冢美容整形外科接受了刚才讲到的埋没法手术，用线将上眼皮缝住3点，做成双眼皮。

渡边　费用多少？

青井　12万日元。后来去了另一家连锁经营的品川美容外科，用白色的L形假体把鼻子隆高了，我的手术可能不是太贵。（笑）

渡边　给鼻子做了手术是吧，住院了吗？

青井　当天去当天回的手术。手术本身因为局部麻醉起了作用一点儿也不痛，30分钟左右就做完了。但是术后肿胀很厉害，超出我的预想，好像成了另一个人，简直就像个妖怪。（笑）

中村　我做拉皮手术的时候脸也肿得像个皮球……

渡边　肿胀持续了多长时间？

青井　整整1个星期一步也不敢出门。幸亏我那时候辞了以前的工作正在等待下一个工作确定下来。鼻子花了20万日元左右。

渡边 柿沼女士手术后也肿了吗？

柿沼 我倒没太肿，也没有什么疼痛，但有一种被拉拽的感觉。

中村 是一种被拉扯的感觉吧。我在睡觉的时候耳朵后面有一种被压迫的疼痛感。

柿沼 另外，有一段时间脸上的皮肤有一种发麻的感觉。

中村 我也有 1 个多月耳朵周围感觉迟钝，现在已经没事儿了。我文了眼线，这个很疼。因为是在黏膜上刺针。

渡边 眼线就是所谓的文身吧？

青井 我是在眉毛上文了 Artmake，色素进入得没有文身那么深，过 2 ～ 5 年就逐渐变淡了。做眉毛不太疼。

如果有机会我也想把鼻子再隆高两毫米，另外，随着年龄增长皮肤越来越下垂，拉皮手术也一定要做。

渡边 中村女士的费用是多少？

中村 因为我是提参考意见的顾客评论员，所以没花费用。高梨诊所的一般价格是：拉皮手术 70 万日元；注射肉毒素 1 次 52500 日元，要注射 2 ～ 3 次；注射透明质酸 1 次 94500 日元，要注射 3 ～ 4 次；埋没法 63000 日元。

渡边 柿沼女士呢？

柿沼 一共是 200 万日元左右。

渡边 这可是一笔不小的支出……

柿沼 可是，这钱花得最高兴了。（笑）

渡边 变美的喜悦是什么东西都无法替代的。另外，中村女士一共接受了几个手术？

中村 这个……这个……连我自己都忘了。（笑）首先，把线穿过上眼皮做成双眼皮的埋没法手术和用手术刀做双眼皮的切开法手术各做了 1 次，注射透明质酸和肉毒素次数太多

曾经做过的美容手术／今后想做的美容手术

共计 2500 人

项目	做过手术的人	想做手术的人
用激光祛除色斑、雀斑等	5.7%（142 人）	28.8%（720 人）
为了显年轻注射骨胶原、透明质酸等	1.3%（33 人）	16.7%（417 人）
用化学制品、美白换肤化妆品恢复年轻	3.9%（98 人）	15.5%（388 人）
通过吸脂等减肥、修正体形	0.9%（23 人）	13.7%（342 人）
通过祛除眼袋和皱纹恢复年轻	0.6%（16 人）	10.6%（264 人）
在脸上动刀做双眼皮等	1.3%（33 人）	5.7%（142 人）
放入硅胶等垫高鼻梁，突出下巴，改变脸形。	0.2%（6 人）	2.6%（66 人）
其他	1.7%（43 人）	1.1%（27 人）

（据：Pola 文化研究所 2006 年调查）

做过美容手术的人所占的比例还很低，但都有某种程度的兴趣。在欧美等地接受美容手术成了一种身份象征。

就不计算在内了，做了两次拉升面颊的拉皮手术。另外还做了1次“午休拉皮”，一种把线放进脸颊和眼睛的下面拉紧的手术。1次把小眼角提拉上去的眼部提升手术，还有就是丰胸和吸脂，吸脂分为上腹部和下腹部，各做了1次。另外还给眼睛的泪袋注射透明质酸让它鼓起来，给屁股上也打了透明质酸，只有鼻子没做。

渡边　吸脂是把很粗的针扎进肚子吗？

中村　打了麻醉我睡着了，但回头看当时为了采访拍下的录像，一个很大的注射器模样的东西在那里抽，因为黄色的脂肪里混着血，所以是橘黄色的，只见脂肪被吱吱地吸进去。

渡边　有了戏剧性的变化？

中村　肚子瘪下去了，现在诊所的医生劝我做下巴下面的吸脂，我现在还没动下巴。一被别人这样劝，或者一听说有了什么新技术，我就跃跃欲试。（笑）

渡边　丰胸手术是从什么地方把袋子放进去呢？

中村　我那时候是从腋下放进去的。稍微切开一点儿，把硅胶的袋子塞进去。

渡边　是肌肉下面吗？

中村　不，我是肌肉上面，放进大胸筋和乳腺之间。一般认为放进大胸筋的下面的话，生了孩子喂奶的时候不会影响乳腺。不过，一则是因为我也不会再生孩子了；二则，放进大胸筋的下面比放进上面手术还要大，休养时间太长了。还因为术后的疼痛也厉害，所以我就选择了肌肉的上面。

渡边　手术后胸部的大小和自己希望的一样吗？

中村　这要看你和医生怎么商量了，你就是说：“请给我做成F杯！”医生也可能会说：“皮肤拉得太紧了，不行。看您的皮肤，只能放进这么大的袋子。”

渡边　接受了丰胸手术以后触感有变化吗？

中村　我觉得敏感程度没有下降，（笑）只不过自己摸一摸感觉有点儿凉，尤其是到了冬天。因为里面就像放进了保冷剂。丰胸手术之后必须要按摩，不然的话就会产生拘挛，硅胶袋子这个异物的周围好像会产生疮痂一样的膜。因为那种按摩很疼我懒得做，所以稍微有点儿硬。

渡边　按摩要坚持多长时间？

中村　术后 1 周或两周左右吧。

渡边　中村女士有了戏剧性的变化，在杂志和著作中将这些变化发表了出来。柿沼女士和青井女士接受了面部整容手术以后没让周围的人感到惊讶吗？

柿沼　我本人非常满意自己的变化，没想到没有引起周围人的注意，（笑）虽然有几个人对我说："您比以前年轻了啊。"但没有一个人注意到我整容了。

青井　我做了双眼皮和隆鼻手术，但没有一个人注意到。

中村　人们都不像看自己的脸一样看别人的脸，就连对方整容前的脸都会忘掉。自己对自己那张具体而真实的脸的记忆都会模糊，甚至忘记。所以在看过去的照片的时候会"啊"的一声叫起来。（笑）

渡边　吓一大跳。（笑）

中村　比如说脸肿了、受伤了，这些负面的变化大家都会注意，变漂亮了这种正面的变化周围的人却不会注意到，顶多说"你瘦啦""变清爽了"什么的。

青井　别人经常问我："你是不是换妆了？"

渡边　反过来说，各位是不是因为体验了整容，所以能看出来别人也整容了？

中村　能看出来。看电视的时候一眼就知道哪个演员整容了。（笑）

青井 不可思议的是做过整容的人总能觉察出别人也整容了。

渡边 一般来说，很多人即使有全身美容的经历，对美容整形还是感到踌躇畏缩。关于全身美容大家怎么想？

中村 说白了，全身美容赶不上美容整形的速效性。不管是祛除面部皱纹，还是提升面部，美容整形都会有戏剧性的改变。另外，全身美容要去好几次，结果还是要花几十万日元，我觉得还不如一开始就动刀。

渡边 时间和金钱的花法还有一个观念的问题。现在我请教一下安全方面的问题，美容整形经常会发生纠纷，做手术之前医院让你们写什么书面的东西了吗？

青井 让写了，但是内容记不太清楚了。

柿沼 我也记不清楚了，我记得是写了。

渡边 美容整形不属于一般医疗保险的范围，如果出现了医疗事故就会产生问题。大家都取得了成功，其中或许也有失败的人，是不是有很多人担心这一点？

中村 我认识两个整容失败又重做的人。

渡边 那两个人接受的什么手术？

中村 一个是鼻子，另一个是胸部。

渡边 提起诉讼什么的了吗？

中村 没有。鼻子这类的，不是还有一个审美眼光的问题吗？如果是明显的奇怪变形，当然可以成为诉讼的对象，手术以后说什么："我没打算做成这样的鼻子。"也不能说责任全在医生。诊所方面也不理会，最后只能去别的诊所把放进去的东西拿出来再把别的东西重新放进去，最后花了两倍的钱，我想这样的情况很多。

渡边 做胸部手术的那位也是同样的情况吗？

中村 袋子的大小和原来胸部的大小不合适，乳房成了两层，就中村兔女士的“旧貌”与“新颜”

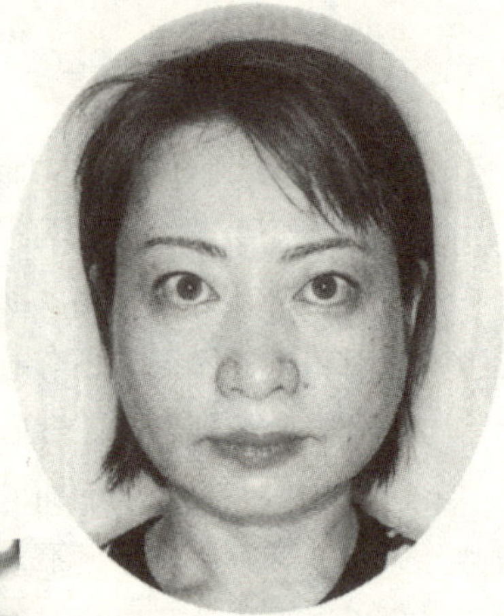

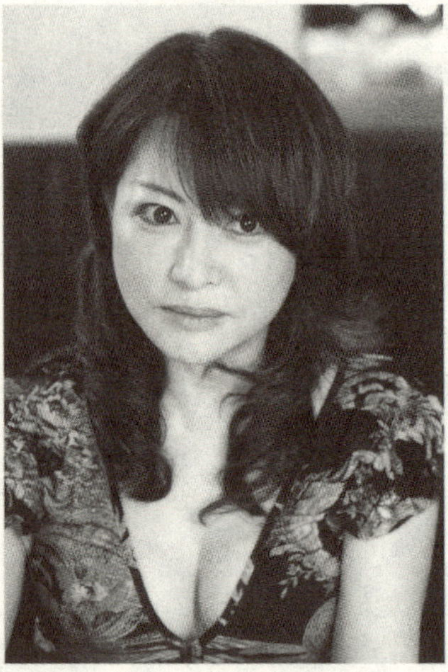

上面是整容前2002年7月的中村兔女士，下面是收录本座谈会时（2008年2月）的中村女士。先后做过双眼皮手术、透明质酸和肉毒素注射、拉皮，还接受过丰胸手术和吸脂手术。

像圆形年糕那样。还是去了别的诊所，重新放进去了一个适合自己的袋子。

渡边 经历了美容整形，心理方面有什么变化吗？

青井 化妆的时间缩短了真让我感到轻松，以前化妆太费事了。（笑）从这个意义上讲，心情也轻松了很多。

柿沼 每次照镜子也不再那么忧郁了。

中村 我既不喜欢别人夸奖我的脸，也不喜欢别人贬低我的脸。被贬低就会受伤，被夸奖也不舒服，心想为什么女人非要被说漂亮还是难看。虽然大家都说："整容以后有自信了吧！"但根本不是这么回事。整容整到这个程度，我觉得那不是自己的脸，即使别人夸奖你的脸，那也是诊所医生的功劳。（笑）别人怎么看自己？因为容貌问题往往也有一种自卑感，这又和自尊心非常复杂地缠绕在了一起。但整容之后感觉自己被解放了。

渡边 您说得对！

中村 不过，因为美容整形是一种全新的医疗，比如肉毒素注射，还不知道真的有没有副作用，或许不光是好事儿，这一点应该清楚地告诉大家。

渡边 这非常重要！

中村 但我想得很乐观，我要是老了皮肤下垂的话再把它提上去就是了。（笑）

柿沼 不过，对整容后的自己感到满意，每天心情愉快，我觉得这钱花得最值。花在手术上的钱确实很多，但按天算的话也没多少。不过应该在心情很迫切的时候做。还有一个就是要找一个值得信赖的医生。

渡边 有什么分辨好医生的方法吗？

中村 咨询很重要。如果医生说这样做吧，你就要好好问问："有什么副作用？”“这里成了这样的话这里会成为什么样？”还有，一定要请教第二种方案。

渡边 没弄明白就随便点头，事后又发牢骚说知情确认书什么的，那就成了另一码事。从咨询阶段就应该好好问清楚。

中村 是啊，全都交给医生，求医生：“把我整成美女！”“让我变年轻！”都是事后纠纷的原因。

渡边 您的意见很尖锐啊。最近好像男性患者也很多。

青井 以为全是女的，到了医院一看，竟然还有男士，吓了我一跳。有30%左右，而且中年男士很多。

渡边 我属于美容整形承认接受派，在老龄化社会里，尤其是抗衰老的需求今后会增加，技术也会更进步。谢谢大家宝贵的谈话。

第九章　糖尿病

医师对谈　河盛隆造 医师

比癌症更可怕的糖尿病的最新治疗和预防方法

尽管我们对糖尿病并不陌生，但是对于糖尿病的误解和偏见很多。一旦患了糖尿病，一辈子都要控制饮食、注射胰岛素，所以不少人总是战战兢兢、惴惴不安。要是对糖尿病置之不理，就可能导致失明，甚至有生命危险。但实际上，如果早期接受正确的治疗，糖尿病患者也绝对用不着悲观失望。

顺天堂大学附属医院副院长河盛隆造医师是日本糖尿病治疗方面的最高权威，我们在此向河盛医师请教有关糖尿病的基础知识和最前沿的治疗方法，另外还有糖尿病的预防方法。

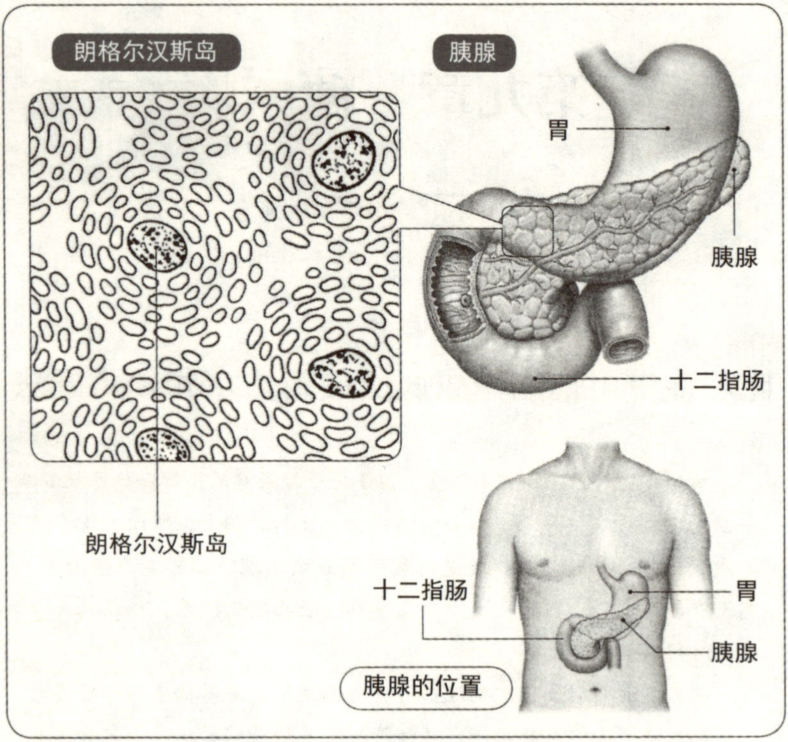

胰腺位于胃的内侧，生产消化食物的酶和控制血糖的胰岛素等激素。除了生产消化液的细胞之外，胰腺的组织里还分布着细胞的集合体。因为看上去就像岛一样，所以就采用发现者的名字命名为朗格尔汉斯岛。胰岛素是由里面的β细胞制造出来的。

渡边 首先请您给我们讲一讲糖尿病是一种什么样的疾病。

河盛 胰腺这种器官即使有病变也很少有自觉症状，所以被称为“沉默的器官”，但它是一个非常重要的内脏器官。胰腺上分布着“岛”状组织，上面聚集着分泌胰岛素的β细胞等。这种岛以发现者的名字命名为朗格尔汉斯岛。胰岛素是一种调节血糖数值的重要激素，关于它我们回头会详细说明。糖尿病就是病人体内不再分泌胰岛素，或者即使分泌量也很少，肝脏和肌肉上的胰岛素作用下降，导致血糖数值异常高的一种疾病。

渡边 糖尿病有“1型”和“2型”吧？

河盛 是的，糖尿病大体可分为1型和2型。1型糖尿病在人小的时候也能够发病，不是所谓的生活习惯病，是一种制造分泌胰岛素的β细胞被破坏，根本无法分泌胰岛素的疾病。如果得了1型糖尿病，只能依靠持续的有规律的皮下注射来补充胰岛素，否则就不能维持生命。

这种疾病的原因是免疫细胞因为病毒感染等把自身的β细胞误认为是异物而对其进行攻击，也就是一种所谓的自身免疫疾病。

渡边 好像很多人认为1型糖尿病是一种遗传疾病，但实际发病的原因是因为病毒感染，等等，而并非来自遗传，是吗？

河盛 1型糖尿病因为婴幼儿时期也会发病，所以很多人认为它来自遗传，但实际上存在遗传倾向的是2型糖尿病。

渡边 看来人们对此有误解！

河盛 2型糖尿病是摄入热量太多给胰脏增加了负担，结果胰岛素的分泌量减少、分泌出来的胰岛素作用下降而引起的疾病，是一种因为肥胖等导致胰岛素的糖处理能力下降而发病的典型生活习惯病。

渡边　请您通俗易懂地讲解一下胰岛素和血糖值的关系。

河盛　所谓血糖值指的就是血液中葡萄糖的浓度。一个健康的人，即使暴饮暴食，他的血糖也会维持在一定的范围内。对其进行调节的就是从胰脏中分泌出来的胰岛素。胰岛素把血液中的葡萄糖纳入细胞中作为能量使用，其结果就是将血糖一直维持在正常范围内。

吃过饭血糖就会上升，于是胰岛素瞬间分泌出来，把葡萄糖纳入肝脏和肌肉中，血糖会很快回到原来的水平。多余的葡萄糖和脂肪会通过胰岛素的作用被纳入脂肪细胞里。

渡边　如果连续暴饮暴食，胰岛素就会不断分泌出来，结果给胰脏带来负担是吗？

河盛　是的，其结果就会引起糖尿病。如果患了糖尿病，胰岛素不能正常分泌，就不能把葡萄糖纳进细胞内，结果就造成血液中葡萄糖含量过多的状态。

血液中一旦葡萄糖过多，血流就变得黏黏糊糊，血管堵塞，血管壁变脆，引发各种各样的症状。

渡边　原来如此！

河盛　人类的历史原本是和饥饿搏斗的历史，如何靠一点点粮食活下去，一直是过去生活的主题。如果血糖低人就无法活动，遇到猛兽袭击遭遇生命危险时，“肾上腺素”“糖皮质类固醇”和“胰高血糖素”这些激素就会分泌出来，葡萄糖从肝脏中被驱赶出来，血糖上升，人就可以和野兽搏斗或者逃命。

渡边　过去的人们是不是不怎么用到降低血糖的激素？

河盛　正是这样。提高血糖的激素有好几种，但降低血糖的激素只有胰岛素这一种。因为现在是一个营养过剩的时代，生活在这个时代的现代人既不运动，又吃得太多，蓄积了太多的脂肪，结果糖尿病患者就增加了。

渡边 这么说的话，糖尿病可是一种典型的文明病啊！日本现在有多少糖尿病患者？

河盛 据估计现在日本的糖尿病患者有大约1000万人。

渡边 太惊人了！

河盛 二战刚结束那段时间日本没有多少糖尿病患者，即便有刚才说的2型糖尿病的患病因素，也就是说有易患糖尿病的遗传性体质，但因为当时谁都不会吃得过多或运动不足，所以没有几个人患上糖尿病。但是这50年患者增加了50倍。

渡边 50倍！

河盛 短短50年日本人的遗传基因不会改变，但是生活环境改变了。

渡边 这是生活富足带来的疾病啊！糖尿病的症状都有哪些？

河盛 “喉咙干渴”“拼命喝水”“厕所跑得勤，半夜起夜的次数增多”“因糖尿病视网膜病变眼睛不好”等是经常提到的症状，不过这些都是病情已经相当严重以后的症状，我们必须把糖尿病视作“没有症状的疾病”。

渡边 所以人们常常把糖尿病搁在一边。没有自觉症状意味着要想发现糖尿病只有接受体检了，如果被诊断为血糖高，之后要接受什么检查？

河盛 检查前12个小时不能进食，第2天上午9点空腹测量血糖，如果数值超过了126mg/dl就属于糖尿病，如果109mg/dl以下就属于正常，110mg/dl到125mg/dl之间属于临界型糖尿病。为了做更精密的检查，给患者做葡萄糖耐量试验，让患者喝下葡萄糖，在两小时内观察血糖的变化。

渡边 看人体对葡萄糖的处理能力吗？

75g 口服葡萄糖耐量试验的判断标准

	从静脉抽取的血浆的血糖值	
空腹时	110mg/dl 以下 并且	126mg/dl 以上 或者（及）
两个小时后	140mg/dl 以下	200mg/dl 以上
判断	正常型	糖尿病型

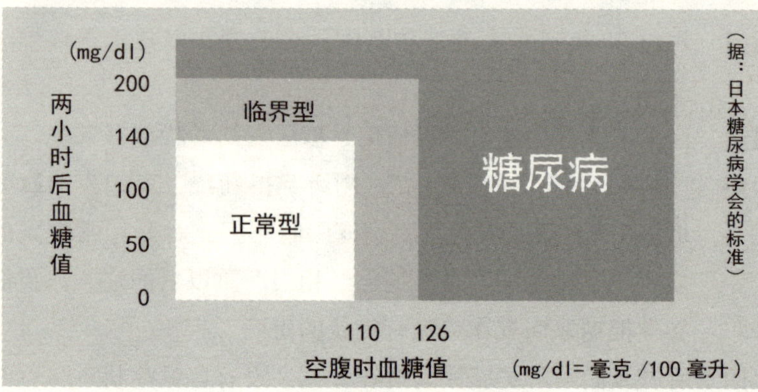

糖尿病的精密检查所采用的判断标准。空腹时喝下溶有 75g 葡萄糖的水，然后测量两个小时后的血糖值，诊断是“正常型”“临界型”，还是“糖尿病型”。

河盛 是的，早饭前空腹测量完血糖以后，让患者喝下溶有 75g 葡萄糖的水，然后观察 30 分钟后、1 小时后和两小时后的血糖，同时进行尿液检查，在喝葡萄糖水前、1 小时后和两小时后分别采集尿液，化验有无尿糖出现，这是标准的检查方法。

渡边 通过血糖就可以知道是不是糖尿病吗？

河盛 血糖在空腹时低，吃了东西就会升高，然后下降，血糖每分钟都在变化。

以前只知道患者前来检查时的血糖，所以如果患者前一天没怎么吃晚饭，他的血糖就会低。

渡边 那样就漏掉了。

河盛 但是二十多年以前确定了一种测定“糖化血红蛋白”（GHbA1c）水平的检查方法，通过这种检查可以知道从两个月前到抽血时的平均血糖。现在一般的体检都包括这个指标。糖化血红蛋白从 4.3% 到 5.8% 为正常值，即使早饭前上午 9 点的血糖在 100mg/dl 以下，如果糖化血红蛋白超过了 5.9% 也证明有时候血糖异常高。

渡边 患者想隐瞒真正的病情也隐瞒不了了！

河盛 如果医生告诉你“有癌症的嫌疑”，大家一定会去认真接受精密检查，但糖尿病、高血压、高血脂这些病即使早早发现了人们总也不去接受治疗。我觉得再也没有比糖尿病更让人轻视的病了。

渡边 确实，即便检查结果是“临界型糖尿病”，也有很多人觉得没什么大不了的。

河盛 身体的状态从正常到疾病一直在连续变化，但是如果不画出一条线，就没法进行诊断。

因此，如果我们根据糖耐量试验的结果来决定“这个正常”“这个是糖尿病”，那么中间就会出现一个“灰色地带”，就是被称为临界型糖尿病的地带。正因为有这么一个模棱两可的暧昧地带，很多人就很不重视，觉得“还不是病”。

渡边　即使是临界型糖尿病，如果置之不理也会造成严重的后果。

河盛　是的，在临界型时期没有严重的症状。但是因为血液循环变差，引起心肌梗死和脑梗死的动脉硬化往往会持续加重，所以不能掉以轻心。

渡边　如果对糖尿病置之不理，还会出现眼底出血眼睛失明吧？

河盛　如果对糖尿病置之不理，遍布在视网膜上的毛细血管就会变脆、堵塞，引起出血。这种疾病叫作糖尿病视网膜病变，每年有 4000 人因此失明。

渡边　如果糖尿病加重，还会出现其他什么症状？

河盛　很多人尽管能吃能喝，可是 1 个月瘦了 5 公斤。因为胰岛素作用不够，吃下的东西长不到身体上去。如果持续高血糖，尿糖就会大量出现。另外，糖尿病成为一个导火索，有人会因此患肾功能不全。肾脏是过滤血液制造尿液的内脏器官，如果长期高血糖，肾脏血管就会产生障碍导致过滤功能下降。一旦肾脏功能降低就只能接受“人工透析”，通过机械来净化血液，不然的话就会失去生命。

渡边　糖尿病真是百病之源啊！人们常说患了糖尿病就会阳痿，是这样吗？

河盛　勃起功能不全是糖尿病神经障碍的症状之一，在我的医院里也有很多患者开伟哥。和眼睛、肾脏一样，血糖越高，患病时间越长，就越容易产生神经障碍。

渡边　虽然都叫糖尿病，实际上范围非常广啊！

河盛　比如说，我所在的顺天堂医院有 1020 张病床，其中有几位是专门为了治疗糖尿病住院的患者。我查病房时要巡诊将近 100 名患者，为什么？有的人是要做心脏或癌症手术，有的人是心肌梗死或脑梗死，等等，所有的病情都有糖尿病，所以我们也要加入队伍中进行改善血糖的治疗。

渡边 如果血糖高手术就很难做是吗？

河盛 如果血糖高，手术后伤口的恢复就慢。另外，手术后感染的风险也会增大。

渡边 越听越觉得糖尿病很麻烦！那么，糖尿病和遗传之间有什么关系？

河盛 运动不足和肥胖不是糖尿病的原因而是糖尿病的“导火索”。如果父母中有一方是糖尿病，那么一定要注意不要患上 2 型糖尿病。

渡边 也就是说 2 型糖尿病会遗传？

河盛 因为导致 2 型糖尿病的遗传基因尚未搞清楚，所以还不能肯定 2 型糖尿病会遗传。饭后血糖升高的时候原本会瞬间分泌足够的胰岛素，但是有些体质胰岛素只能慢慢腾腾地分泌出来，这种体质会遗传，这一点几乎是毫无疑问的。

渡边 也就是说存在易患 2 型糖尿病的这种人是吗？

河盛 是的。即便属于这种体质，肝脏和肌肉也会巧妙地利用数量有限的胰岛素来适当处理血液中的葡萄糖，这期间不会患糖尿病。但是如果肝脏和肌肉中脂肪堆积，用数量有限的胰岛素难以处理葡萄糖，就会成为高血糖，最后被诊断为糖尿病。

渡边 是否可以认为 1 型糖尿病和遗传根本没有关系？

河盛 胰岛素是从胰腺中的β细胞（以下称为胰岛β细胞）中分泌出来的，如果是 1 型糖尿病，那种β 细胞因为病毒感染等原因被破坏，根本不能分泌胰岛素。人们都知道什么样的体质容易患自身免疫疾病。

糖尿病治疗药物作用的部位

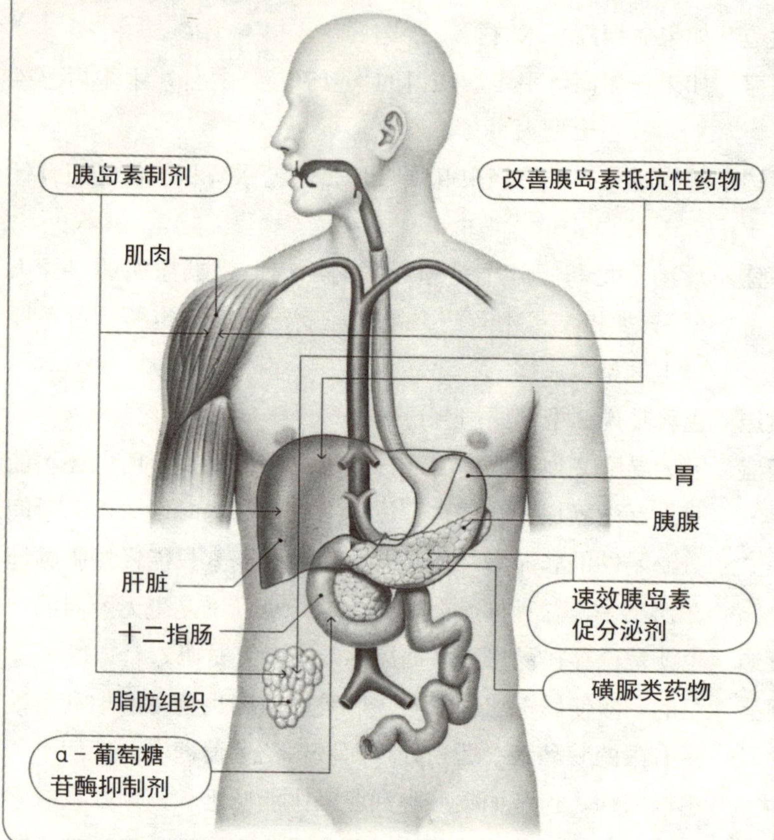

糖尿病的治疗方法里面有口服药和胰岛素（制剂）注射两种方法，作用于内脏器官和脂肪组织以及肌肉等降低血糖值。提高胰岛素自身作用的药物是“改善胰岛素抵抗药物”，促进胰岛素分泌的药物是“磺脲类药物”和“速效胰岛素促分泌剂”。“α－葡萄糖苷酶抑制剂”延缓十二指肠的糖质吸收，防止血糖值急速上升。

渡边 我们彻底明白了1型和2型的区别。另外，人们有一种强烈的印象就是糖尿病一旦发病就会迅速恶化，是一种“不治之症”。

河盛 我不认为“糖尿病是慢性疾病”，通过饮食疗法，养成定期运动的习惯，患者依然可以活得朝气蓬勃，有时候仅吃了1粒药病情就可以得到迅速改善。我见过好几个病例，一开始给他开点儿药，1周以后让他来检查，测一下血糖，结果发现戏剧般地变好了。

渡边 或许有人对这一点有误解吧。

河盛 现在在糖尿病治疗上使用各种各样作用不同的药物，比如说有一种药物叫作 α－葡萄糖苷酶抑制剂，如果在饭前服用，可以减弱分解糖质的酶的作用，延缓糖质的消化和吸收。服用了这种药物，血糖只能在饭后慢慢上升，即使胰岛素的分泌缓慢也能够很好地处理糖质。日本有150万人使用这种药。

近年来还经常使用改善胰岛素抵抗性药物，这种药物作用于肝脏、肌肉和脂肪细胞，使之有效地利用有限的胰岛素来控制血糖。也有的药物（速效胰岛素促分泌剂）可以作用于胰岛β细胞，促使胰岛素快速分泌。

渡边 从过去来看真是进步很大！

河盛 “改善胰岛素抵抗药物”和“速效胰岛素促分泌剂”等是日本发明的药物，在全世界都深受好评。有一种药物叫作SU药物（磺脲类药），一直被应用于糖尿病治疗。这也是一种作用于胰岛β细胞的强力促胰岛素分泌剂。

渡边 是吗？

河盛 现在引起关注的是能够增加分泌胰岛素的胰岛β细胞的药物，如果患了2型糖尿病，胰岛β细胞就会减少。这种药物可以阻止胰岛β细胞的减少，有恢复胰岛β细胞的作用。

渡边　如果服用了这些口服药还不见好转的话就需要注射胰岛素了吧？

河盛　是的。胰岛素是加拿大多伦多大学在1921年发现的，我曾经在多伦多大学留学，现在还兼任这个大学的教授。自从发现胰岛素以后，胰岛素注射挽救了许许多多糖尿病患者的生命。

渡边　不过，这种注射要坚持一辈子，也有很多患者认为这是一种负担吧？

河盛　但是今天的胰岛素注射和过去的注射相比已经完全不一样了，现在的针变得非常细，如果再细可能碰到皮肤就折断了，所以疼痛只有一点点。另外，过去注射液必须放进冰箱里保存，冰凉的注射液刺激性很强，所以注射很疼。但是现在注射液可以常温保存了。

注射器也变成了钢笔型，非常便于携带。也就是说患者的负担已经大大减轻了。

渡边　我也见过钢笔型的注射器，极其简单的设备，非常便于携带，让我很吃惊。

河盛　也有的医生尽量避免注射胰岛素。不过，尽管现在医学已如此进步，还是有很多患者不能享受医学进步的好处。

渡边　也有人一听说打针就害怕吧？

河盛　很多人认为注射胰岛素是最后的手段，但我认为绝非如此。如果接受了正规的治疗，很多情况下以后就不用注射胰岛素了。

渡边　也有人认为一旦注射了一次胰岛素就会产生依赖性吧？

河盛　是的，不久之前情况也的确如此。但是，因为胰岛素制剂取得了令人惊讶的进步，可以停止胰岛素注射的患者越来越多。通过正确的胰岛素注射，如果能够维持和健康人一样的血糖状态，疲惫不堪的胰岛β细胞就能够得到休息，很多时候胰岛素的分泌量可以恢复。

渡边 胰岛素制剂是怎样制造出来的？

河盛 自从发现胰岛素以来，都是从牛和猪的胰脏中提取胰岛素用在人身上。但是近年来即使让全世界的畜产业者提供牛和猪的胰脏也不够用了。我听说，战争年代因为日本不能够进口胰岛素，曾经提取使用过鲸鱼的胰岛素。

渡边 从鲸鱼身上提取胰岛素？

河盛 但是现在通过应用转基因技术，想制造多少胰岛素就可以制造多少。最初使用大肠菌，现在使用酵母菌来扩大产量。

渡边 也就是说，只要有酵母菌，胰岛素想制造多少就能制造多少是吗？

河盛 理论上是这样。猪和牛的胰岛素和人的胰岛素氨基酸的构成稍有不同，如果长年使用，体内就会产生抗体，胰岛素的功效常常会变差。但是现在使用的胰岛素氨基酸构成和人的胰岛素完全相同，所以这个问题也解决了。

渡边 太棒了！

河盛 近来随着研究的不断深入，出现了各种药物，有的可以让人的胰岛素发生变化，皮下吸收非常迅速；有的胰岛素制剂恰恰与此相反，可以被缓慢地稳定地吸收。

渡边 真了不起！比人的胰岛素还要好啊！

河盛 所以我称之为超级胰岛素。

渡边 用超级胰岛素也能治好阳痿吗？

河盛 要看进展程度和严重程度，但是得以恢复的病例很多。

即便是1型糖尿病患者，如果从小就坚持注射胰岛素控制好血糖的话就不用担心什么。不少患者也有了孩子，眼睛和肾脏都没有变坏，正常生活了四十多年。即使患了糖尿病，如果能尽量把血糖保持得和健康人一样，也不会产生问题。

渡边　那些害怕打针不愿治疗的人需要马上纠正自己的看法。

河盛　如果把糖尿病搁置 10 年，即使后来我们拼命去治疗，因为眼睛、肾脏和神经已经出现了问题，所以医生也束手无策、无计可施，实际上就有这样的患者。

渡边　就是说早期就开始治疗非常重要。注射胰岛素的同时，饮食和运动方面也要有所要求吧？

河盛　那些被诊断为糖尿病而且因为肥胖没有运动习惯的患者，我们让他们住院 1 周，医师、护理师、营养师和药剂师陪伴左右，给他们讲解糖尿病，告诉他们应该怎样过日常生活。我们称其为“住院教育”。

渡边　就是说治疗糖尿病绝对不能光靠药物。

河盛　是的。原则上是先采用饮食疗法和运动疗法，然后才采用药物疗法。

渡边　就是要和糖尿病和平相处。

河盛　我总是告诉患者即使被诊断为糖尿病也不要绝望，只要本人好好坚持治疗就能生活得和普通人一样。

渡边　所谓饮食疗法是一种什么方法？

河盛　一说起糖尿病饮食可能很多人就会联想起那些毫无味道的饭菜，但是只要能够好好控制血糖就没有什么不能吃的。希望患者朋友对每一顿饭感兴趣，成为一个“美食家”。

渡边　即使患了糖尿病也用不着心灰意冷，意志消沉。

河盛　正是这样。因为刚才也说过了，即使开始注射胰岛素也没有必要注射一辈子。

我总是向患者保证：“先用 3 个月吧！ 3 个月以后就能够

停止注射胰岛素改回口服药了。”结果血糖改善了，然后再用一点点药物就解决了问题，实际上这种情况非常多。不过，大约20%的患者就是过了3个月也不能停止胰岛素注射，这也是事实。

渡边　有的人血糖总是降不下来。

河盛　这种情况下我会向患者道歉：“真对不起！再用一段时间吧！”但是，到那个时候患者对注射胰岛素的印象已经改变了，他们发现既不疼痛又随时随地可以简单注射。还有这种情况，我们告诉患者：“已经可以停止注射胰岛素了。”患者反而说：“还是使用胰岛素的时候血糖好，也不怎么费事，我再坚持一段时间。”

渡边　下面向您请教一下有关糖尿病的预防方法，导致血糖升高的原因之一就是吃得过多吧？

河盛　是的，切忌吃得过多，特别是“加餐”吃得过多最不好了。每次加餐，忠于职守的胰脏就会勤勤恳恳地分泌胰岛素让血糖下降。

如果经常吃得过多，连续加餐，就会变成脂肪肝和脂肪肌，于是胰腺负担加重，肝脏和肌肉上胰岛素的工作变差，血糖就不能降下来。

渡边　适度的运动可以让蓄积的脂肪燃烧，血糖下降。胰腺的负担也可以减轻，所以为了不患上糖尿病，运动很重要。

河盛　您说得很对！缺乏运动的人肌肉里面脂肪堆积，就像雪花牛肉那样。这样一来胰岛素的作用就会减弱，不能将葡萄糖纳入细胞里。

渡边　人身上的“雪花肉”吗？即使成了“雪花肉”，如果能够通过运动减少肌肉里面的脂肪，血糖就会下降。但让那些没有运动习惯的人马上去运动，他也很难……

河盛 是这样，真的要开始锻炼也并非那么简单。那些被诊断为糖尿病的人很多人根本没有运动的习惯。

渡边 日本的工薪阶层在公司里被当作牛马使唤，根本没有时间去运动。

河盛 一来是没有运动时间，二来是辛苦一天晚上已是精疲力竭，所以即使勉勉强强去了体育馆，反而会对身体不好。不习惯运动的朋友突然之间下班回家后开始游泳什么的就会给心脏带来负担。

还有，常有人说不要坐电梯最好爬楼梯，这一点也希望大家注意。慢慢爬楼梯没什么问题，但是如果小跑似的下楼梯给膝盖带来的重力会超过体重的3倍，结果就会损伤关节。楼梯可以慢慢爬，但绝不能跑着下。希望肥胖的朋友务必注意这一点。

渡边 这么说，普通的工薪阶层就是想运动也只能走走路了。不过，如果让他马上走路锻炼也挺困难吧？

河盛 也许大家觉得意外，实际上在东京生活的人比在农村生活的人走路走得更多。

如果在城市里生活，坐火车，乘地铁，常常需要换车。坐火车换车的时候车站里常常有台阶，有时候还要走长长的站台，这样的话走路的里程就多了。

渡边 确实，在都市里生活要走很多路。

河盛 但是如果在农村生活，很多人一天走的路不到1000步，1千米。为什么呢？从家门口开车到了田间地头马上就坐到拖拉机上去了。

还有，吃饭的时候不管白天还是晚上都是坐在家里一边看电视一边慢慢享用，几乎就不消耗什么能量。再加上到了农闲季节，人们两三个月都不出门，这些人走路惊人地少。

渡边 应该怎样对他们进行生活指导呢？真够头痛的！

河盛 我常常告诉他们："请您首先延长站立的时间！"

渡边 光站着就行吗？

河盛 能抽出时间锻炼的人不多，但是延长站立的时间总还是可以的吧？我们日本人一天之内站立的时间非常少。

渡边 听您那么一说，还真是这样。

河盛 有一份来自美国的报告说，他们制造了一种能够 24 小时监视人体活动的设备，对胖人和瘦人的日常生活进行调查研究。结果发现，吃相同热量的饭，24 小时里都在床上躺 8 个小时，但这些人里面有的肥胖有的就不肥胖，要说两者有什么区别，那就是瘦人站立的时间比胖人多了两个半小时。

渡边 仅仅站着就能消耗不小的能量吗？

河盛 是的，站两个半小时和坐两个半小时，能量的消耗量要差 350 千卡。这相当于两碗米饭的热量。根据这份调查结果，我总是建议患者朋友："请先延长您的站立时间！"

渡边 光站立就行的话看上去简单易行。

河盛 我三番五次地劝说一位老板要多站立，后来听说董事会都站着开。在那以前会议要开 1 个多小时，现在大家都不说废话了，会议也能早早结束了。（笑）

渡边 那些无谓的时间都节省了，可以说是一举两得！

河盛 站着的时候为了承受全身的重量肌肉会进入紧张状态，热量的消耗就会加大。

渡边 这对家庭主妇或许也有参考价值。

河盛 我建议主妇朋友们增加站着看电视的时间。

渡边 为了不得糖尿病先要站着。

河盛 正是这样。稍微改善一下日常生活就能够轻松预防糖尿病。

但是正因为众人不把糖尿病当回事儿，认为不是什么大不了的病而付之一笑，不去改变生活习惯，糖尿病才慢慢地但是确确实实地走向恶化。

渡边　饮食疗法怎么样？一旦患了糖尿病就必须控制饮食，很多人为此感到沮丧，意志消沉，萎靡不振。

河盛　人们有一种印象就是“糖尿病的饮食应该是粗茶淡饭”，绝对不是这么回事儿。刚才也说过了，我常说如果得了糖尿病就“要做一个美食家”，“更加关心吃饭，吃什么应该吃多少，一定要注意饮食平衡！”

平时我们总是无意识地去吃饭，今天早上吃的什么，好吃还是不怎么好吃，我们马上就忘记了。这可不行，如果能关注饮食成为一个美食家，糖尿病常常也就变好了。

渡边　是要考虑自己吃的东西含有多少热量吗？

河盛　从结论来看就是这样，但是不要把事情考虑得这么死板，你可以想“今天好吃的东西吃多了，明天吃饭少吃点儿”“这个星期宴会接二连三，下个星期就忍忍吧”，可以以星期为单位调整饮食，根据情况以月为单位也未尝不可。

我还常常告诉患者，为了和糖尿病友好相处“要心情舒畅地轻松地去考虑它”。

渡边　这种想法对于非糖尿病人也是必需的。

河盛　您说得很对！为了维持健康，所有的人都应该更加关心自己的饮食。天天大吃大喝，体重肯定会增加。

肥胖不仅会成为糖尿病的导火索，也会成为癌症和心脏病等严重疾病的原因。每天早晨称体重也很重要。

渡边　虽然都叫作控制饮食，但如果不符合个人的生活方式就不会有效果。

河盛 是的。我们对患者进行饮食指导的时候，“强迫”是没有效果的。我们首先让营养师询问每位患者的饮食嗜好。如果你让早晨只吃面包的人吃米饭、酱汤，他绝对不会听你的。

渡边 酒怎么样？

河盛 如果你突然对一个好酒的人说：“请您终生禁酒！”也是不可能做到的。所以我有时候对患者说：“您现在的糖尿病的状况达不到边喝酒边治疗的程度，1个月之内请您务必戒酒！1个月以后如果情况好了我准许您喝酒。”或者和患者讲好“条件”进行治疗，告诉患者“1天顶多能喝1合（0.1升，约合0.18公升）”。如果和患者的交流达不到这种程度就不能进行有效的治疗。

渡边 光诊室里的治疗是不行的。

河盛 正是这样。即使是给患者用药，也需要掌握那位患者朋友的生活方式，什么样的药让患者怎样去服用，根据不同的阶段去做调整。

渡边 人们说精神紧张也是糖尿病恶化的原因，怎么科学地衡量这一点？

河盛 精神紧张的状态在医学上被解释为“肾上腺素”和“糖皮质激素”等激素分泌过剩的状态。

渡边 如果感到精神紧张，人体就会分泌您说的这些激素吗？

河盛 是的。身体一旦出现了紧急状况，被称为“逃跑”和“搏斗”的激素的“肾上腺素”就会从副肾中被分泌出来。比如说眼前出现了一头狮子，必须马上逃命，肾上腺素就会瞬间分泌出来，血糖上升，身体产生爆发力，可以哇哇大叫着逃命，也可以和狮子搏斗。

和胰岛素一样从胰腺分泌出来的“胰高血糖素”和从副肾

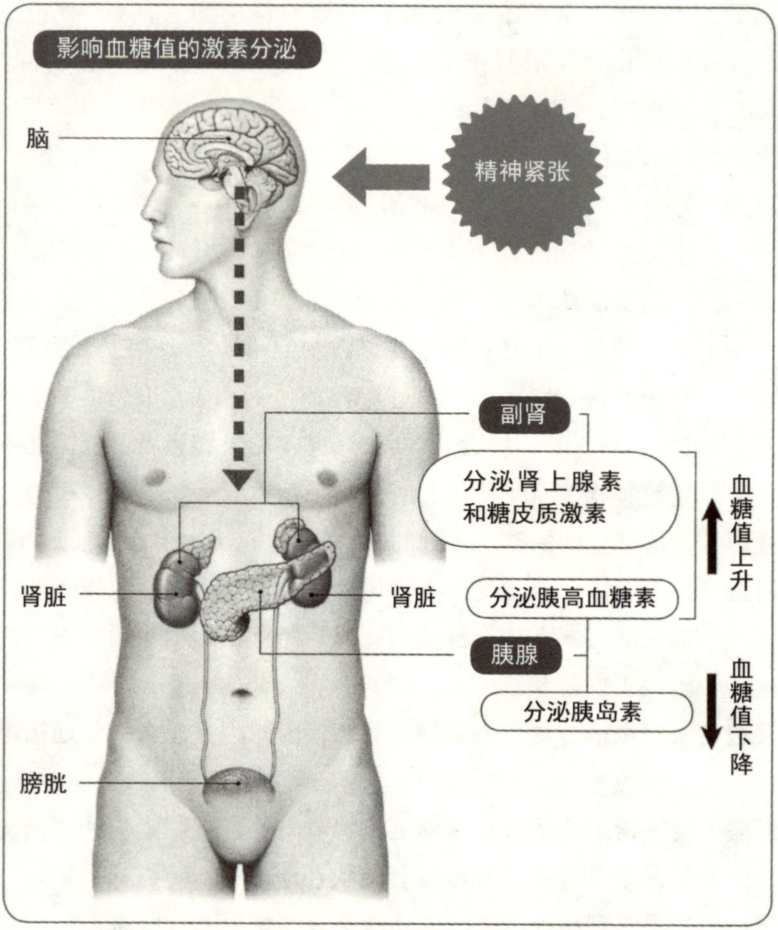

身心一旦受到紧张刺激，被称为“逃跑”和“搏斗”激素的肾上腺素就会从副肾中被分泌出来，使血糖值上升。胰高血糖素和糖皮质激素也会使血糖值上升。另一方面，使血糖值下降的只有胰岛素（从胰腺中分泌）。如果胰岛素工作不好，血糖值就不能下降，就会被诊断为糖尿病。

分泌出来的“糖皮质激素”都会作用于肝脏，把蓄积的葡萄糖提取出来令血糖升高。

如果胰岛素分泌正常，危险过去之后血糖会迅速下降。但是如果胰岛素工作不好，血糖就会居高不下。

渡边 现代人虽然不会遭遇狮子，但如果在公司或家庭里有了烦心事，肾上腺素、胰高血糖激素和糖皮质激素这些激素是不是也会同样分泌出来？

河盛 正是这样。精神紧张成为引线导致糖尿病恶化的情况一点儿也不稀奇。我问患者：“今天的检查结果血糖很高，出了什么事吗？”患者常常就会和我聊起来，要么是“工作太忙昨晚通宵加班了”，要么是“和老婆吵了一架”，等等。

渡边 接受糖尿病治疗的时候辨认可以信赖的医生的要点是什么？

河盛 您这个问题太难回答了！我也不知道可否成为答案。如果因糖尿病找一个内科医生看了好多年，血糖控制得也挺好，但这位医生从来没有向您建议“到眼科让医生给你检查一下眼底”，可能就意味着这位医生不知道糖尿病的可怕。

渡边 检查眼底看看有没有糖尿病视网膜病变吗？

河盛 视力下降的时候视网膜病变已经相当严重了，初期的糖尿病视网膜病变不会出现任何视力障碍。所以应该定期进行眼底检查看一看视网膜血管的状态。糖尿病视网膜病变如果是早期，就可以恢复视力或阻止病情加重。在治疗糖尿病方面，进行内科治疗的同时必须定期让眼科的医生详细检查眼底。

渡边 这是选择医生的标准吗？

河盛 在日本有一千多万糖尿病患者，其中大约 400 万患者接受检查或治疗，剩下的 600 万人，要么是还没有确诊，要么是干脆不接受治疗。

渡边　不想承认自己有病吗？

河盛　糖尿病确诊却不管不问当耳旁风的情况越多，糖尿病视网膜病变引起的失明、糖尿病肾病所需要的血液透析、心肌梗死和脑梗死也会越来越多。

另外，2 型糖尿病发病的年轻化也在成为问题。因为 2 型糖尿病是一种生活习惯病，所以以往几乎都是中年以上的人发病，但是如果年轻时候发病，糖尿病的患病期间就会很长，血管障碍加重的危险性也会增大。

糖尿病不是可怕的疾病，但如果不去治疗，就没有比这更可怕的病了。

渡边　所言极是。糖尿病的治疗虽然进步显著，但如果患者不去享受医疗进步的好处，这种进步就毫无意义。谢谢您！

特别对谈 小仓智昭

1天1500千卡的“美味生活”

小仓智昭简历

1947年出生于秋田县。播音员、主持人，毕业于独协大学外语系。最初在现在的“东京电视台”工作，1976年成为自由人。因解说《全世界加起来值多少？》而大红大紫，其后担任过很多热播节目的主持人。现为《特别话题》（富士电视台）主播等，活跃于电视荧屏。

小仓智昭先生被称为日本的“早晨的脸”，实际上有二十多年的糖尿病病史。37岁的时候被诊断为糖尿病，从那以后一边控制病情一边奋战在每日现场直播的第一线。

小仓先生长年累月和糖尿病友好相处的秘诀在哪里？小仓先生用现身说法告诉我们，只要勇敢面对疾病，积极治疗，就能够生活得比健康人更充实。我们今天来一个小仓先生生活方式大揭秘！

渡边　好久不见！我和小仓先生相识多年，可真不知道您是糖尿病。

小仓　周围的人都知道，但我觉得没有必要弄得人人皆知。

渡边　承蒙您特意赶来，真是非常感谢！最初被诊断为糖尿病是什么时候？

小仓　37 岁那年，二十多年前了。

渡边　什么情况下发现了糖尿病？

小仓　当时我正在担任东京电视台《家庭医学》的节目主持人，节目的形式就是每周采访一位专业医生，听医生进行讲解。讨论糖尿病的那一期，安排我用刚上市的数字式血糖计测量我自己的血糖。

渡边　然后呢？

小仓　从指尖采了一滴血量了量，医生看到我的数值的那一瞬间都惊呆了，忙喊："摄影师，先停一下！"（笑）因为医生说："小仓先生，再量一次吧！"所以就暂停录制，又测了一次血糖，结果发现血糖是 370mg/dl。医生看到这一数值的时候觉得高得令人难以置信，非常吃惊。

渡边　肯定很吃惊了。如果空腹时的血糖在 120 mg/dl 以上就会被诊断为糖尿病，您的血糖远远超过了这个数。

小仓　在那之前从来没有量过什么血糖，医生问："您父母怎么样？"我回答说："我父母和姐姐都是糖尿病。"医生说："这样的话您很有可能是糖尿病，明天到医院来吧！"医生还说："这样下去您会没命的！"

渡边　属于生活习惯病的 2 型糖尿病，遗传的可能性很大，所以医生才问您家人的病史。那个时候您已经从公司辞职自己独立了吗？

小仓　是的。29 岁那年辞去了东京电视台工作，自己独立，算起来正好是成为自由人的第 8 个年头。我单干的时候曾经离过一次婚，后来认识了现在的妻子，正在考虑结婚的节骨眼上被诊断为糖尿病。

渡边 正是要大展宏图的时候啊！

小仓 当时工作和收入都增加了，高兴得每天大吃大喝。因为是一个人生活，每天家也不回，银座、赤坂、六本木，到这些地方到处去喝。回头算了算，那个时候每天摄取的热量竟然有 8000 千卡，实际上那时的体重达到了 98 公斤！

渡边 这么重！现在的体重有多少？

小仓 近来好像有点儿胖了，但也只是 75 公斤（身高 175 公分）。看看当时的照片，脸胖得像个大馒头，都认不出是谁来！（笑）

渡边 于是您就去了医院？

小仓 是的，第二天去医院接受了检查，被正式诊断为糖尿病。医生告诉我："从今天开始 1 天的饭食是 1400 千卡！"他们把我带到营养师那里，告诉我 1400 千卡的饭食是个什么概念，还把具体的食谱告诉了我，真的是非常少。我禁不住问医生："这是一顿饭的吧？"医生说："是一天的。"我说："这样我会死的！"医生说："不，现在这样才会死！"因为我不能死，所以从那天就开始了饮食疗法。

渡边 37 岁 1400 千卡，一定饿得两眼发绿吧？

小仓 哪里只是肚子饿，都说拳击选手在减体重的时候连厕所里的水都想喝，就是这种感觉。（笑）

渡边 您可真能忍！

小仓 医生说不那样会死人的，下一步还想结婚，所以就拼上了。

渡边 效果怎么样？

小仓 体操、跑步，还拼命采用运动疗法，体重迅速下降，3 个半月就成了 64 公斤。但是，因为突然减了体重，那年的年底就倒下了，被抬进了医院。

那时候正忙于制作年末年初的特别节目，每天非常紧张忙碌，没办法住了两个星期的院，给周围的人添了很多麻烦。医生就说："小仓先生工作太繁重了。"就决定1天1800千卡，重新开始。

渡边 那个时候还没有注射胰岛素吗？

小仓 是的，还没有注射胰岛素。但是持续了一段1天1800千卡的饮食之后血糖又升上来了。医生问我："干脆注射胰岛素吧？"医生给我解释说："胰岛素注射也没有什么副作用，（如果注射了胰岛素）还可以在某种程度上增加摄取的热量。"于是就开始注射胰岛素了。

渡边 最近注射用的针头细到了极点，听说胰岛素注射几乎没有疼痛。要在过去，注射又疼，一旦开始注射就要坚持一辈子，所以患者们都尽量避免注射胰岛素。小仓先生真是下定了决心啊！

小仓 我属于那种不管爱好还是工作都要坚持到底的类型，我想治疗糖尿病也要坚持到底，对于胰岛素注射没有什么抵触。

渡边 近来胰岛素制剂的研究进步相当大，即使开始了胰岛素注射，如果血糖变好了就可以停止注射。

小仓 因为我已经注射胰岛素很长时间了，所以不能停止注射。没有了胰岛素我的命就没有了。（笑）不过，和过去相比，胰岛素注射真的轻松了许多。注射器是钢笔型的携带也方便，注射时几乎感觉不到疼痛。

渡边 胰岛素制剂一次注射多少？

小仓 每天测量血糖，根据数值计算出应该注射的胰岛素的分量，然后自己注射。这种计算方法非常独特，如果你想让血糖下降10mg/dl，就注射"1个单位"的胰岛素。比方说，测量血糖发现比正常值高100mg/dl，就注射10个单位的胰岛素。

渡边 注射胰岛素过程中有没有什么头痛的事情？

小仓 因为胰岛素是一种降低血糖的药物，所以就怕药效太强造成低血糖。血糖在100mg/dl或90mg/dl左右没有任何问题，但是如果一下子降到了60mg/dl或70mg/dl就会浑身无力，摇摇晃晃，东倒西歪。所以为了防备低血糖，我口袋里总是装着糖块儿，一觉得“这样不行”就马上喝点儿果汁或吃点儿稍甜的东西。

渡边 原来这样。

小仓 另外，在节目中有时候不是要吃东西什么的吗，因为在播放过程中不能注射胰岛素，所以稍微有点儿麻烦。

渡边 听说您高尔夫打得非常好。

小仓 我很喜欢打高尔夫，还经常参加高尔夫球比赛。有时候刚刚打了一针胰岛素准备吃午饭，没想到比赛提前开始了，让我很头痛。不吃饭就去参加比赛，打到第3洞或第4洞的时候就开始脊背发冷，身体开始摇摇晃晃。就是因为成了低血糖。

渡边 人体的反应真是又敏锐又诚实。

小仓 我觉得很有意思，现在就是不用测量血糖我也能知道“现在的血糖有350mg/dl”或“110mg/dl，正常”。

渡边 怎么感觉出来呢？

小仓 如果血糖高就会发晕，感觉浑身发热。

渡边 是吗？

小仓 血糖正好的时候感觉心情舒畅，血糖低的时候就会浑身发冷。

渡边 能把自己的身体状况把握到这个程度一定很放心吧？您的性格是不是就很一丝不苟？

小仓 不是的，我非常胆小，因为我怕死。（笑）不过，只要这点儿事儿不感到痛苦，我觉得糖尿病还是一种可以友好相

小仓智昭先生一天的食谱

		食谱	热量
早餐	在外吃饭 吃饭时间 早上 5：30 饭前血糖值 160	羊栖菜沙拉	141 千卡
		鸡蛋蔬菜三明治（1 片面包）	100 千卡
		酸奶	95 千卡
		早餐热量合计	**336 千卡**
加餐	加餐时间 早上 7：30	酸奶	92 千卡
午餐	在外吃饭 吃饭时间 中午 12：30 饭前血糖值 130	蔬菜沙拉	120 千卡
		凉南瓜汤	140 千卡
		嫩煎鲈鱼加蔬菜	230 千卡
		冰淇淋、咖啡	145 千卡
		面包卷（小）1 个	60 千卡
		午餐热量合计	**695 千卡**
加餐	加餐时间 下午 5：00	奶酪蛋糕（一半）	120 千卡
晚餐	自己家里 吃饭时间 晚上 8：00 饭前血糖值 110	鲑鱼肉（半条）	50 千卡
		维也纳香肠	120 千卡
		小杂鱼	20 千卡
		1 碗米饭	100 千卡
		晚饭热量合计	**290 千卡**
		一天的总热量	**1533 千卡**

上面是小仓先生 1 天的食谱，摄取热量的目标为 1400 ~ 1500 千卡。早中晚三顿饭内容很丰富，虽然很少量但加餐还能吃奶酪蛋糕，可见下了很多功夫。

处的疾病。只要能戒了酒，生活有节制，就不会有什么大事。

渡边　现在是滴酒不沾吗？

小仓　是啊。自从被诊断为糖尿病就把酒戒了。如果有聚会什么的就干那么一口，除此之外几乎滴酒不沾。

渡边　小仓先生已经把糖尿病驯顺了，从某种意义上说已经成了朋友了是吗？

小仓　近来开发出了各种各样的药物，人们说糖尿病是一种可以治好的病。但我被诊断为糖尿病的时候还被称为“终生难以治愈的疾病”，不过我反倒觉得是件好事。

如果别人告诉你那是一种治不好的病，不是有很多人感到绝望吗？对我来说和疾病面面相对反而成了生活的一种张力。现在每两个月还去医院接受一次检查，听检查结果反倒成了我的乐趣。（笑）

渡边　一般人会觉得每顿饭都要计算热量很麻烦，有没有快速计算热量的诀窍？

小仓　按照我多年计算热量的经验，不管肉还是鱼，能用巴掌托住的一块儿就是 80 千卡。或者干炸或者裹面炸，如果用黄油煎，热量就会翻倍，就是说热量会成为大约 160 千卡。不过只是煎或者蒸的话热量不会增加，所以排骨可以放心地吃，但是如果做成了炸猪排，肉只能吃一半。因为记住每一种食品的热量很费事，所以如果能掌握这种粗略计算感觉就很轻松。

渡边　现在 1 天摄取多少热量？

小仓　大约 1400 ～ 1500 千卡。虽然不能尽情地吃，但我的饮食很充实也很“美味”。

渡边　精神紧张也是糖尿病的大敌，一紧张血糖就会升高，如果每天都担任现场直播的话精神压力也相当大吧？

小仓　是啊。一到没有工作的暑假血糖一定会降下来。一般说来，做主播的人糖尿病很多。人家都说在这个圈子里得了糖尿病才算一个合格的主播。（笑）

渡边　作为糖尿病的神经障碍，患了阳痿的人也很多，小仓先生怎么样？

小仓　过了 50 岁之后确实就不太行了，（笑）不过我认为这很正常。问问同龄的人都说差不多。最大的问题是没有性伴侣！（笑）

渡边　这就证明只要控制好了血糖，即使患了糖尿病也不会出现神经障碍。

小仓　对于我这种工作来说，眼睛出现了障碍才更可怕。听说每年有 1 万人左右因糖尿病视网膜病变而失明。

渡边　如果不控制血糖就会很快失明或者因糖尿病性肾病必须接受透析治疗，不然的话就会性命不保。

小仓　我觉得这种病最可怕的就是没有自觉症状。有时候容易出汗，有时候口渴得厉害拼命补充水分，这些症状事后才明白。但在自己被诊断为糖尿病之前根本觉察不到这些症状。

渡边　其他还有什么不好的地方吗？

小仓　一点儿没有。（笑）

渡边　一病息灾这个词特别适合小仓先生的情况。

小仓　算上那些糖尿病预备军，听说每 10 个日本人中就有 1 个是糖尿病。但是，只要好好面对疾病，我觉得糖尿病在某种程度上是可以克服的。

渡边　像您这样一边和糖尿病友好相处一边活跃在荧屏的第一线，看到您很多患者也会受到鼓舞。

我们明白了一点，只要掌握正确的知识，接受正确的治疗，糖尿病就绝对不是可怕的疾病。

患者座谈会

不懂糖尿病的医生太多了！

村越义一 先生（36 岁）

在喷涂公司工作。29 岁的时候被诊断为 2 型糖尿病，因为并发症差点儿失明，随后接受了手术恢复了视力，现在 1 天注射两次胰岛素控制血糖。

圆冈幸子 女士（75 岁）

全职家庭主妇。52 岁的时候被诊断为 2 型糖尿病，从那以后自己管理饮食控制血糖，一段时期曾经注射胰岛素，现在只服用内服药进行治疗。

稻见浩之 先生（46 岁）

房地产公司董事。快 30 岁的时候被诊断为日本人中很少见的 1 型糖尿病，从那以后整整 16 年每天注射 4 次胰岛素控制血糖。

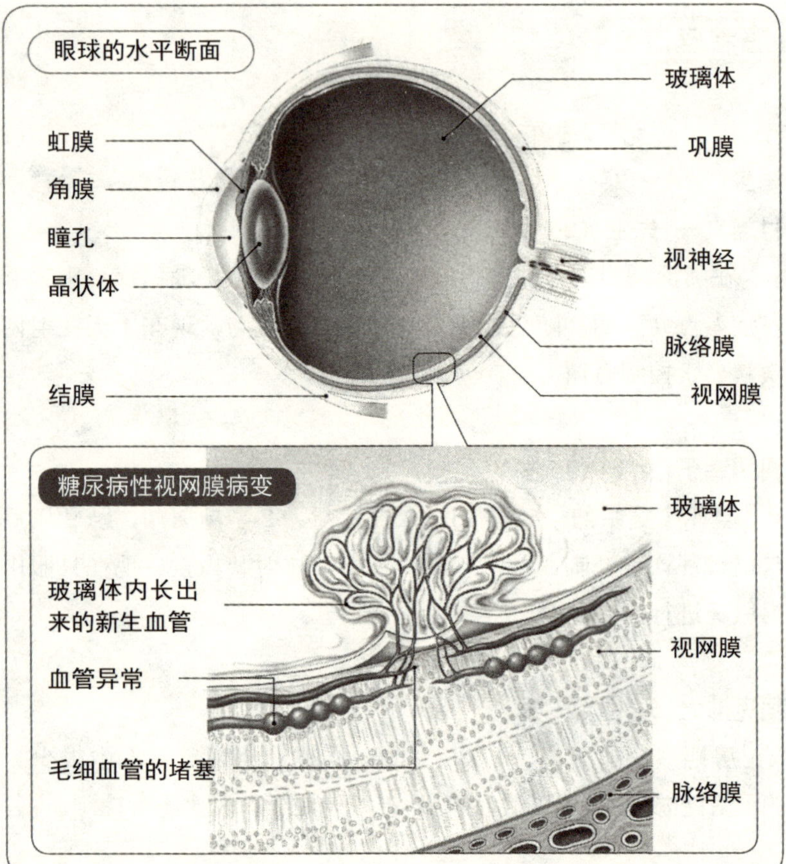

糖尿病如果长期置之不理，产生“糖尿病视网膜病变”的风险就会增加，血糖值高的状态如果长期持续，眼球的毛细血管就会引起动脉硬化，血管堵塞，产生出血。糖尿病视网膜病变的初期阶段没有自觉症状，不做眼底检查就不能早期发现。症状加重，视网膜的表面就会开始出现“新生血管”这种本来没有的血管。如果能够早期发现，治疗就比较简单。

渡边 首先向每一位请教一下患病的经过，村越先生是什么时候知道患了糖尿病？

村越 7年前。我在附近的牙科医院治疗智齿，结果右边的腮帮子肿了起来。到附近的综合医院去看，医生告诉我是积脓了，从外侧切开取出了积脓，因为要换纱布我每天都去医院，但是过了两个星期缝合的伤口也没有闭合。医生觉得“很奇怪”，就决定进行血液检查。检查的结果是血糖在500mg/dl以上，糖化血红蛋白指标竟然有15%，我就被诊断为2型糖尿病。

渡边 如果血糖高，白细胞的功能就会减弱。另外，如果血液中糖分多，细菌就会容易繁殖，那么伤口就会化脓或难以愈合。所以一旦伤口恢复得不好医生就会怀疑是不是糖尿病。村越先生在那之前根本就没察觉到是糖尿病吗？

村越 是的。医生那么一说我才想起有过尿频、容易疲劳和浑身乏力这些糖尿病的症状。但是，人都不愿意承认自己得了病，所以发现糖尿病就晚了。

渡边 一般认为2型糖尿病遗传的可能性很高，亲属里面有糖尿病患者吗？

村越 祖母、母亲和姊子都是糖尿病。

渡边 是吗？然后进行了什么治疗？

村越 在被诊断为糖尿病的那家综合医院的内科开始接受治疗，服用一种作用于胰腺促进胰岛素分泌的内服药，等等。

渡边 没有注射胰岛素吗？

村越 是的，医生好像判断“还没有必要注射胰岛素”。但是被诊断为糖尿病过了1年左右，开始出现眼前好像有蚊子在飞的症状，那种症状被叫作“飞蚊症”。因为过了两三个月还不见好，所以我就去了眼科，结果医生马上建议我去大学医院。在大学医院接受了检查，医生告诉我："有失明的危险。"我非常吃惊。

渡边 糖尿病是一种血液变得黏稠的疾病，分布在视网膜上的毛细血管会堵塞，有时候会引起糖尿病视网膜病变这种疾病。您就属于这种情况吧？

村越 是的，并且被诊断为重度的糖尿病视网膜病变。现在还在后悔的是最初把我诊断为糖尿病的综合医院没有给我做眼底检查。如果那时候给我做了检查，我的视网膜病变也不至于变得那么严重。那个医院里没有糖尿病的专业医生，我一直都是找内科医生看病。

现在的主治医生是糖尿病专业诊所的医生，是大学医院的眼科医生给我介绍的。

渡边 现在眼睛的情况怎么样？

村越 接受了用激光灼烧出血的毛细血管治疗以后，接受了清除玻璃体浑浊的手术。从那以后视力也恢复了，能够开车了。现在每天注射两次胰岛素来控制血糖。

渡边 太好了！下面让圆冈女士给我们讲一讲。

圆冈 52 岁那年，有一次得了感冒但总也不好。容易疲劳，咳嗽，烧是退下来了但鼻子总是不得劲儿，浑身不舒坦，反正就是浑身乏力。这种状态持续了 1 个月左右，我去看医生打了两个星期的点滴，但还是不好。医生说"很奇怪"就进行了血液检查，结果被诊断为糖尿病。

渡边 没有其他症状吗？

圆冈 现在回头想想，我能想起来曾经厕所跑得勤，有时候半夜两次爬起来喝水。但是因为在被诊断为糖尿病之前对这种疾病一无所知，所以我根本没有察觉自己竟然是糖尿病。

渡边 如果得了糖尿病厕所就会跑得勤，但是因为上了年纪谁都会尿频，所以或许有人误以为是上了年纪的原因。圆冈女士的家人里面有得糖尿病吗？

圆冈 还真没有！丈夫属于那种怎么吃都不胖的人，很能吃，我也喜欢做饭，我给丈夫做很多好吃的，然后我也陪着吃，所以就呼呼地胖了起来。过去比现在还要重 15 公斤。

渡边 稻见先生是 1 型糖尿病吧？

稻见 是的。还差 1 个月就迎来 30 岁生日的时候，开始感到非常口渴，抱着 2 升装的塑料瓶子咕嘟咕嘟猛喝水，躺下的时候还经常腿肚子抽筋。另外，食欲忽然变得很旺盛，12 大碗米饭轻轻松松就能干掉。但是体重反倒降了下来，我觉得很奇怪就去找附近常给我看病的医生，我把这些症状告诉了医生，医生说："一定是糖尿病。"

渡边 在血液检查之前就那样诊断的吗？

稻见 是的。实际上在那半年之前我就在普通体检时接受过血液检查，当时手里还有那次检查的数据。但是看那个数据血糖毫无异常。

渡边 新的检查结果怎么样？

稻见 因为出来的数值太高了（血糖 600mg/dl 以上），医生也很吃惊，说："你这种数值属于糖尿病性昏睡状态，你任何时候都会倒下。"于是医生马上给有糖尿病专科的医院打了电话，几天后我就住进了那家专业医院。

渡边 在专业医院检查后被诊断为 1 型糖尿病吗？

稻见 医生说："因为胰脏根本不分泌胰岛素，除了通过注射补充别无他法。"听了这话我眼前一片漆黑。因为不是生活习惯引起的 2 型糖尿病，所以医生诊断可能是 1 型糖尿病。医生问我最近得没得过感冒，我告诉医生 3 个月左右以前曾经浑身乏力，有过伤风的症状，发过低烧，医生诊断有可能那个时候朗格尔汉斯岛被病毒侵害了。

渡边 但是这种感染路径毕竟是推测，正确的原因还是不知道吧？

稻见 是的。1型糖尿病是病毒性的这一点好像是确凿无疑的，至于感染路径，什么病毒破坏了朗格尔汉斯岛，听说都还没有搞清楚。

渡边 因为日本人的糖尿病患者大多都是2型糖尿病，1型糖尿病的研究或许就被忽视了。当然您现在还在坚持胰岛素注射吧？

稻见 整整16年，每天注射4次胰岛素。因为能够自行控制血糖了，所以现在喝酒也没有被禁止。

渡边 圆冈女士，您自己是怎样控制血糖的？

圆冈 要控制血糖，首先最重要的就是饮食。我根据从营养师那里接受的饮食指导制定了每天的食谱（1天1200千卡）。不过，因为很想吃，所以动不动就吃多了。有时候血糖一下子就升上来了。

我特别喜欢吃年糕，今年过年的时候年糕吃多了，血糖一口气就升上来了，都过了8个月了还是降不下来。我觉得好像有些食品容易让我血糖升高。

渡边 除了内服药治疗以外没有注射胰岛素吗？

圆冈 有一段时间也注射过胰岛素，但是两个月以后胰腺的情况变好了，现在改为内服药治疗，1天3次，每次饭后服用。

渡边 稻见先生1天注射4次胰岛素，要花多少钱？

稻见 每个月都要去医院，加上诊费，一个月7500日元左右吧。因为主治医生尽量不给我增加经济负担，所以让我轻松了很多。

渡边 村越先生好像每天都要注射胰岛素，治疗费要花多少钱？

村越 每个月6000日元左右。因为我1天注射两次就行了，可能比稻见先生负担要小。

渡边　作为糖尿病患者有没有特别想说的话?

圆冈　我特别厌恶“糖尿”这个词，没法开口告诉别人。就算我咬咬牙实情相告 :“说实话我是糖尿病。”对方却说 :“你不是挺精神的嘛！”常常让我无言以对，非常沮丧。

稻见　糖尿病这种病最难博得同情了。(笑）人家都认为是你没有管好自己的身体。

村越　都说糖尿病是“富贵病”。但是，即使过同样的生活，有人患糖尿病,有人不患糖尿病,所以硬把糖尿病定性为“富贵病”总是让人感到遗憾。

稻见　关于 1 型糖尿病，现在有种说法说是要放弃“糖尿病”这种叫法。为什么呢？明明是孩子多患 1 型糖尿病,如果你说:“糖尿病？那不是老年人的病吗？”很多孩子就会很受伤。

渡边　确实，糖尿病这种病名可能印象不太好，要正确表述这种疾病的症状,可能应该叫作“朗格尔汉斯岛功能低下病”吧。

稻见　按照我多年和这种疾病打交道的印象，糖尿病这种病在专业医生之外没有多少人有什么正确的知识。

村越　真是这样！总而言之，不懂糖尿病的医生实在是太多了。这种病虽然不痛也不痒，但真的是一种可怕的疾病。特别是糖尿病的并发症真的非常可怕，希望大家明白这一点。

渡边　听了大家的话，再一次感到了糖尿病的可怕。但是，只要有正确的知识，接受恰当的治疗，这种病也不是值得悲观的疾病。

过于认真地对待这种疾病治疗也不会持久，有时候适当放松一下，用长远的眼光去治疗，这才是和这种病打交道的关键。

第十章　类风湿病·胶原病

医师对谈　川合真一 医师

多见于女性的“类风湿性关节炎”的最新治疗方法

胶原病这种疾病或许人们听说过它的名字，但它的真实情况还鲜为人知。很多人认为这是一种难治之症，但在现代医学中它正成为一种可以控制的疾病。尤其是“类风湿性关节炎”，仅在日本患者就多达60万人以上，是胶原病的代表性疾病。类风湿性关节炎的治疗正在取得惊人的进步。

以类风湿性关节炎为中心，有关它的最新疗法和症状繁多的胶原病的全貌，我们请教了东邦大学医疗中心大森医院类风湿病胶原病中心长、该大学教授川合真一医师。

胶原病的主要疾病

疾病名称	国内推算患者人数	男女比例	易发病年龄	容易出现的症状
类风湿性关节炎	60 万人	女性 80%	30～50 岁以上	手和指头的关节等肿胀，发僵（特别是早上），左右对称出现关节疼痛
系统性红斑狼疮（SLE）	5 万人	女性 90%	20～30 岁以上	发热、关节疼痛、面部红斑、雷诺综合征、肾功能障碍、日光过敏等
硬皮病	3.5 万人	女性 70%	30～50 岁以上	雷诺综合征、皮肤硬化、气喘、胃灼热，等等
多发性肌炎 / 皮肌炎		女性 70%	10～50 岁以上	肌肉力量下降、肌肉痛、关节痛、面部红斑、发热等
Sjogren 氏综合征	2 万人	女性 90%	40～50 岁以上	眼睛干燥、口渴、眼泪和吐沫不易出来等
白塞综合征	1.7 万人	女性 50%	20～30 岁以上	口内和外阴部溃疡、痤疮等皮肤症状、眼睛的病变等
混合性结缔组织病	7500 人	女性 90%	20～30 岁以上	一个患者身上同时出现系统性红斑狼疮、硬皮病和多发性肌炎等疾病

除此以外胶原病里面还有很多类似疾病。女性的患病率压倒性地高。系统性红斑狼疮和硬皮病中看到的雷诺综合征是手指对寒冷产生反应突然变白或变紫的症状。

渡边 胶原病这种名称很难懂，到底是什么意思呢？

川合 胶原是由collagen这个词翻译过来的，胶这个字在日语里也读作Nikawa，自古以来就被人们用作“黏合剂”。人体的内部把细胞和细胞、器官和器官连接在一起的接合部分发生的病变统称为胶原病。

渡边 不是指一种疾病吗？

川合 不是。原来人们认为都是不一样的疾病，但后来发现实际上都是在特定的胶质也就是胶原部分发生了病变，1942年美国的一个叫P. 库伦贝勒的病理学家首先提议把这些疾病统称为胶原病。

在过去，如果胃有了炎症就叫作胃炎，肺和肝脏上有了炎症就叫作肺炎和肝炎。人们一般都是按照器官来把握疾病的。胶原病颠覆了这种常识，把相似的一群疾病统一把握，这种想法具有划时代的意义，从根本上改变了人们对疾病的看法。

渡边 胶原病里都有什么种类的疾病？

川合 库伦贝勒把系统性红斑狼疮（SLE）、类风湿性关节炎、硬皮病、多发性肌炎/皮肌炎、结节性多动脉炎和风湿热作为胶原病的6大疾患。

但是后来发现胶原病好像是来自免疫系统的异常，发现了无数同样的疾病。另外还搞清楚了6大疾病中的风湿热原因来自微生物感染，有了抗菌药，在发达国家中这种病急剧减少了。

渡边 风湿这个词好像源自希腊语的Rheuma，是流动、流淌的意思吧？

川合 在古希腊，人们认为头部产生了某种成为风湿病原因的物质，那种物质就像流向全身的关节一样多发性地产生。现

类风湿性关节炎的发展过程

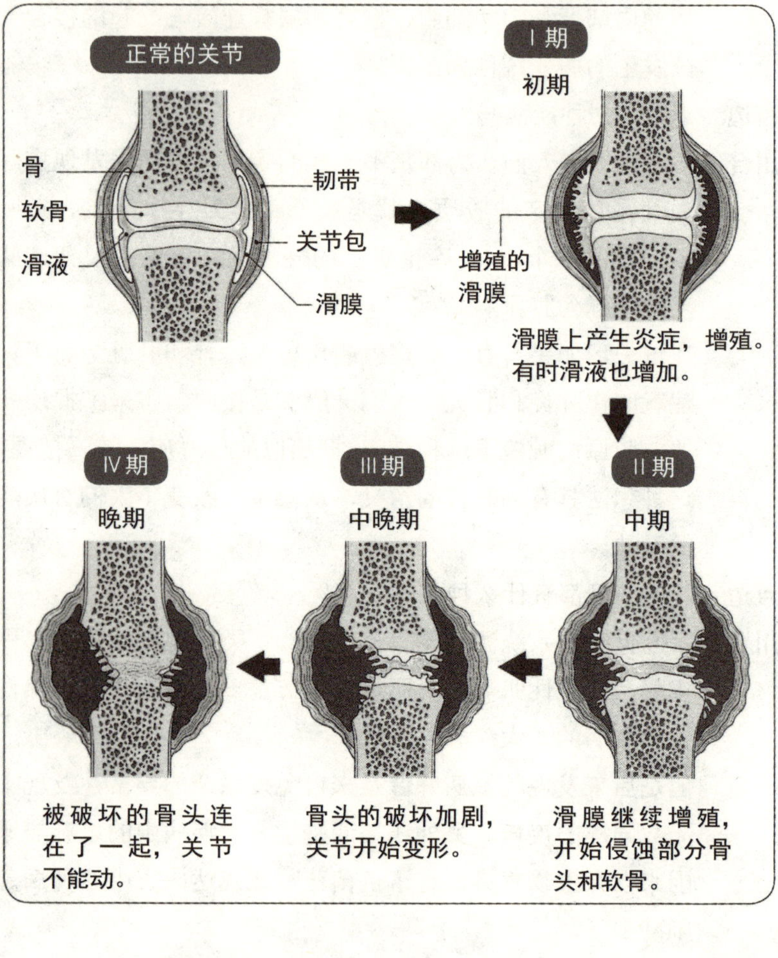

类风湿性关节炎始于骨头和骨头之间的关节的滑膜组织（由滑液和滑膜构成）上产生的炎症，其特征就是手指发硬，常常给日常生活带来不便。

在在“风湿性疾病”这一名称下，把关节疼痛的疾病全部加起来估计要达到 100 种以上。

渡边 结缔组织在人体的哪个部分最多？

川合 全身到处都有。比如说将肝脏和肺等所有的器官连接在体内的部分就叫作结缔组织。很多胶原病就是在这些结缔组织上产生了炎症，其中最多的就是关节。

关节是由骨头和软骨构成的，但其周围的滑膜和韧带等也是重要的组成部分。包括滑膜和韧带等，关节的所有部分上都有很多结缔组织。所以关节的疼痛和肿胀等炎症症状会在这些部分都产生。另外，和关节一样，皮肤上也容易出现病变，因为血管从广义上说也算是结缔组织，也有出现炎症的疾病。

渡边 在数量众多的胶原病中最多的就是类风湿性关节炎吗？

川合 日本的类风湿性关节炎患者大约有 60 万人、系统性红斑狼疮有 5 万人、硬皮病和多发性肌炎 / 皮肌炎加起来有 3 万～ 4 万人。到我这里来看门诊的患者有 60% 是类风湿性关节炎。

渡边 类风湿性关节炎患者首先会自诉什么症状？

川合 也就是关节疼痛、肿胀、僵硬这些症状。所谓僵硬就是总觉得活动不自如，早晨起来发现手的关节发硬就是一种典型的症状。

渡边 类风湿性关节炎患者确实都说早上很痛苦，也有人说就怕湿气。

川合 另外，类风湿性关节炎产生的关节炎和类风湿性关节炎以外的胶原病产生的关节炎的本质区别就在于它是不是破坏性的。

类风湿性关节炎如果长年炎症反复，关节的软骨和骨头就会被破坏，到了这种程度关节就会变形导致身体障碍。类风湿性关节炎最大的特征就是它属于破坏性的关节炎。

渡边　如果是其他的胶原病关节就不会被破坏吗？

川合　一般来说不会破坏。类风湿性关节炎虽然生命预后（余生等有关生命的预测）比其他的胶原病要好，但是一旦关节损坏，外观上也会变形，日常生活也很不便。这是一个大问题。

渡边　所谓胶原病在女性中很多，我还总觉得美女中很多。（笑）

川合　我看病的那些女性患者可都是美女啊！（笑）类风湿性关节炎女性患者大约是男性的 4 倍，如果是系统性红斑狼疮则大约是 10 倍。现在已经发现女性荷尔蒙和这种疾病有关系。如果怀孕了或者服用了口服避孕药，女性荷尔蒙就会分泌过剩，引起发病或者病情恶化。在过去，曾经对那些年轻的系统性红斑狼疮患者进行指导，告诫她们不要怀孕。

渡边　现在不进行这种指导了吗？

川合　因为现在有了疾病管理的相关知识，所以不会特别让患者避免怀孕。以前虽然有过人工流产的情况，但人工流产本身就会成为一种精神压力，导致病情恶化。如果患者希望怀孕，我们会给患者说明如何进行疾病管理。但是，为什么女性多患胶原病，原因实际上还没有搞清楚。

渡边　系统性红斑狼疮等其他疾病会出现什么样的症状呢？

川合　系统性红斑狼疮最典型的症状就是面部出现蝶形红斑，典型的发病模式是皮肤肿胀，紧接着是全身水肿，就像夏天洗海水浴晒暴了皮然后红肿一样。在医院做检查发现有蛋白尿出现，仔细研究，发现是系统性红斑狼疮。人们都认为是紫外线不好。

渡边　Erythema 就是红斑的意思吧？

川合 是的。除了红斑等皮肤症状以外还有肾功能障碍、胸膜和肺的症状、精神神经症状，等等，症状多种多样。也有全身发热的，当然也有关节炎。

硬皮病患者就像这种疾病的名称一样皮肤变硬，内脏和关节也会出现症状。多发性肌炎 / 皮肌炎则是肌肉上发生炎症，肌肉力量降低，引起肌肉疼痛。多发动脉炎就像它的名字一样动脉上产生炎症，因而各种内脏器官出现症状。

渡边 有没有同时患多种胶原病的情况？

川合 不可思议的是的确有这种情况。一般来说同一个人患两种以上鲜见的疾病的概率几乎为零，尽管如此，这种情形还是时有发生，现在人们认为疾病的根儿可能是一样的。

渡边 您说的这个根儿是不是刚才您说过的免疫异常？

川合 正是。虽然根儿基本上都是一样的，但出现的症状不同，可能是因为患者个人的体质不一样，这是目前对于胶原病的一般看法。

渡边 请给我们讲解一下胶原病中的免疫异常。

川合 一般情况下，如果病毒和细菌进入体内，免疫反应就会开始工作击败它们。但是，这一群疾病不知道为什么会出现攻击本人身体的免疫反应，我们将其称为自身免疫。

渡边 为什么会发生这种情况？

川合 至今尚不明确。不过，存在遗传性体质这一点是确定无疑的。比如说系统性红斑狼疮，如果同卵双胞胎中的一个发病，另一个也发病的概率是大约 25%。类风湿性关节炎稍微低一点儿，15% 左右。

渡边 患者的血缘亲属里面患胶原病的多吗？

川合 实际上母亲和外婆有胶原病的患者相当多。

所以说，首先有了遗传性的体质，另外再加上外来的某种刺激，不知为什么就产生了免疫的失败，把自己的身体组织当作了外敌。身体各处产生炎症，出现疼痛。然后很快陷入恶性循环，不久就会引起内脏器官障碍。这种疾病的发病步骤是明白了，但是成为诱因的外来刺激是什么？有什么样的遗传基因异常？遗憾的是，这些本质的地方至今没有搞清楚。

渡边 发病年龄一般多大？好像很多年轻女性为这种疾病苦恼。

川合 类风湿性关节炎的易发病年龄在三十多岁到五十多岁之间，年龄范围比较大。系统性红斑狼疮的发病高峰在30岁前后，当然也有二十几岁发病的，是一种年轻人比较易发的疾病。

渡边 很多人一旦被诊断为胶原病就萎靡不振，意志消沉，认为这是一种“不治之症”。

川合 这是很大的误解，现在和过去不同了，预后也已经变得非常好了。

在我刚成为医生的三十多年以前，尽管系统性红斑狼疮是一种从30来岁就发病的疾病，可是5年生存率只有70%左右，也就是说有30%的患者会在5年之内死亡。但是现在5年生存率已经达到了95%以上，像过去那样患了胶原病年纪轻轻就死去的情况已经非常少了。

渡边 针对类风湿性关节炎好像已经有了很多好药。

川合 这是因为发现了发病的步骤，更清楚应该控制什么地方了。30年前只有阿司匹林等镇痛剂和类固醇、金剂（含有黄金成分的药剂）这些药物，但现在药物种类繁多，可以针对每一个患者进行恰当的治疗。类风湿性关节炎以外的那些胶原病的疾病管理也都完善了，通过新的药物使用方法和新的治疗方法，症状也能被更好地控制了。

渡边 就是说胶原病已经不是什么不治之症了，具体地说都有哪些治疗药物和治疗方法？

川合 针对最严重的类风湿性关节炎，现在出现了一种叫作“抗风湿药”的完全不同种类的药物。

渡边 什么样的药物？

川合 有一种药叫作甲氨蝶呤，原本是一种抗肿瘤药物，治疗小儿白血病的。自从这种药物被广泛使用以后，类风湿病治疗彻底改变了。现在能够阻止关节破坏了。

渡边 为什么抗肿瘤药物会对类风湿病有效？

川合 抗肿瘤药物有抑制癌细胞增殖的作用，它对免疫系统的异常也有效果，发挥一种免疫抑制剂的效果。

血液中的淋巴细胞是掌管免疫反应的血液细胞，但是现在发现，如果是类风湿性关节炎，因为患者的自我免疫反应，异常淋巴细胞会突然增殖。因此，只要作用于这种异常细胞，就能够抑制增殖。

渡边 但是抗癌药物毒性很强，也有副作用吧？

川合 有。所以我们只把抗癌药物中那些免疫抑制反应和副作用两者非常平衡的药物作为类风湿病的治疗药物。在器官移植中一直被使用的免疫抑制剂他克莫司近来也被允许作为抗风湿药物。这种药物不同于抗肿瘤药物系列，虽然不能抑制淋巴细胞的增殖，但是可以抑制淋巴细胞的作用。原本是一种抑制排斥反应的药物。

渡边 免疫制剂每天都要吃吗？

川合 如果是甲氨蝶呤的话每星期只有 1 天需要服用。

渡边 很轻松啊！还有其他什么种类的药物？

川合 有一种药物叫作“生物制剂”，是一种以抗体和受体为根本的新药，这些抗体和受体可以中和人体内引起炎症的物

对胶原病有效的“免疫抑制剂”和“生物制剂”

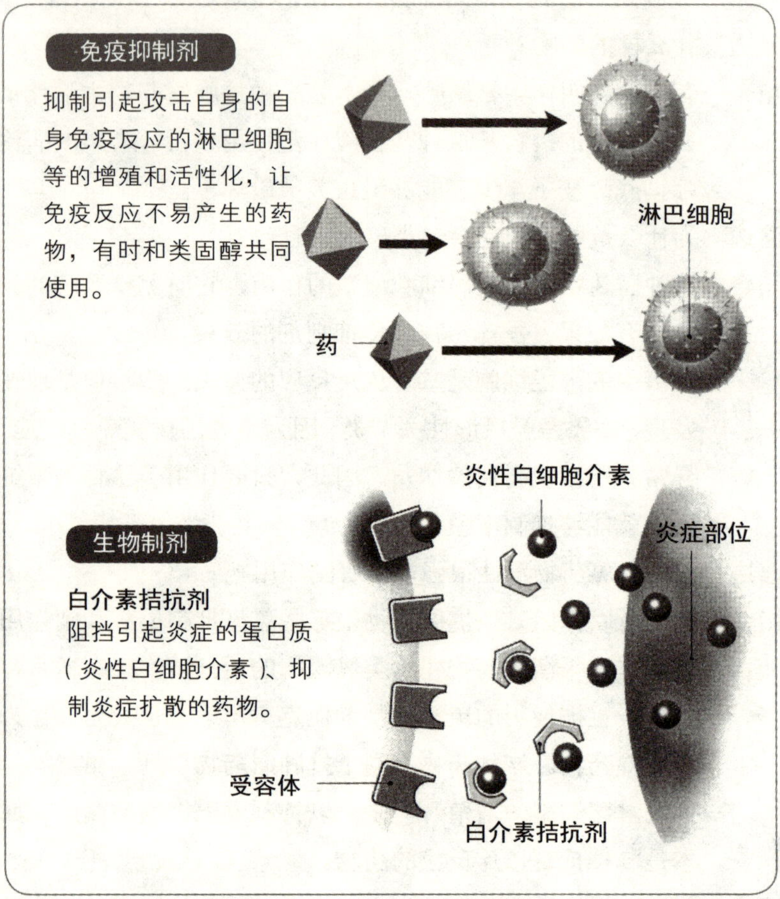

发挥免疫抑制剂效果的甲氨蝶呤 1988 年在美国、1999 年在日本获得批准。生物制剂是人们期待已久的新药。

质。这种新药是利用生物制造出来的蛋白质等开发出来的，也被称为细胞因子阻碍药物，非常有效果。

由于免疫反应，从炎症部位的细胞分泌到体液中的蛋白质叫作细胞因子，尽管细胞因子种类繁多，但这种生物制剂只阻止其中的 1 种，有的患者的炎症令人惊讶地好了。英利昔单抗、益赛普这些生物制剂近几年来开始被使用。2008 年 4 月，阿达莫单抗和白介素 -6 受体拮抗剂这些新型生物制剂获得了批准。

渡边 生物制剂可以和甲氨蝶呤等一起使用吗？

川合 基本上是并用。因为还没有万能的药物，所以只能巧妙地并用药物。这样我们总算能够阻止关节被破坏。

渡边 生物制剂也有副作用吧？

川合 不久前还有报纸报道说有 79 个人因为使用益赛普死亡，但是，实际上有 15000 人左右使用这种药物，死亡的大部分都是六十多岁到七十多岁的人，要这么说的话，几个月之后还会有几个人因为各种各样的原因死亡。因此，药物副作用的影响到底有多大，实际上还没有搞清楚。

另外，国外有研究报告表明，使用了免疫抑制剂和生物制剂这种高风险的药物比不使用任何药物对类风湿病置之不理，从总体上来讲死亡率要低。当然，有副作用也是事实，听从经验丰富的专业医生的指导是起码的要求。

渡边 类风湿性关节炎在多大程度上可以于早期被发现？

川合 类风湿性关节炎最重要的就是在关节被破坏之前发现并开始治疗。

类风湿病这种疾病不会因为手和腿的关节发硬导致关节马上遭到破坏，僵硬和肿胀慢性持续，几个月之后骨头才开始慢慢溶解。在此期间，如果没有确诊就不能使用副作用很强的药物。这一点对于医生来说也很难。

渡边　有一种可以检验是不是类风湿病的类风湿因子，是吗？

川合　那是血液中的一种抗体，因为80%的类风湿病患者都会呈现阳性反应，所以也被称为类风湿病因子。不过也有的患者不出现阳性反应。另外，慢性肝炎和肝硬化这些肝病患者以及系统性红斑狼疮和其他胶原病，有将近一半的患者会呈现阳性反应。即使健康人也有5%呈现阳性反应。所以如果不是熟练的专业医生综合诊断，单凭这个因子很难早期发现。

渡边　有没有什么新的检查方法？

川合　有一种方法叫作抗CCP抗体检查，从2007年4月开始进入保险范围。主要是因为这种抗体在类风湿性关节炎以外的疾病中出现的概率非常低。即便是早期，如果这种检查呈阳性，有相当大的概率是类风湿病或者是处于容易患类风湿病的状态。

人们还在尝试其他各种各样的检查方法，和过去相比，类风湿性关节炎的早期诊断确实变得容易了。除了检查的观察结果和血液检查之外再加上X光检查等，最后进行综合诊断。

渡边　对于那些类风湿性关节炎已经非常严重的患者，有什么好的治疗方法吗？

川合　要把已经变形的关节恢复原样，有时候可以置换成人工关节，迄今为止除了矫形外科的手术之外还没有其他办法。但是，即使是破坏已经很严重，很多人也可以采用新型的药物治疗，可以抑制很厉害的炎症症状。和发病初期的病人相比，他们已经使用了各种各样的药物，所以药物的调节会更困难。

渡边　系统性红斑狼疮等其他胶原病的治疗方法怎么样？

川合　系统性红斑狼疮等疾病，首先是疾病的管理方法比以前好了，生命预后和生存率也有了很大程度的提高。近来开发出了类风湿性关节炎的治疗方法，使用对类风湿性关节炎非常有效的药物来抑制自我免疫，采用那种治疗理念，类风湿性关节炎的治疗已经有了相当大的进步。其他胶原病的治疗方法和以前相比也好多了。

渡边　有没有人患了胶原病最后彻底治好了？

川合　有。

渡边　关节的疼痛和发热也彻底没有了？

川合　有些人症状完全消失，什么事儿都没了。一般情况下，如果进行治疗就会好一段时间，但很多人不能停药，一旦停药就会复发，只能反复治疗。但是也有人在接受正确治疗期间能够停用类固醇药物，到今天已经过了二十多年。我的患者里面还有这样的人，天天来看门诊，但什么也不治疗，聊聊天儿就回去了。

渡边　太了不起了！

川合　不过，说是状态一直稳定也才10年或20年，再过20年、30年会怎么样，现在谁也不知道。

渡边　今后有没有可能根治胶原病？

川合　发现了胶原病的原因这种消息报纸上每5年就会发布1次。（笑）实际情况是虽然能说明疾病发生方式的一部分，但不能从根本上说明疾病的原因。

渡边　原因会不会是病毒？

川合　有可能，这种说法也很多。有遗传体质的人感染了某种病毒，于是产生了对这种病毒的免疫反应，如果这种反应和攻击自身的自身免疫相似，就会成为胶原病的起因。这种看法也成立。

渡边　类风湿病的医疗费要花多少钱？

川合　这是个问题。虽然可以使用保险，但药费相当贵。刚才讲到的生物制剂等，每年要花 150 万日元左右。就算自己负担 30%，也必须支付 40 万日元左右。尤其是那些年纪轻轻没有什么收入的患者，说是早发现、早治疗，但也有很多人因为拿不出药费而踌躇犹豫。

渡边　但是，高额的治疗费不是还能返还吗？

川合　因险种不同而不同，就算这样也不可能全额返还。像感冒药那样便宜的药品即使自掏腰包也可以，但是真正必需的医疗，个人如果不是负担 10% 或零负担，全民皆保险就没有意义。

渡边　您说得真对！胶原病的治疗今后会怎样发展呢？

川合　刚才也讲过了，2008 年有两种针对类风湿性关节炎的新型生物制剂问世了。当然，强力药物也有潜在的风险，不能一味地叫好。

不过，也有人采用现阶段的最新医疗也没有效果，我想今后会开发填补这种空白的药物。这种方向性当然大大地惠及了患者，但最理想的是能够从根本上搞清楚胶原病中各种疾病的原因，采用适合患者个人情况的疗法。

渡边　期待早一天找到根治的方法。

患者座谈会

和“原因不明的病魔”激烈搏斗

安奈淳 先生（60 岁）

原宝冢头号明星，因在《凡尔赛玫瑰》中扮演奥斯卡而风靡一时。2000 年因系统性红斑狼疮倒下，经过大约两年的疗养生活后重返舞台。2004 年出版了讲述和疾病斗争经历的《安奈淳，和胶原病搏斗》。

南恭子 女士（38 岁）

主妇。女儿上小学 3 年级，33 岁时发病，半年后被诊断为类风湿性关节炎，现在用药物控制病情。

西川理代 女士（30 岁）

主妇。28 岁时患类风湿性关节炎，两年半后终于找到了适合自己的药物，症状得以改善。

畠泽千代子 女士（62 岁）

“全国胶原病友会”会长。19 岁患系统性红斑狼疮，长年和疾病抗争，经历了结婚、生子。

渡边　安奈先生患的是系统性红斑狼疮（SLE）吧？最初是什么症状？

安奈　2000 年 7 月，忽然呼吸极度困难，立即住进了圣路加国际医院。

渡边　突然出现的症状吗？

安奈　不，从好几年前开始就不正常。从宝冢歌剧团退团那年我是 31 岁，回头想想，从 34 ～ 35 岁左右开始情况就不正常。因为那时候正好患了肝炎，我以为可能是肝炎的缘故吧。45 岁以后开始出现手腕和手指肿胀，全身关节疼痛等症状，虽然自己以为没有什么大问题，但演戏的时候口齿不流利，台词说不好。舌头肥大竟至于背后有人说风凉话——“那个人是不是镶了个劣质假牙？”因为关节疼痛手用不上劲儿，在舞台上有个开门的场面，一只手无论如何也不能把门打开，没办法只能悄悄地用另一只手帮着使上吃奶的劲儿去开门。手腕子瘦得用拇指和中指都能掐过来。

渡边　就这样您还努力工作，坚持不懈啊！

安奈　住院的 3 个月前开始体内有积水，从膝盖往下渐渐水肿，然后很快往上水肿，腿肿得就像大象的腿那么粗。就这样还担心耽误了舞台上的角色，硬撑着坚持登台演出。现在想想自己真够愚蠢的。

渡边　这期间没有接受治疗吗？

安奈　尝试过中药和气功，但没有好转。

渡边　积水从腹部到了胸部？

安奈　是的。肾脏功能恶化，渐渐地撒不出尿来了。用手指头按一按腿，感觉虚肿得厉害，一摁就是一个坑。肺部也开始积水，喘不上气儿来，最后感觉就像在游泳池里溺水一样，呼吸非常困难。我想这样下去就没命了，所以给医院打了电话。

渡边　什么时候知道患了系统性红斑狼疮？

安奈 听说住进医院的第 4 天才脱离了危险，被诊断为系统性红斑狼疮。从住院当天到第 10 天左右我一直意识不清，什么都不记得。后来才听说刚到医院的时候心音和呼吸音都很弱，医生说："再晚来 1 个小时的话可能就没命了。"

为了抽出积水医生在我的后背和脖子上开了洞，我连这个事儿都不知道。到了第 5 天的时候朦朦胧胧恢复了意识，发现浑身插满了管子。刚住院的时候体重在 60 公斤左右，第 10 天量了量体重，只有 38 公斤了。

渡边 是抽出了积水的缘故吧？

安奈 是的。住院后的两天之内就抽出了 1500 毫升，听说如果不慢慢地往外抽就会引起心脏停搏。抽完积水的时候我就皮包骨了。

渡边 真危险啊！

安奈 负责的医生对聚到医院里的我的朋友们说："万一有个三长两短的，大家还是做好遗体告别的准备吧。"正在大家做好了思想准备，商量葬礼怎么办的时候，我醒了过来。（笑）

渡边 关于后来的治疗，我回头再向您请教。南女士患的是患者超过 60 万的"类风湿性关节炎"吧？第一次感到异常是什么时候？

南 是 2003 年的 1 月。新年的时候感冒了发烧，我刚以为感冒好了，结果早晨起来的时候发现手指头的关节肿了起来。我觉得很奇怪，就去了附近的矫形外科。因为那里也挂着类风湿病科的牌子，所以也让他们给我做了血液检查，但是既没有出现类风湿因子的阳性反应，也没有炎症反应，结果医生告诉我再观察一段时间。

渡边 类风湿性关节炎的初期诊断绝非这么简单。然后呢？

南 我去了针灸医院，结果大夫告诉我"是类风湿性关节炎的症状"。于是我让大夫给我进行了灸治，结果寒症改善了，可是类风湿病症状本身没有好转，腿水肿得越来越厉害，

系统性红斑狼疮和类风湿性关节炎的主要症状

类风湿性关节炎的主要症状

发病时的症状

- 早晨关节发硬
- 关节肿胀和疼痛（○的部位）

常见症状

- 低烧、贫血、体重下降
- 皮下产生肿块
- 倦怠感等

很少见的症状

- 有时肺和心脏、末梢神经、眼睛等出现障碍

系统性红斑狼疮的主要症状

全身症状

- 倦怠感
- 疲劳感
- 低烧（偶尔高烧）

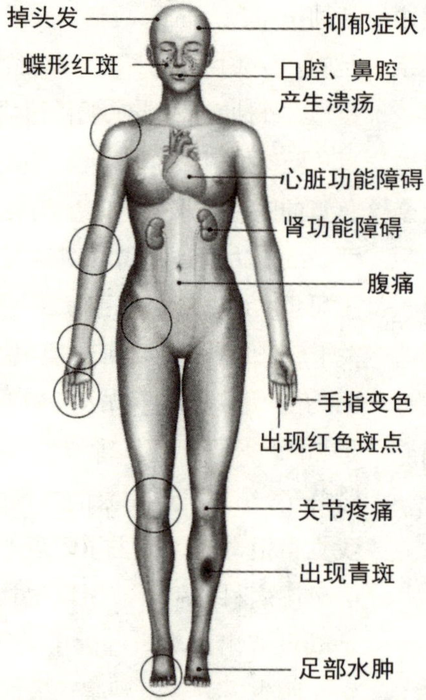

系统性红斑狼疮和类风湿性关节炎两种病女性患者都占 80% ~ 90%。系统性红斑狼疮是二十几岁和三十几岁的年轻一代容易发病。类风湿性关节炎如果置之不理就会逐渐恶化，关节的软骨和骨头会遭到破坏。

还出现了皮下出血的症状。

渡边 什么样的？

南 皮肤上出现了红点点，我非常担心，就去找皮肤科的医生咨询，医生说可能还是类风湿病吧。通过那位医生的介绍，2003 年 6 月我就去了东邦大学医疗中心大森医院找川合医生看病。

渡边 离最初出现症状已经将近半年了。

南 是的。于是再次做了血液检查等各种检查，类风湿因子呈阳性反应，炎症反应也很强烈。我听说有 20% 左右的人即使患了类风湿性关节炎最初也不出现反应。

渡边 症状有了什么变化？

南 不光手上，腿上也出现了症状，渐渐地全身的关节开始疼痛。如果没有专用的工具，我连矿泉水瓶子或易拉罐的盖子都打不开。熨烫衣服、晾晒衣服非常吃力，家务几乎不能做。

渡边 您有孩子吧，听说如果怀孕和生孩子胶原病也会受女性荷尔蒙的影响。

南 我发病的时候女儿正好 3 岁刚上幼儿园，不知道受没受到影响。但是，正是女儿爱撒娇的时候，我也不能抱抱孩子，让我很痛苦。

渡边 类风湿性关节炎的治疗药物有了飞跃性的进步，通过药物现在病情已经稳定了吧？

南 到发现适合自己的药物为止花费了很多时间，不过现在已经能够控制了。

渡边 西川女士在这里面最年轻吧？类风湿性关节炎是什么时候发病的？

西川 2005 年 7 月份前后。左手食指的第二关节肿得就像维也纳香肠，开始疼起来，就是这个病的开始。

渡边 有没有什么能想到的原因？

西川　那年的5月份刚刚结婚，结婚之前为了准备非常忙碌，一直非常疲劳没有恢复过来。腰也痛得厉害，经常往正骨医院跑。

渡边　什么时候知道是类风湿病的？

西川　因为总也不消肿，我就跑了好几家附近的矫形外科，有的医生说是腱鞘炎，有的医生说不知道原因再看看情况吧。在第4家矫形外科做了血液检查，出现了CRP（C反应性蛋白）反应，医生告诉我是类风湿性关节炎。

渡边　CRP（C反应性蛋白）是表示体内有炎症的一个指标值。于是您开始治疗，药物有效果吗？

西川　没有，总是找不到适合自己的药物，在那期间疼痛越来越厉害。

渡边　发现合适的药花了多长时间？

西川　两三个月前才刚刚能够控制病情，严重的时候几乎全身的关节都肿胀不能动。现在还有些地方不能动，不过不妨碍日常生活。

渡边　也有关节不能发挥作用了吗？

西川　最早肿起来的食指的第2个关节软骨溶解连在了一起，不能弯曲。我想是因为治疗之前时间太长情况恶化了，不过全身的肿胀大都已经消退了。

渡边　发现合适的药物就花了大约两年半，真够长的！

西川　一开始的时候就连得的是类风湿病都不知道，一直是一种前途未卜的状态。今后会怎么样？上了年纪会成什么样子？每天都在考虑这些事情。

渡边　还是个新娘子，日常生活也很不容易吧？

西川　是啊。既不能上街买东西，又握不住切菜刀，只能让丈夫凑合着吃现成的盒饭和副食，回家以后还得让他帮我晾晒衣服。

渡边　真够不容易的！

西川　所以现在能自己一个人去超市我感到非常高兴，买东西做饭什么的按说也很平常，但我现在才发现那是多么令人高兴的事。

安奈　能做那些普通的事情让人满心感激。

渡边　我听说胶原病这种疾病早晨的时候很痛苦，大家也是这样吗？

南　没法从被窝里爬起来，不知道怎么才能爬起来，一个人在那里发呆。

安奈　得把身子侧过来，因为没法用手去撑，只能用胳膊肘撑着勉强坐起来。

南　严重的时候只好让丈夫拽着我的手把我拉起来。

安奈　早晨洗30分钟澡然后才勉勉强强能出门，即便那样手还是发硬，总是不能握起来。

渡边　安奈先生的病情是什么时候开始稳定的？

安奈　倒下以后过了两年，终于能够稍微出点儿声了，我心想："这样下去的话，今后或许还能重返舞台。"

渡边　下面请胶原病患者组织"全国胶原病友会"会长畠泽千代子女士也加入我们的谈话，我们向畠泽女士请教有关最新的治疗药物和治疗方法。

安奈先生2000年紧急住院的时候首先接受了什么治疗？

安奈　用一种类似人工透析的"血浆交换疗法"祛除了血液中不好的成分，为了尽早抑制住胶原病的炎症，还接受了高剂量的类固醇"脉冲疗法"治疗，几天以后听医生说已经渡过了最大的难关。

渡边　住院住了多长时间？

安奈　药物的副作用非常厉害，住院住了两个多月。因为免疫力下降了，为了避免院内感染，所以决定改为在家疗养。

渡边　胶原病是一种自我免疫疾病，因为要使用抑制免疫的药物，所以容易感染病毒等。

安奈　在家里几乎是一种卧床不起的状态，从那以后还因为精神不安定和身体状况不好住了两三次院，妄想症很严重，脑

长期服用类固醇药物可能产生的主要副作用

平均1天的服用量	主要副作用
5 毫克以下	几乎没有
5～20 毫克（少量）	白内障 1 满月脸 痤疮等 2 皮肤疾病 3 胃肠障碍 4 糖尿病、高血脂
21～50 毫克（中等量）	骨质疏松症 5 失眠症
51 毫克以上（多量）	股骨头坏死 6 精神症状 诱发感染症

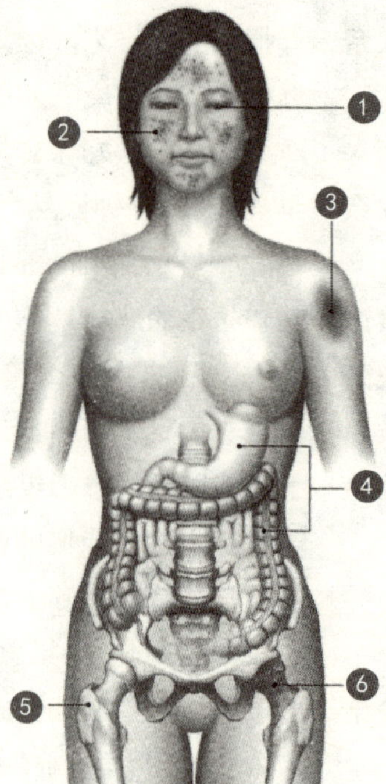

类固醇药物的服用量换算为泼尼松龙。副作用的范围几乎遍及全身。

子里总出现自己被杀死的场面。

渡边　系统性红斑狼疮本身的症状再加上药物的副作用，让您陷入了一种抑郁状态。

安奈　后来变得光想着怎样去死，有过两次近似自杀未遂的事情。因为不能走路，我就爬到厨房里，想用菜刀割自己的脖子，可是刚把刀刃搁在脖子上就觉得很疼，心里害怕就放弃了。（笑）

渡边　吃了很多种药吗？

安奈　是啊。因为我还患有丙型肝炎，需要注射干扰素（抑制肝炎病毒增殖的药物），简直就是双重打击。头发全掉光了，成了一张“满月脸”，面部水肿煞白，都脱相了，不能好好发声，因为药物的副作用还出现了白内障和味觉知觉障碍，眼睛和舌头不正常，气味也闻不出来，感觉就像一具活着的尸体。

渡边　到重返舞台花了多长时间？

安奈　两年左右吧。花了这么长时间身体状况总算开始好转，我后来可以教我家附近的孩子唱歌，还能够弹钢琴，2002年的4月终于能够重返舞台了。周围的人都说：“真是个奇迹啊！”或许我的寿限还没到吧。

渡边　安奈先生今后一定能长寿！

安奈　都这么说。（笑）现在内脏的检查指标也都正常，副作用也大体都消失了。现在每天坚持走步，注意自己的身体状况。

渡边　南女士正在使用什么样的类风湿病药物？

南　开始的时候医生告诉我：“类风湿性关节炎的药物效果因人而异，如果能找到适合您的药物症状就能得到改善，但是找到有效药物之前可能要花不少时间。”实际上，最初使用的抗风湿药物出现了药疹，第2种根本没有效果，第3种的时候才终于找到了有效的药物。在那之前花了三四个月。

渡边　有效果的药叫什么名字？

南　叫作甲氨蝶呤。

渡边　甲氨蝶呤原本是一种抗肿瘤药物，每天都吃吗？

南　不是，每周服用 3 次，星期五的早晚和星期六的早上。然后，星期一服用防止副作用的药物。

渡边　同样患有类风湿性关节炎的西川女士怎么样？

西川　我也是一开始没有找到合适的药物，一直尝试着使用甲氨蝶呤，但总是不适合我，后来追加了类固醇药物，还尝试了英利昔单抗和益赛普。

渡边　英利昔单抗和益赛普都是最近才被使用的人们期待已久的新药，被称为生物制剂。

西川　对我有效果的药是类固醇药物和益赛普、免疫抑制药物他克莫司和英利昔单抗。我必须要用这么多药，最近总算能够控制住病情了。

渡边　全都是口服药吗？

西川　只有益赛普是自己注射。这种药每周打两次，开始的第 1 个月让护士给我打，后来练习练习，现在自己往肚子上打。

渡边　听说胶原病的新药费用很高，在医疗保险范围内吗？

南　是的，但就是这样也还是太贵。我从两三年前开始又出现了轻微的症状，除了使用甲氨蝶呤还同时使用英利昔单抗点滴，每两个月打一次点滴，一次就要花 65000 日元到 70000 日元左右。

渡边　就 1 次门诊？

南　是的。这属于医疗保险的高额医疗费，每次可以返回 55000 日元左右，加上家人的医疗费，年末扣除医疗费之后还能再回来一点儿。

渡边　这么说 1 次花 15000 日元到近两万日元，每年要花 9 万～ 12 万日元左右。

南　一开始的时候觉得金额太高了，对使用新药有抵触情绪。

渡边 安奈先生现在还在使用类固醇药物吗？

安奈 当然还在用，不过已经减少了很多。因为一旦开始使用类固醇药物食欲就会增加，所以我一直注意不要吃多了。因为还有骨质疏松症，平时还要注意不能跌倒造成骨折。另外还吃各种各样的药，但对我来说最好的药还是唱歌和演戏。重返舞台引吭高歌的时候我的心情就非常愉快。

渡边 心情不一样，感觉病情也不一样啊！

下面请“全国胶原病友会”会长畠泽女士给我们讲一讲她本人和疾病斗争的经历。

畠泽 四十多年以前我 19 岁还是大学生的时候腿上出现了出血斑，后来开始遍布全身。我在东大医院的血液内科接受了诊断，最后决定住院治疗。当初听说有血小板减少性紫癜病的嫌疑，但几个月以后被诊断为胶原病中的系统性红斑狼疮。

渡边 当时可能连胶原病这种名称都不太熟悉吧？

畠泽 那时候和现在不同，自己没有办法详细查阅研究疾病。幸好我几乎没有类固醇药物的副作用，药物也非常有效果。顺利地大学毕业，然后就是参加工作，结了婚还生了孩子。

渡边 过去好像有很多医生不让胶原病患者怀孕。

畠泽 在我定期去看病的东大医院不能生孩子，后来决定在别的医院生孩子。尽管类固醇的量增加了，但是生孩子很顺利。现在病情的管理非常先进，很多患者选择把风险控制到最小然后去怀孕和生孩子。我想当时系统性红斑狼疮患者生孩子的人非常少。孩子没有受我疾病的影响，长得很健康。

渡边 系统性红斑狼疮还给您造成了什么影响吗？

畠泽 作为明显的并发症我接受了白内障手术，还患过急性心肌梗死，我正在医院里接受检查的时候急性心肌梗死发作，由于处置非常迅速，保住了一条命。现在除了去门诊看系统性红斑狼疮，我还去看眼科、循环系统内科和矫形外科，现在服用包括类固醇在内的二十几种药物。

渡边　您在患者会都做什么样的工作？

畠泽　患者会总部作为和政府联系的窗口，和胶原病以外的其他疑难病团体一起向政府要求行政支持，发行机关杂志，等等。34 个支部中也有的地方组织旅游和聚餐等活动，在活动中患者们可以互相交流信息，这种活动可以成为患者们的精神支柱。在全国有大约 6000 个会员。

西川　我加入了“日本类风湿病友会”这个只有类风湿病患者的患者会，认识了很多有同样烦恼的朋友。

渡边　患有同样疾病的人能够交流信息，这种患者会的存在让人感到心里很踏实。我认识的一位女性胶原病患者说话就像天气预报员一样，一起走路，我说：“天真晴啊！”她马上就会说：“不，一会儿就要下雨了。”（笑）我问：“为什么？”她说关节开始隐隐作痛了。

南　您说的这个我明白。

西川　我也从下雨的两天前开始身体状况变差，一看天气图发现低气压正在逼近。另外就是冬天的寒冷很痛苦。

南　冬天尤其不能让身体受冷。

渡边　安奈先生在日常生活中都注意些什么？

安奈　不喜欢的事情不去做，不喜欢的人不交往。（笑）平时注意在精神方面不勉强自己。还有，几乎没有人浑身一点儿毛病都没有平平安安走完一生。因此不管怎样都犯不着绝望，所以我坚持把疾病看作自己个性的一部分。

渡边　最重要的是痛苦的时候也要勇敢面对疾病，心情愉快地积极去生活。谢谢大家宝贵的体验之谈。

第十一章　特应性皮炎

医师对谈　川岛真 医师

“现代的难病”特应性皮炎之综述

仅在全国的小学生和初中生中就有70万人患特应性皮炎，成人以后仍为之苦恼的人在急剧增加。还因为粗劣的民间疗法等大行其道，现如今这种疾病正在成为一个社会问题。

为了不使特应性皮炎难以治疗我们必须注意什么？我们向日本特应性皮炎治疗的最高权威、东京女子医科大学皮肤科学教授川岛真医师请教了围绕特应性皮炎患者的各种问题和最新的治疗方法。

正常皮肤和特应性皮炎皮肤的区别

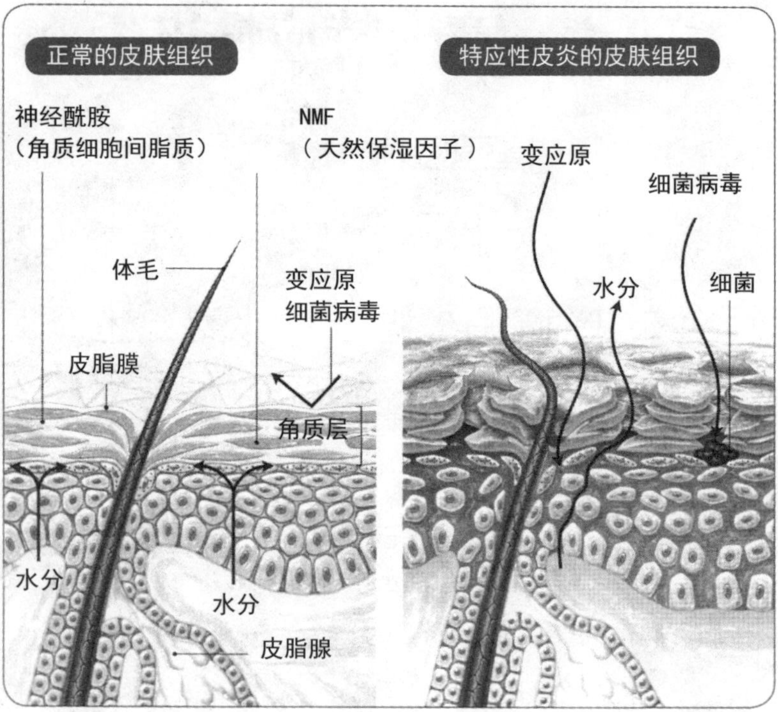

健康的皮肤里面神经酰胺非常紧密没有缝隙，而特应性皮炎的干燥皮肤胶质细胞剥落，水分逃脱，容易接受刺激。

渡边 为什么现在特应性皮炎成了一个问题？

川岛 在我当医生的昭和50年代，特应性皮炎并不是什么大不了的病。即使孩子患了特应性皮炎，到了小学高年级或初中的时候一般也都好了。医生对带孩子来看病的母亲说："您的孩子是特应性皮炎啊。"母亲会说："这就叫特应性皮炎？"完全是漫不经心。

渡边 有没有遗传因素？

川岛 特应性皮炎这种疾病确实和遗传因素有关系，但是，这几十年来遗传基因本身并没有改变，所以一般认为婴幼儿的自然发病率没有变化。

但是现在这种病迟迟不能治好，或者小时候治愈到了长大成人的时候又出现了。持续和复发越来越显著，成人患者越来越多。

渡边 确实经常听到不少成年人为特应性皮炎苦恼。

川岛 其中甚至出现了全身皮肤通红、汁液从脸上往下滴的重症患者。于是有人说特应性皮炎是"长大了也治不好的病""非常难治的病"，患了这种病就"没法去上学""没法工作"，等等，种种误解流传得越来越广。我想现实情况是人们对这种病没有正确的认识。

渡边 患特应性皮炎的成年人不断增加有什么原因吗？

川岛 遗憾的是具体的原因还没有搞清楚，作为一种假设，我认为是重新唤醒沉睡中的特应性皮炎的某种"因素"近来增加了。

渡边 一般都认为卫生管理比过去更先进，皮肤也比以前更干净。人们总是很疑惑，都这么干净了为什么特应性皮炎还会增加呢？

川岛 所以就出现了如果太干净免疫系统就会反应过敏的说法。

我认为这种说法不对，如果单从过敏的观点去看过敏，就会产生这样的错误判断。

渡边 在深入挖掘特应性皮炎的原因之前，让我们先回到一个基本的话题，首先，“特应”是什么意思？

川岛 原本是一个拉丁语，和英语的“strange”一词意思相同，含义就是“奇怪的过敏的疾病”。

渡边 过去就有这种病吗？

川岛 1933 年美国的一个叫扎尔茨伯格的医生首次使用“特应性皮炎”这一名称。在那之前叫作神经皮炎或者拜尼艾痒疹，有过各种各样的名称。把这些有临床特征的湿疹群集中起来发现患者的血缘亲属中有很多人患过敏性疾病，或者是母亲患过哮喘，在欧洲的话可能以前患过枯草热（花粉症）。当然也有家人多患湿疹的情况。于是就把这种不可思议的家族性过敏引起的疾病命名为“特应性疾病”，把其中引起湿疹的一群称为特应性皮炎。

渡边 就是说遗传性这一点很重要。

川岛 当然单用遗传不能百分之百地说明特应性，反正是有这种家族病史的人很多,所以就建立了一种叫作“特应性体质”的诊断标准。

渡边 除了皮炎以外肯定也有其他的特应性疾病吧？

川岛 像哮喘、过敏性鼻炎、花粉症、结膜炎等都属于此类。关于特应性疾病，20 世纪 60 年代免疫学者石坂公成博士发现了一种叫作“IgE(免疫球蛋白 E)”的抗体。对特应性疾病患者的血液进行了检查发现 IgE 的数值很高，当时人们认为那可能就是病因。

渡边 IgE 也俗称过敏抗体吧？

川岛 它是一种在血液中流动的免疫蛋白。比如说花粉粘到了鼻子的黏膜上，IgE 抗体就会去击败它，这种 IgE 抗体和抗原花粉黏在一起，发炎时出现的细胞就会被激活。这就是花粉症的基本机理。也就是说，识别引起过敏的抗原的抗体就是 IgE。

渡边 也就是说，花粉是抗原，IgE 是抗体。

川岛 但是特应性皮炎和其他的特应性疾病情况稍微有点儿不同。不管哮喘还是花粉症，一旦被暴露在变应原前马上就会出现症状，但是特应性皮炎不会一接触了什么东西马上就发痒或出现湿疹。和其他的特应性疾病相比不容易发现所谓的即时型过敏症状。

渡边 也就是说特应性皮炎不仅仅是因为 IgE 抗体的影响。

川岛 是的。再回到刚才说的话，如果单从过敏的观点去说明就很难发现原因。

转换一下视角我们就会发现特应性皮炎患者身上常常出现传染性脓痂疹和传染性软疣，也就是说感染症很多。如果嘴的周围非常粗糙，有时会出现光舔舔就感觉干巴巴的湿疹。

渡边 可能是什么原因呢？

川岛 特应性皮炎的患者原本就容易皮肤干燥，干燥的原因就是皮肤表面的角质层（角层）的水分减少。

于是我们对这种角质层进行了各种研究，结果发现特应性皮炎患者保护皮肤免受外来刺激的功能即“屏障功能”比其他人要弱。抵抗力下降了，坏东西就容易从皮肤进来。引起角质层功能异常的就是存在于角质层中的神经酰胺这种脂质的减少。我们发现，一旦神经酰胺减少，角质层的屏障功能就会减弱，防御能力就会降低。

渡边 原来如此。

特应性皮炎“患病率的年龄层统计”

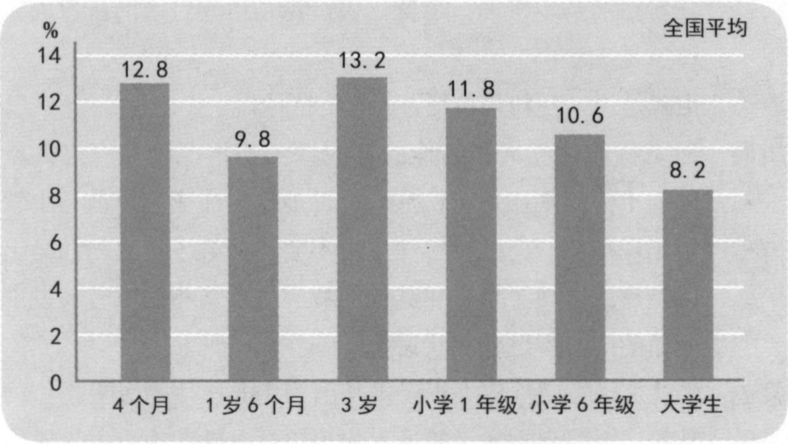

成人后特应性皮炎“患病率的年龄层统计”

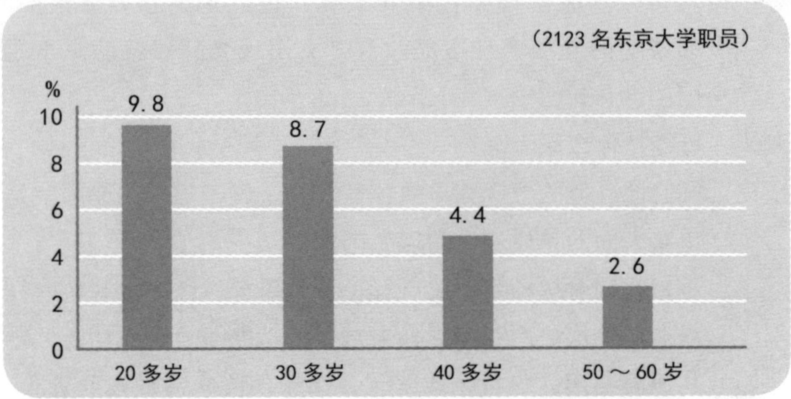

（据：厚生劳动省科学研究《特应性皮炎治疗指南 2005》）

特应性皮炎通常会随着年龄增加症状消失，但是近来青春期和成人期复发的情况也很多。也有数据显示，在城市里多，在农村地区少。

川岛 神经酰胺保持水分的能力非常强。目前，特应性皮炎患者皮肤干燥的原因，除了过敏以外，还有很多无法解释清楚的地方，角质层神经酰胺的降低有可能正是原因所在。

15 年前我发表了自己的研究成果，我在文章中指出，除了之前的过敏研究，皮肤的功能异常这个因素也非常重要。这个研究成果现在已经成为治疗特应性皮炎时的两大支柱之一。

渡边 一般来说，在临床诊断中诊断为特应性皮炎的基本标准是什么？

川岛 诊断的基本标准有三个，“特征性皮疹的分布”“发痒”和“慢性过程”，非常之简单。刚才我讲过的 IgE 抗体和家族性特应性体质都不属于诊断的基本标准，顶多只能作为参考。特应性皮炎的临床症状特征非常明显。

渡边 您觉得成人之后还会复发的原因是什么？

川岛 虽然通过神经酰胺的研究彻底查明了角质层的问题，但是只有过敏因素和皮肤因素这两种因素，对于成人患者还不能做出说明。进一步研究，结果发现还有一个“心”的问题。

渡边 心理上的问题？

川岛 过去没有一个人相信特应性皮炎和心理问题有什么关系，10 年前一位女性开业医生告诉我之前，我也不相信。

特应性皮炎越挠越严重，这是一个常识。湿疹因为痒痒就去挠，一挠炎症更厉害，接着再挠，完全是一种发痒和搔破行为的恶性循环。特应性皮炎也和湿疹一样，挠过的地方会加重。不知道为什么特应性皮炎患者背部正中间很干净，两侧很厉害，就像张开了翅膀的蝴蝶，从过去就被称作“butterfly region（蝶形区域）”。

渡边 那是因为人们去挠自己的手能够得到的地方吧。反过来说，手够不到的地方就不会出现湿疹。

川岛　许许多多的特应性皮炎患者，你看他的脸就会发现整张脸通红，但唯独鼻子很干净。可能因为鼻子一碰就疼，所以就不挠鼻子。那位女医生对我说：“川岛先生，您一定以为患者是因为痒痒才挠吧，其实并不是这么回事，特应性皮炎患者就是不痒也挠。”开始我根本不相信，心想谁会这么傻。但是，后来重新观察了一下我诊治的那些患者，通过湿疹的分布发现他们挠得非常厉害结果造成了症状。其特征之一，即使是男性特应性皮炎患者，他的指甲也像涂过指甲油一样闪闪发亮。为什么呢？因为医生告诉他们“不许挠”“不许用指甲抓挠”。

渡边　因为用指甲盖儿去挠，所以指甲就磨得很干净。

川岛　正是这样。我问这些人要把指甲磨得这么干净1天要挠几个小时，很多人都说要挠4～5个小时。我又问他们:“为什么这个挠法？因为痒痒？”结果他们回答说：“痒痒的时候也有，但一半时间以上不痒痒。”我让住院的患者自己做记录，结果发现一半都是不痒的时候在挠。

渡边　什么原因？

川岛　患者说因为精神紧张，要么是“心情急躁、坐立不安”，要么是“对自己的将来感到担心”。就在那一瞬间手就过去了，挠起来就没完没了。并且他们还说挠的时候非常有快感，说得极端一点儿，甚至有心醉神迷般销魂的感觉。

渡边　但是挠得越厉害皮肤伤害就越严重。

川岛　角质层剥落，炎症确确实实会恶化，于是就产生了成人的难治化。我们曾经在1年时间里让在医院里住院的特应性皮炎患者全部接受过精神科医生的检查，诊断结果是70%的人都是身心俱病。也就是说，精神紧张是导致特应性皮炎加重的原因。

渡边 这个我还是第一次听说。那么，特应性皮炎都有哪些有效的治疗方法？

川岛 因为湿疹是主要的症状，所以给皮肤直接涂抹抑制炎症的药物的外用疗法是治疗特应性皮炎的基本方法。那种服用内服药通过内脏将药物送达皮肤的所谓“drug delivery”方法，考虑到它的副作用，我不太喜欢采用。

渡边 外用疗法中使用的就是类固醇（副肾皮质激素）剂吧？

川岛 是的，因为没有比类固醇更好的“抑制炎症的药物”。

渡边 类固醇药物有让皮肤血管收缩的作用和抑制各种引起炎症的物质的效果，但是，好像有很多人认为类固醇虽然有效果但是副作用也很强。

川岛 非常多的人这样认为，并且荒唐的误解很多。

甚至有人说类固醇外用药可以“引起糖尿病”“导致骨质疏松症”“引起肾功能不全”“皮肤会变黑”，等等，最后竟然有人说会“导致孩子畸形”。还有泛滥的错误信息，什么“一辈子离不开类固醇了，一旦停用症状就会马上严重到以前的10倍或20倍”之类的。糖尿病和骨质疏松症都是内服类固醇的副作用，我们正是因为厌恶这种内服的副作用才改为外用药的。

渡边 外用药的副作用就少吗？

川岛 绝对不会有糖尿病，也不会有骨质疏松症和肾功能不全。类固醇外用药是20世纪50年代发明出来的，皮肤科领域已经有大约50年的使用经验。只要使用方法得当，这种药物的安全性和有效性已经得到了证明。

渡边 为什么会有如此强烈的负面印象呢？

川岛 理由之一就是如果不让患者放弃类固醇外用药就不能把特应性皮炎患者拉到民间疗法上来。虽说是民间疗法，但特

类固醇外用药的“剂型和特征”“主要的局部副作用”

剂型	适合的症状	优点	缺点
软膏	干燥的炎症、有液体渗出的炎症	刺激少 可放心使用	发黏
霜剂	没有凸起的红斑	不发黏	有时太干燥 有时有火辣辣的刺激感
药水	头部等毛发多的地方	不发黏 清爽	效果稍差 有时有火辣辣的刺激
药带	肘和膝盖等处的粗糙的炎症 手指和脚底等角质层厚的地方	效果强	有时引起斑疹 使用时很麻烦 有时细菌增殖

主要的局部副作用
皮肤变薄。
容易出现紫斑。
毛细血管扩张，皮肤发红，出现红色小疙瘩（尤其脸上）。
容易出现痤疮。
容易感染细菌、真菌和病毒等。
变得毛发浓重。

类固醇外用药除了根据剂型分类以外还可以根据作用的强度等级进行分类。弄错了适合炎症程度的药物和剂量而且长期使用就往往会出现副作用。

应性皮炎对他们来说是一个巨大的商机。因为特应性皮炎首先不会死人，即使把乱七八糟的东西推销给患者，对患者进行了错误的治疗，他们也不会被追究致人死亡的责任。

渡边 特应性皮炎、类风湿病和腰痛等疾病给了民间疗法很多可乘之机。

川岛 可乘之机虽然在减少但还是很多。也有调查结果表明80%以上的特应性皮炎成人患者都经历过民间疗法。七八年前日本主要大学的皮肤科教授们聚在一起对民间疗法进行过调查，又是哪里的温泉水好，又是木醋液好，又是草药好，等等，得到了很多反馈意见，但是问询患者："民间疗法有效果吗？"不管哪种民间疗法，回答"有效果"的患者只有20%左右。

渡边 这又是怎么回事呢？

川岛 其实就是一种"安慰剂效果"，有的患者只要觉得"有效"，不管用什么药都会感到有效果，这种患者占20%。在那些把民间疗法当作生意的人看来，如果能把这20%的人拉进来，他们想怎么宣传都可以。

所以，为了对这20%的人产生压倒性的优势，我们对至少70%的患者采用发挥效果的治疗方法。

渡边 在民间疗法上花大钱的人确实也有。

川岛 竟然有的患者说半年就花了好几百万日元，一旦被拉进"特应性皮炎经济"，结果就会被逼着放弃类固醇外用药的治疗，患者的症状会猛烈地恶化。那些人就会说："类固醇积累的毒素现在出来了。"

渡边 如果相信他们的说法就麻烦了。

川岛 也有值得反省的地方，我认为皮肤科医生也有疏忽，根本没有想到会出现如此严重的误解。为了消除误解，我拼命

宣传："类固醇不可怕！"有一段时间受到了猛烈的攻击，竟然有患者对我说："你小子是恶魔！"（笑）

渡边　医生里面也有排斥类固醇的吧？

川岛　实际上这是最令人头痛的事，医生和药剂师有时候会给患者散布错误的信息。虽然现在情况已大有改观，但还是有很多医生不能积极地使用类固醇外用药。也有的医生说类固醇用久了就没效果了，但是在我们的医院从来没有过一例这种情况。这些医生只是不能必要充分地而且正确地使用类固醇罢了。

渡边　类固醇外用药具体都有哪些副作用呢？

川岛　如果长期使用，皮肤就会变薄，血管就会浮上来。因为降低了局部的免疫力，所以容易出现粉刺和疙瘩，会出现其他的细菌感染和容易生菌等副作用。

渡边　只要注意了这些就用不着太担心。

川岛　是的。类固醇外用药对于湿疹确实有效果，我非常希望患者能够抛弃对于类固醇外用药的误解，对那些无论如何都讨厌类固醇的人我推荐使用日本最近发明的"他克莫司"这种免疫抑制剂软膏。

他克莫司在肝脏移植中也被用来抑制排斥反应，人们把他克莫司的内服药和注射剂改成了外用软膏，对特应性皮炎有效果。因为现实中就有听到类固醇这个词就打哆嗦的人，所以就出现了给这些人使用他克莫司软膏来抑制炎症的方法。

渡边　特应性皮炎患者在治疗方面首先应该注意什么？

川岛　即使通过使用皮肤科医生开的类固醇外用药炎症治好了，湿疹的发红消失，发痒也没有了，但是依然存在刚才讲过的皮肤角质层神经酰胺减少这种特应性皮炎的根本问题。看上去是治好了，但异常依然存在，因为皮肤的屏障功能减弱了，所以如果就此置之不理湿疹还会再次发生。

所以，为了防止这种情况发生，治愈以后也要用保湿剂来覆盖皮肤，这一点很重要。抑制炎症的类固醇和他克莫司，另外还有炎症治愈后的保湿剂，外用治疗的这两个支柱非常重要。

渡边 洗澡怎么样？

川岛 刚洗完澡如果什么都不做，痒痒就会加重。最好是洗完澡马上就涂保湿剂。如果讨厌发黏，使用干爽的面霜和化妆水也可以，但一定要马上用。刚洗完澡的时候角质层还留着水分，在这种状态下覆盖皮肤表面保持水分很重要。

渡边 内服药中有没有有效的东西？

川岛 有抑制瘙痒的抗组胺药物。我们在试验中发现抗组胺药物有抑制特应性皮炎瘙痒的效果，我们是全世界首次证明了这一点的。除了外用药和内服药这些药物疗法以外，还有抑制刺激保持皮肤清洁的基本保养方法，我们当然也对这些方法进行指导。

渡边 近来人们常常谈起室内尘埃和特应性皮炎的关系，您对此有什么看法？

川岛 无论特应性皮炎患者的皮肤屏障功能如何减弱，蜱和尘螨等室内尘埃的抗原都不会从彻底治好的皮肤进入。假如受到室内灰尘的影响，很有可能是因为原本就有湿疹，抗原从那里进入皮肤里面，成为一种使炎症更加严重的恶化因子。

渡边 就是说室内尘埃并非特应性皮炎的原因。

川岛 在战战兢兢地又是害怕尘埃又是害怕尘螨之前，早早把皮肤弄干净才是首要的。因为一点儿室内尘埃和尘螨都没有的生活根本就不存在。

渡边　有些人对饮食也过于神经质，您有什么建议？

川岛　因为有的食物过敏可以要人命，所以理所当然要控制那些被证明显然会引起过敏的食物。

但是，不能因为在血液中检测到了对牛奶、鸡蛋和大豆这三大反应原产生反应的免疫球蛋白——IgE 就匆匆下结论说：“这些食品一概都不能吃。”有些人虽然有对大米和小麦起反应的 IgE 抗体，但长期吃米饭和面包也没出现症状。如果从小就不给孩子们吃冰淇淋和煎鸡蛋等东西，他们就会很幸福吗？实在是很难做出这样的判断。

渡边　要是那个也不能吃这个也不能吃的话，反倒会给孩子造成精神压力，越来越想挠。

川岛　您说得很对！实际上就有孩子因为这种精神紧张挠破了皮肤。

渡边　刚才您说的特应性皮炎的成人患者因为精神紧张不痒也乱抓乱挠导致炎症恶化的情况多吗？

川岛　很多。我认为对于那些始终不痊愈的成人患者应该加入一些精神方面的治疗。如果让精神科医生看一看，很多重症的特应性皮炎患者都会被诊断为“身心疾病”，但是没必要进行药物治疗。皮肤科医生倾听一下他们的诉说大体就能解决问题。有时候听听他们的诉说，建立良好的信赖关系，症状就能戏剧性地得到改善。

渡边　有道理。

川岛　所以，我们在让患者保持皮肤清洁的同时如果能够兼顾精神方面的护理，才是特应性皮炎治疗的终极目标。我认为最后或许能够达到几乎不需要药物治疗的程度。

渡边　在接受正确的药物治疗的同时接受认真进行精神护理专业医生的治疗，这对于特应性皮炎患者和患者的父母来说是最好的。谢谢您！

患者座谈会

我们如何从特应性皮炎的地狱中逃脱出来？

荻野美和子　女士（29 岁）

公司职员，“日本过敏之友会”顾问。出生两个月的时候发病，其后一直坚持类固醇治疗，上大学的时候改为中医的替代疗法，症状恶化。从 27 岁开始再次接受类固醇外用治疗，现在感觉很轻快。

逸村美萌　女士（41 岁）

撰稿人、编辑。二十五六岁的时候被诊断为特应性皮炎，接受了类固醇外用药治疗，但效果只是暂时的。其后因重度的症状而痛苦不堪，通过以饮食疗法为中心的治疗方法病情得到了恢复。2002 年以逸村弘美的名义出版了讲述本人治疗体验的《特应性皮炎消失了！》。

明石郁生　先生（44 岁）

市场营销顾问。18 岁的时候被诊断为特应性皮炎，36 岁成为重症的时候接受了美国医生的治疗克服了症状。2006 年出版了讲述其治疗经历的《1% 的奇迹》。

按年龄层区分的特应性皮炎皮肤症状

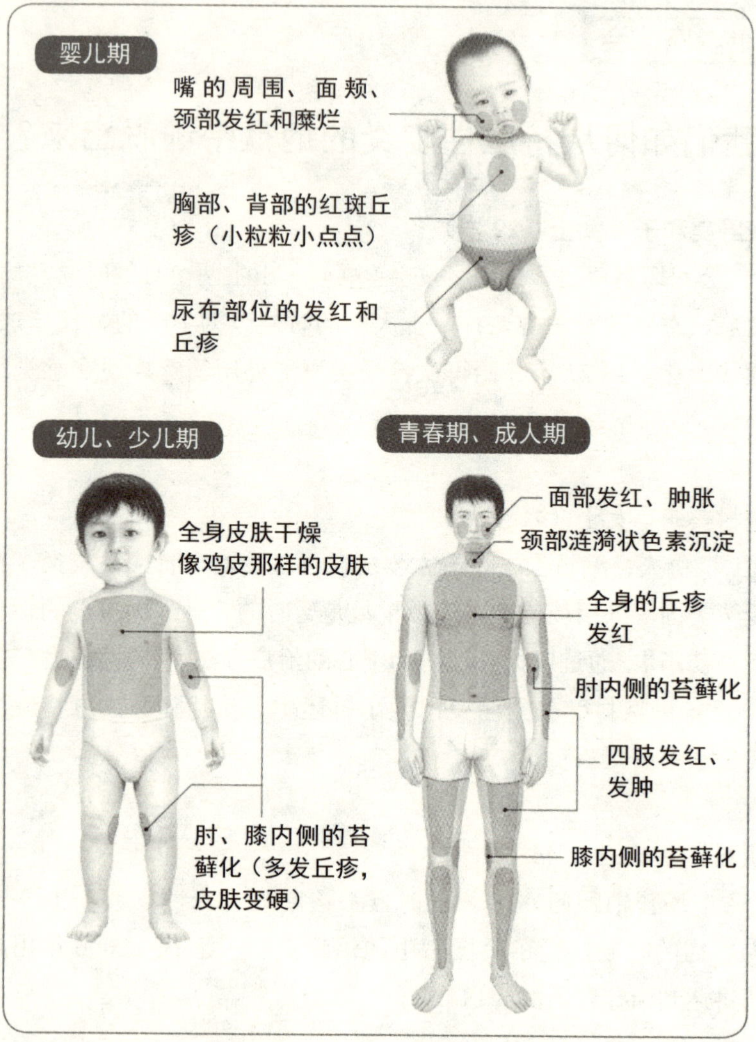

特应性皮炎是湿疹反应的症状之一，慢性地反反复复。症状和范围因年龄层不同而不同，成人型从上世纪 80 年代后期开始增多。

渡边　见到各位我非常吃惊，3 位身上没有一点儿特应性皮炎的影子。

荻野　我认为现在是我一生中最漂亮的时候。（笑）

渡边　都说特应性皮炎非常难治，没想到大家的皮肤都恢复得如此漂亮！先请荻野女士给我们讲一讲迄今为止的经过。

荻野　我好像出生两个月左右的时候特应性皮炎就发病了，其后还并发了重度哮喘。看看小学时候的毕业照，浑身缠满了绷带，自己都觉得惨不忍睹。

从小就开始使用类固醇外用药，因为当初有一种“类固醇 = 恐怖的药物”的认识，所以只在干巴巴的部位薄薄地涂一层药效比较弱的药物。打个比方说，就像拿喷壶向一团熊熊燃烧的大火上洒水一样。

渡边　川岛医生讲过，充分使用适合自己湿疹症状的类固醇很重要。

荻野　上高中的时候哮喘治好了，上了大学以后特应性皮炎也好了，但是那个时候每天忙于求职和学业，症状又开始出现了。从高中时代就满不在乎地往脸上抹药效最强的类固醇药物，吃那些医生开出来的现在很少有人用的内服类固醇药物，当初也没弄明白药物的使用方法，所以就完全相信了当时人们对类固醇的口诛笔伐，开始认为“类固醇没有效果了”。于是在因特网上找到了大阪的一位中医，跳上新干线直奔大阪去找那位中医看病。当时我 22 岁，马上就临近毕业了。

渡边　那是一位什么样的中医？

荻野　我一进诊室那个中医就跑过来跟我握手，嘴里喊着：“恭喜你！绝对能治好！”我觉得那个医生就像一位天使。就连网上看到的也都是患者们连篇累牍的“治好了”的手记。

渡边　进行了什么样的治疗？

荻野　有煎服的内服药和中药的外用药，另外还在煎好的药汤里泡两个小时，这种治疗坚持了很长时间。

我后来问医生药里都有什么成分，可是医生不肯告诉我，说："反正你也不明白。"医院里还贴着一张纸，上面写着："本医院概不使用类固醇，需要者请去其他医院。"

渡边　您在东京和大阪之间来回跑吗？

荻野　几乎全是电话诊治，医生给我寄来两个星期的药，鼓励我说："没问题，只要坚持就能治好，请相信我！"

治疗开始不久，全身的皮肤开始滑动脱落，睡觉的时候都没法翻身，因为往下淌水儿，只能一直用毛巾盖住脸。如果不马上更换毛巾，毛巾就会粘到脸上，往下揭的时候非常疼。

渡边　一度用类固醇控制住的炎症一下子全出来了，或许还并发了感染症。然后呢？

荻野　医生说："虽然开始一时间很厉害，后来一点儿一点儿地就好了。"所以我相信只要挺过了这段时间就一定能治好。那种状态持续了3个月，虽然最坏的状态治好了，但是特应性皮炎的症状没有改善。从那以后又坚持了5年这种治疗。

渡边　费用花了多少？

荻野　每个月7万日元左右，不在医疗保险范围内。

渡边　听说从1年半以前开始您又回到了皮肤科的标准化治疗。关于这些回头再向您请教。逸村女士是从什么时候出现了症状？

逸村　我3岁患了哮喘，虽然有过鼻炎和结膜炎等过敏症状，但到成人之前和特应性皮炎都没关系。

19岁的时候，一边上学一边开始从事编辑工作，连续干通宵是家常便饭，饭也不能好好吃，总是用方便食品和便利店里卖的盒饭凑合。24～25岁的时候，额头的右侧发际很突兀地长出了一个干巴巴的东西。渐渐地在胳膊肘的内侧和肚子上星星点点地出现，长了消，消了长，慢慢地就扩散开了。

渡边 什么时候接受了治疗？

逸村 从 25 ～ 26 岁左右开始在皮肤科开一些类固醇外用药，过了两年左右开始恶化。一开始的时候药很管用，因为抹上就好所以就渐渐地不用了，过了一段时间症状又出现，如此反反复复。那期间药就渐渐没有效果了。

除了治疗特应性皮炎很有名的大学医院，只要听说哪个医院口碑不错我就去，每换一次医院医生开的类固醇药物就逐渐升级，即使这样还是不行。某个医院的女医生告诉我："因为特应性皮炎是过敏体质引起的，所以一辈子也治不好。不要畏惧类固醇，最好巧妙使用类固醇和它友好相处。"好像那位女医生本人就是特应性皮炎，脸是灰色的，就像大象的皮。

渡边 那时候皮肤是种什么状态？

逸村 最后眼睛肿得睁不开，眉毛也没有了。皮肤裂口，淋巴液淌出来，根本不能出门，工作也辞掉了。

渡边 有没有什么药物副作用？

逸村 脸成了圆的，也就是所谓的满月脸，小便困难，眼睛肿胀看不清东西。

渡边 后来呢？

逸村 最后拿了 4 种类固醇药物分着涂抹，但是没有效果。使用类固醇，自己的症状有可能反而恶化，那种可能性哪怕只有 1% 也很危险，于是我想："反正不管用，干脆不用了。"但是并没有完全放弃使用，有 1 年时间我一边采用民间疗法和中医疗法，一边偶尔使用一些类固醇药物，我这个人意志很薄弱。（笑）

渡边　后来您开始了饮食疗法是吗？这些我回头再向您请教吧。下面请明石先生说一说他的经历。

明石　我也是先出现了哮喘，从幼儿时期就反复住院。18 岁去东京上大学那年特应性皮炎发作了。

渡边　看来大家都患过哮喘啊！出现了特应性皮炎以后在医院里都接受了什么治疗？

明石　我被诊断为成人型特应性皮炎，医生给我开了类固醇软膏，从那以后一直在用。

然后就是毕业、就业，环境不断变化，虽然有时症状恶化，但都想方设法控制住了。有时候情况好了，但一减少用药，症状就一定恶化。有时视力下降，有时早晨爬不起来，出现了所谓的不定愁诉。

渡边　当时多大年龄？

明石　30 岁左右。当时我很震惊，心想这样下去什么时候也离不开药了。另外，类固醇好像还有副作用，于是我就决定放弃使用类固醇。我给大学医院的负责医生这么一说，医生就给我开了抗生素和抗过敏药物等 11 种药。一想到要维持自己的身体状态必须吃这么多药，我后背都发凉。对于只会开药的医生，我的不信任感越来越强烈了。

渡边　停止使用类固醇以后怎么样？

明石　我咨询了汉方东洋医学的医生，完全放弃了类固醇治疗，结果症状猛烈恶化了。身体上没了皮肤，全身都渗出液体。打个可能不太合适的比方，我那时候就像个人体解剖模型。我跑到北里大学的东洋医学综合研究所去住院，这种严重的状态持续了 6 年多。36 岁那年我意外知道了在美国的治疗方法，从 1999 年开始接受那种治疗，1 年左右就治好了，一直到今天。

渡边 特应性皮炎好像瘙痒很厉害，大家那时候是个什么状态？

逸村 又痒又疼。最厉害的时候一个劲儿地用手挠，连1秒钟都不能停。一个电话不能打，一个字不能写，简直就是严刑拷打。

明石 去拿眼前的一个东西有时候要花30分钟，因为手在抓挠一刻都不能停。

逸村 晚上完全不能睡觉，勉勉强强能打个盹儿，这样的状态持续了好几个月……

荻野 用手去挠某个地方的时候能够安定下来。心里知道越挠越严重，可就是忍不住。我那个时候一直吃安眠药。

明石 我是把自己的手绑了起来，戴上劳保手套，缠上绷带，就是这样还常常找到突破口去使劲儿挠。

荻野 我那个时候戴着帽子戴着墨镜去上班，实在痒痒的时候我跑到厕所里大挠一通。

明石 我因为特应性皮炎恶化都影响了公司的工作，当时在一家广告代理公司做营销，因为脸上的症状太厉害，客户那里都不能去了。

渡边 大家都有各种痛苦的经历。那么现在围绕治疗内容向大家请教，首先是荻野女士，您觉得“类固醇很可怕”就接受了替代疗法的中医治疗，但是症状越来越恶化。什么情况下出现了转机？

荻野 大约1年半以前，为我身体状况担心的祖母给我介绍了一位皮肤科的医生，那是一家以类固醇外用药为主进行标准化治疗的医院。我摆脱类固醇坚持了5年半，想到那么长时间都白坚持了，开始有抵触情绪，但中医治疗确实已经到了极限。

渡边 那家医院在什么地方？

荻野 我在东京市内的皮肤科住了8天院，身上涂上了药效强劲

特应性皮炎的原因、恶化因素

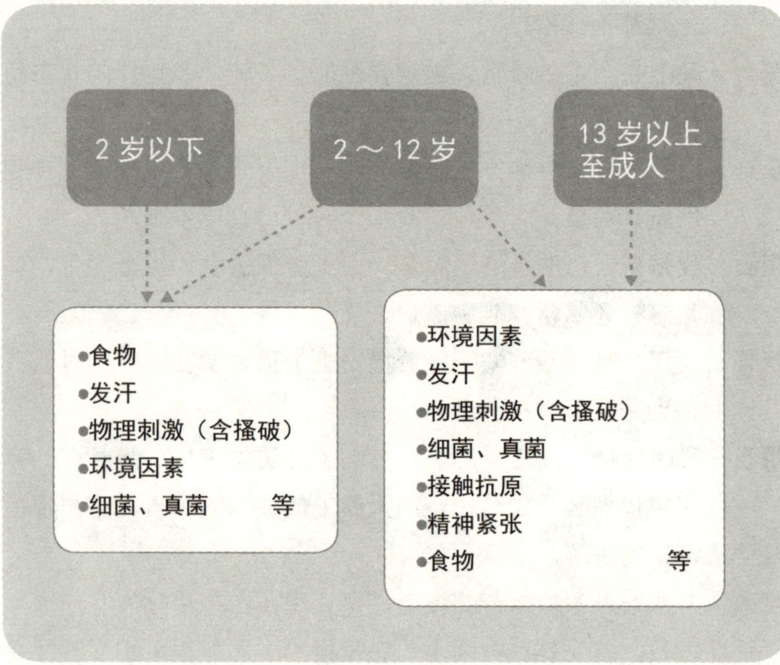

（据：厚生劳动省科学研究《特应性皮炎治疗指南 2005》）

食物因素随着年龄的增加容易产生抵抗性，出汗以后必须采取处理措施（淋浴和皮肤护理）。在成人型特应性皮炎中，生活节奏和生活环境因素的影响特别大。

的类固醇和保湿剂，脸上抹了一层中等强度的类固醇，全身用绷带裹了起来。一边让医生察看皮肤的情况，一边降低类固醇的强度，住院第 3 天的时候就确实感到了过去很严重的症状明显有了改善。

渡边 只有涂剂吗？

荻野 是的。出院以后去公司上班，大家都认不出是我了。就像接受了美容整形手术一样，我觉得我的人生都变了。在医院的时候，医生非常细致地告诉了我如何使用适合我的症状的类固醇药物，如何用保湿剂保护皮肤。现在涂抹类固醇的机会越来越少，我开始觉得类固醇并不可怕。或许这才算得上“成功摆脱类固醇”！

渡边 太好了！逸村女士是 25 岁以后特应性皮炎恶化，跑了很多家大学医院，按照医生的指示使用了类固醇药物，可是症状还是一直恶化。

逸村 是的，那是 12 年前的事了。从那以后我尝试了听说不错的民间疗法和替代疗法，但是症状一直没有得到改善。工作也辞了，加上以前的医院的治疗费，随随便便就超过了 50 万日元，经济上也很困难。

渡边 于是您停止了使用类固醇药物，开始了饮食疗法是吗？

逸村 是的。正当我走投无路的时候，有一天我读一本有关特应性皮炎信息的专业杂志，笛木纪子女士的一句话引起了我的注意，她说：“人的皮肤有作为排泄器官的功能，特应性皮炎就是一种排泄，把身体内部的脏了的不要了的东西排到身体外面来。”

我本人也觉得特应性皮炎就像从身体内部涌出来的烧伤和烫伤一样，所以我有一种直觉就是“这个人的想法适合我的情况”，于是我就马上去拜访她了。

渡边　笛木女士是个什么样的人？

逸村　原先是位全身美容师，她本人和她的大儿子都患过幼儿性特应性皮炎。她认为特应性皮炎等皮肤方面的麻烦和整个饮食生活有很深的关系，提倡以饮食疗法为主的治疗方法，现在正主持办一本叫作《提高自然治愈力俱乐部》（东京，町田市）的杂志。

渡边　您具体都接受了什么样的指导？

逸村　吃饭要以糙米和蔬菜为主，细嚼慢咽，吃八分饱。她告诉我含有很多添加剂的方便食品和油腻的西餐、蛋糕和点心对身体不好，所以我坚持 1 年没有吃。每 3 天到 1 个星期接受一次经络按摩，用保湿霜等护理皮肤。除了这些之外还有很多，反正就是避开药物和添加剂，吃少量的高质量的饭食，让骨头结实肠胃壮，保持身体暖和，保证血液畅通。

渡边　结果怎么样？

逸村　病情好了，父母都很惊讶。1 个月以后通红的炎症治好了，虽然后来有过几次炎症反复，但就像蜕皮一样皮肤越来越漂亮，瘙痒也一点点地好了。1 ～ 2 年之后我又重获新生，没有留下任何痕迹。

渡边　费用花了多少？

逸村　加上按摩和保湿霜共计 20 万日元左右。饭费也没有比平时花更多。

渡边　没有复发吗？

逸村　因为要重新找工作所以又回到了以前那种没有规律的生活和饮食，33 ～ 34 岁的时候特应性皮炎又爆发了。不过，我赶紧又开始了饮食疗法，几个月以后症状就改善了。从那以后我就掌握了饮食生活的诀窍，从此五六年时间都没有出现任何症状。

渡边 明石先生通过以类固醇为主的药物治疗症状没有得到改善，因为害怕药物没有效果就下决心停止使用类固醇了是吗？

明石 是的。30 岁的时候停止了使用类固醇药物，症状恶化，往北里大学的东洋医学综合研究所跑了 6 年，还住了两次院。好几年都不能工作和过正常的生活，精神上也快挺不住了，心想下次症状再爆发的话我就完了。正在那个时候我知道了美国的治疗方法。

渡边 出于什么样的契机？

明石 那是 1999 年的事了，我的主页上写着自己的特应性皮炎，一位居住在美国的日本特应性皮炎患者给我的主页发来了一封邮件，告诉我他本人通过这种治疗治好了。但是，一开始的时候我觉得很可疑，还以为是一种推销，所以就没理他。（笑）

渡边 那位先生把给自己治疗的医生介绍给了您是吗？

明石 是的，那是一位叫 R. 马赛逊的皮肤科医生，住在俄勒冈州，专门治疗日本治不了的重症患者。现在在美国当地行医，当时通过一位担任翻译的日本女性还在日本举行过现场治疗。

渡边 那位医生采用了什么样的治疗方法？

明石 据这位医生讲，日本的特应性皮炎治疗，对于患者各自原因不同的瘙痒和炎症可能都采用同样的治疗方法，就是涂抹有抗炎症作用的类固醇软膏。特应性皮炎产生瘙痒的主要原因之一就是细菌，鼻子的入口和皮肤挠伤的伤痕感染细菌，进入血液中引起瘙痒。所以防止这种感染对于恢复皮肤来说是很重要的。

渡边 也许他们重视在日本所说的那种细菌感染症。

明石 这位医生说，除了细菌以外，还有蜱和灰尘以及花粉等各种各样的空气过敏、衣服等的接触性过敏、疱疹病毒，等等，

症状改善的类固醇外用药使用情况

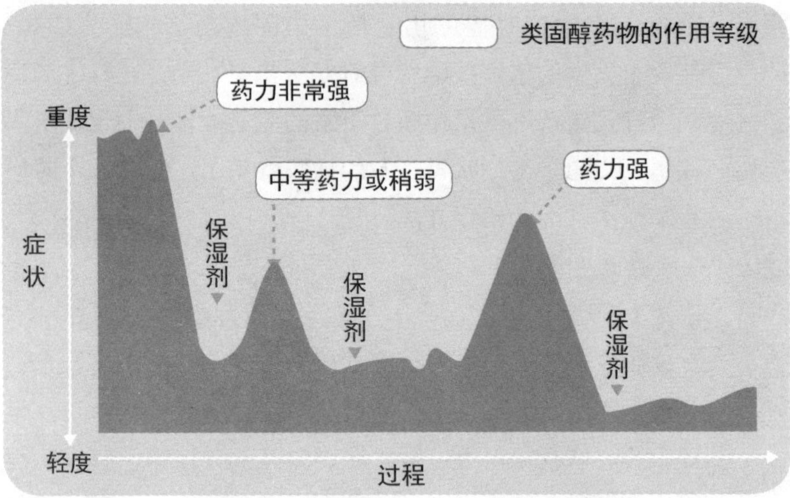

症状恶化的类固醇外用药使用情况

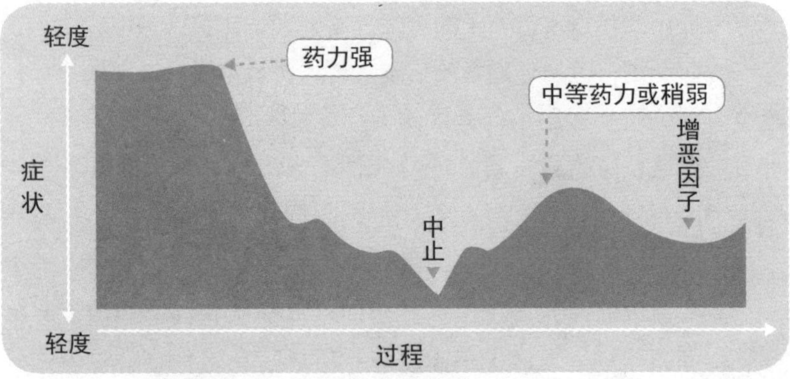

类固醇外用药虽然是一种抑制湿疹症状的有效药物，但是必须注意使用方法。如果出现了症状就应该去选择药力等级适中的药物，1 ~ 2 周内短期使用为最好。

患者各自都有十多种引起瘙痒和炎症的原因。因为从未从日本医生那里听到过如此细致的科学的说明，所以我很信服。

渡边　具体都做了什么样的治疗？

明石　首先为了控制住全身严重的炎症，几天到 4 个星期使用两种可以通过小便排出体外的类固醇肌肉注射，4 个星期以后，为了不让我再制造新的挠伤，医生给了我美国生产的类固醇软膏。我虽然有些抵触，但是因为医生介绍得很明白，所以我就接受了。

针对细菌感染，医生开了抗生素，还有往鼻子的入口涂的抗生素软膏。洗完澡以后为了保湿和保护每天都要多多使用软膏。因为接触性过敏多来自衣物，所以要注意洗衣粉残留，除掉带颜色内衣里面的金属粒子，等等。对于疱疹病毒使用抗病毒药物，如此将瘙痒和炎症的原因逐一消除。接受了 4 个星期的集中治疗以后就可以自我护理，花了大约 1 年时间皮肤就完全恢复了。

渡边　花了多少钱？

明石　2003 年到美国，以后还进行了过敏治疗，检查、锁定自身空气过敏的抗原，配制治疗药物，包括那个时候的费用和短期居留费用，最后一共花了 150 万日元左右。虽然花了这么多钱，但是特应性皮炎不容易再犯了，我感到很满意。现在我还担任患者团体的代表，这个团体是为了接受马赛逊医生的治疗而成立的。

渡边　荻野女士是通过日本的类固醇治疗治好了特应性皮炎，您怎么想？

明石　患者的特应性皮炎的发病原因各不相同或许也有关系。比如说，如果瘙痒和炎症的原因只在皮肤表面的话，通过日本的治疗一边抑制炎症一边进行皮肤护理可能就能够控制，马赛逊医生也说，如果忽略了患者各自的原因涉及各种感染和空气过敏这个事实就会成为导致特应性皮炎难治化的一个重要原因。

获野　确实每个人的特应性皮炎湿疹和伤口的症状都有微妙的差别。

渡边　一方面特应性皮炎的病理尚未搞清楚，一方面患者的数量在不断增加。这或许就是造成现在治疗一线混乱的原因。我期待凭借最新医学的力量早一天消除患者的担心和不安。

逸村　有句话我先放在这里，日本的很多医生说："类固醇没有效果是因为患者的使用方法不对。"我觉得这种说法有点儿不负责任。

渡边　也有的医生害怕使用类固醇吧。

逸村　最初医生告诉我："只要涂类固醇就能治好。"但我就是按照医生的指示去涂也没有治好，最后医生就不管了，他说："因为你就是这种体质，如此重症的特应性皮炎一辈子都治不好。"

渡边　医生的讲解不清楚也有问题啊。

逸村　退一百步讲，就算是患者的使用方法不正确，可现实情况是只能依靠那些需要加以微妙的分别再使用的药物，我觉得医生绝不能满足于这种现状。至少希望所有的医生都能够充满自信地给患者说明类固醇药物的正确使用方法。

获野　我认为最好是接受一般的皮肤科的标准化治疗，保持皮肤良好的状态。因为按照现在的医疗水平这一点能够做得到。不过听了大家刚才的话我有一种感触，没有治不好的特应性皮炎，发现适合各自病情的治疗方法的可能性也有。

渡边　本书的目的就是从医患双方的"心里话"和"实感"中搞清楚医疗一线的实际情况，我感觉大家的意见真正地显示了特应性皮炎成为社会问题的原因的一角。谢谢大家宝贵的谈话。

第十二章　阿尔茨海默病

医师对谈　新井平伊 医师

阿尔茨海默病实现根治的那一天？

在老龄社会的背景下，“认知症”和“阿尔茨海默病”的患者正在急剧增加。其中，40来岁和50来岁就发病的少年性阿尔茨海默病给患者本人和患者的家属带来了非常严重的问题。

1999年，顺天堂大学医学部精神医学教授新井平伊医师在日本开设了第一家少年性阿尔茨海默病专业门诊。早期发现和早期治疗的要点是什么？使得阿尔茨海默病的根治成为可能的新药开发的最新形势又是怎样的？我们在此请教了新井医师。

导致认知症的疾病的比例

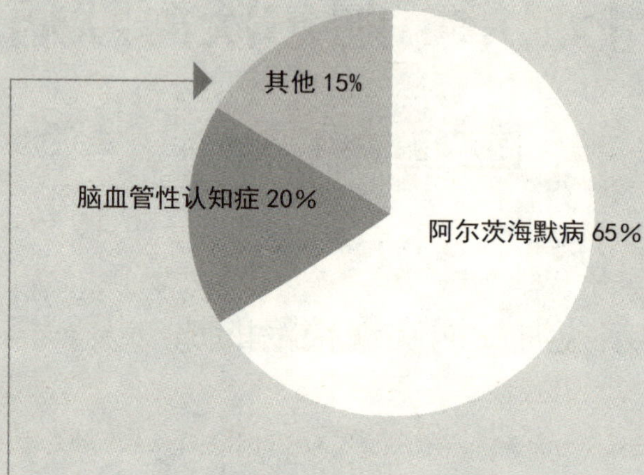

弥散性路易体病	一种叫作路易体的异常蛋白质蓄积于大脑皮层的神经细胞的疾病，还有肌肉硬化等症状。
匹克病	大脑的额叶和颞叶发生萎缩的疾病。出现人格改变和反社会行为等症状。

另外，脑肿瘤、荷尔蒙异常和药物异常等也可以导致认知症。

随着改善生活习惯等彻底的预防和治疗的普及，脑血管性认知症有减少的趋势。阿尔茨海默病所占的比例正在增加。

渡边 首先，很多人不太清楚“认知症”和“阿尔茨海默病”有何区别，请先从这里给我们做一下说明。

新井 首先有认知症这么一个综合征。能够引起认知症的疾病有很多，其中最具代表性的就是阿尔茨海默病。

渡边 引起认知症的原因，除了阿尔茨海默病之外还有什么疾病？

新井 调查方法不同说法也不一样，一般来说，阿尔茨海默病占整个认知症的65%，其次就是脑血管性认知症，约占20%，因脑卒中的发作而出现症状。另外还有弥散性路易体病、匹克病，等等，认知症的病因是多种多样的。

渡边 阿尔茨海默病这种名称是以人的名字命名的吗？

新井 您说得不错。1906年德国的精神医学家阿洛伊斯·阿尔茨海默博士首次报告了患有认知症的一位五十多岁女性患者的病例，因此才有了这个病名。虽然在那之前老年人也有过老年痴呆这种疾病，但是因为更年轻的一代也会发病并出现认知症的症状，所以阿尔茨海默博士报告了这例病例。

渡边 对于年轻一代来说真是一个严重的问题啊！

新井 阿尔茨海默病这种疾病，除了老年痴呆中常见的健忘之外，还有不能进行简单的计算、话说不出来，等等症状，症状型帕金森症(因大脑的器质性病变而产生的精神功能障碍)非常明显。阿尔茨海默博士用显微镜研究了死去的患者的大脑，还报告了大脑的病理观察结果。

渡边 那个时候的病理观察结果有什么特征？

新井 有两个大的特征，一个是“老年斑”，另一个是“神经元纤维缠结”。

所谓老年斑就是像皮肤上出现的老年斑样的异常构造物呈斑状大量出现在大脑的大脑皮层的表面。所谓神经元纤维

阿尔茨海默病中具有特征的两种脑病变

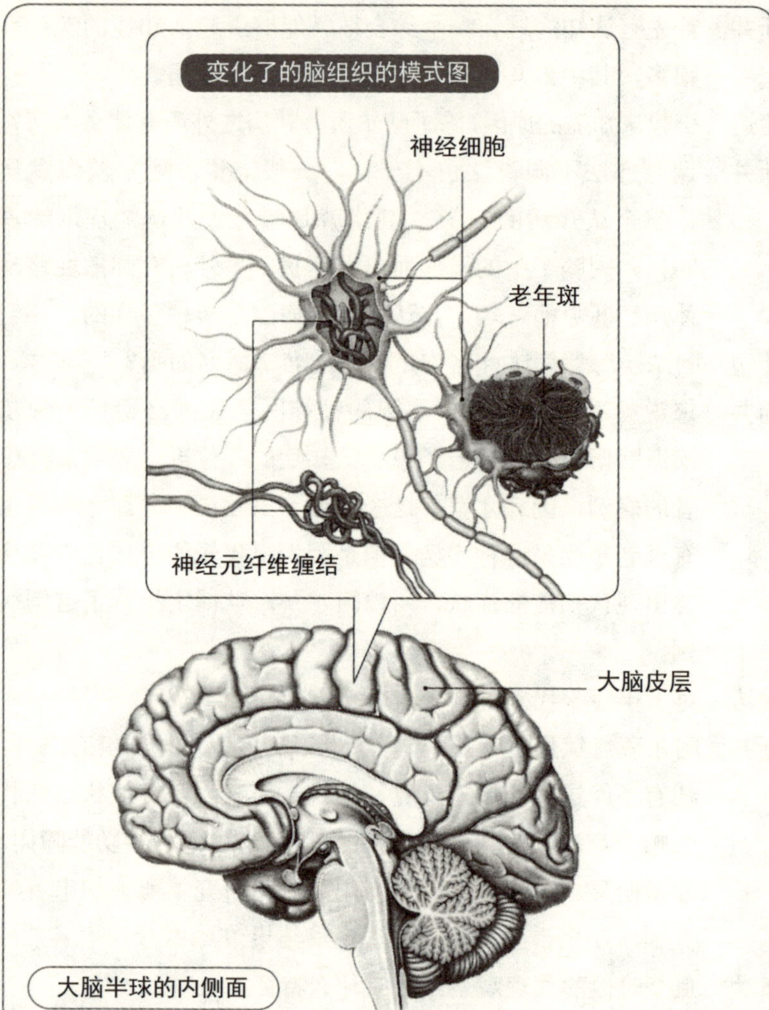

在大脑皮层上斑状出现的老年斑可以压迫周围的神经细胞让其死亡，像一团线头一样的神经元纤维缠结可以让神经细胞萎缩并走向死亡。

缠结就是像卷成一团的纤维性的异常构造物蓄积在大脑的神经细胞中。因为两者都对神经持有毒性，所以人们设想因为它的作用神经细胞的功能会变差。

渡边　原来如此。作为一个具有划时代意义的研究在当时一定非常引人注目吧？

新井　在博士的报告中，阿尔茨海默病虽然被称为“初老期（40 ～ 50 岁）的疾病”，但是从病理学的角度都发现了老年斑和神经元纤维缠结，在这一点上和过去的几乎所有的老年性痴呆是共通的，尽管有程度上的差别。因此，人们开始把初老期和老年期通通作为阿尔茨海默型认知症。近来人们只称其为阿尔茨海默病。

渡边　阿尔茨海默病的真实情况已经搞清楚了？

新井　最为关键的一点就是为什么会出现老年斑和神经元纤维缠结，遗憾的是，原因至今还没有搞清楚。不过我认为，通过被称为“阿尔茨海默病研究的时代”的 20 世纪下半叶的研究成果，某种程度上已经接近原因的真相了。

最近还出现了开发治疗药物的可能性，这种药物可以阻止这两种病变的产生。

渡边　那真令人鼓舞！关于最新的治疗方法和处置方法我回头再向您请教。

近来经常听到少年性阿尔茨海默病这个词，阿尔茨海默病这种疾病，我们是否可以认为从青年阶层到老年阶层大脑的病变几乎是共通的？

新井　是的，我们一般把 65 岁以下发病的情况称为少年性阿尔茨海默病。

渡边　患了少年性阿尔茨海默病的人有什么特性吗？

新井　没有明显的倾向性的东西，比如饮酒、饮食生活和生活习惯，等等。到底有什么样的危险因子，虽然有这方面的研究，但这都是针对全体阿尔茨海默病的，并不局限于少年性阿尔茨海默病。

渡边 是否存在容易患病的体质什么的？

新井 不存在。不过如果只考虑一般性的少年性认知症，那么，交通事故、头部外伤和饮酒过量都会导致认知症。如果对高血脂、高血压和糖尿病这些生活习惯病置之不理就容易患上脑血管性认知症。所以，四五十岁的人千万要注意不要因此患上了认知症。

渡边 那些情况的原因还算比较清楚啊！

新井 但是，事关阿尔茨海默病，没有那些特定的原因。

虽然那么说，但从我的经验来说，避免过度的精神紧张，注意饮食平衡，最重要的是保证睡眠时间，保持恰当的生活节奏，这些对于预防阿尔茨海默病也非常重要。

渡边 是否存在家族血统等遗传方面的因素？

新井 基本上可以认为不存在，通常的阿尔茨海默病所能考虑到的遗传因素称作多因子，并非某一个特定的遗传基因，而是10个或20个基因复杂地纠合在一起的时候才容易显现出来。其中有一个遗传因子叫作脂蛋白E，人们认为如果有这个遗传因子就容易发病。不过，也并非有那个遗传因子就一定会发病。

渡边 日本的阿尔茨海默病的患者数量正在增加吗？

新井 据推算现在大约有170万认知症患者，假设阿尔茨海默病的患者占其中的65%，那么有100万人以上患阿尔茨海默病。人们推测，在老龄化日益加剧的日本，到2010年之前认知症患者将达到200万，到21世纪的20年代将会超过300万。

渡边 将患者诊断为阿尔茨海默病的决定性的症状是什么？

新井 最具决定性的就是健忘和“记忆障碍”，然后就是思维紊乱的“判断力障碍”，还有不能分辨时间和地点的“定向障碍”，不能完成使用洗衣机、吸尘器和电饭锅的一连串动作的“实行功能障碍”，那些都是关键的主要症状。

渡边 当然也要检查大脑是吗？

新井 通过图像检查来确认大脑发生了什么变化，大脑整体有萎缩，并且在掌管记忆的海马和顶叶这些部位很明显，这样的观察结果就会成为诊断的关键。

渡边 这和高龄导致的脑萎缩不一样吗？

新井 萎缩的部位、面积和程度都不一样。大脑整体萎缩，其程度也超过了因为年龄增加带来的自然萎缩。近来还有一种叫作 SPECT 检查的方法，不仅可以观察大脑的形状，还可以确认大脑的功能。这种方法也叫作 SENTIGRAM，甚至可以搞清楚神经细胞的工作状态。

渡边 一般来说，人如果上了年纪都会有健忘和判断力下降的自觉，但不能只因为这一点就说是阿尔茨海默病，是吗？

新井 症状的程度非常关键。至于在医学上从哪一点上来鉴定是否患了阿尔茨海默病，我们是通过症状对社会生活和社会角色的影响程度来判断的。

渡边 早就和客人做好了约定，可是到时候全都忘了。如果出现了这种工作上的障碍，就应该认为可能是一种病。

新井 您说得对！比如说，遗忘的次数明显增多，除了忘事以外字也写不好，话也说不好，还迷路，等等，如果出现了这些记忆障碍以外的症状，就应该尽早接受专业医生的检查。

渡边 在发病方面男女有差别吗？

新井 如果是老年期的阿尔茨海默病，女性发病比较多。但是在四五十岁这两个年龄段上男女没有差别。

渡边 女性的平均寿命长是否也有关系？

新井 或许也有那方面的关系。不过，不仅限于八十多岁的人，六七十岁的人也是女性居多，至于是什么原因，现在还不清楚。

渡边 患者都是在什么情况下前来接受阿尔茨海默病的诊断？

新井 前来进行少年性阿尔茨海默病诊断的患者，三分之一是本人前来，三分之一是家里人领来，剩下的是其他的医院介绍来的。

渡边 您接诊的最年轻的患者是多少岁？

新井 通常的阿尔茨海默病，最年轻的患者是 39 岁。

渡边 那么年轻就患病啊！少年性阿尔茨海默病有没有什么共通的症状？

新井 和老年人相比，病情进展更快。

渡边 如果病情加重，最后会致死吗？

新井 因为阿尔茨海默病从Ⅰ期到Ⅲ期进展缓慢，大约有 20 年的过程，不会立即危及生命。怎样和疾病相处，如何让人生更充实，莫如说这才是最重要的。

渡边 如果是少年性阿尔茨海默病，发病之后很麻烦啊！

新井 如果是上了年纪的患者，一般情况下都已经退休了，由四五十岁的儿女们维持他们的生活。但如果是少年性阿尔茨海默病，得病的人是家里的顶梁柱。经济上的问题和精神方面的影响非常大，全家人精神上的不安也非同一般。因为普通的门诊不能做患者的后援，所以我们设立了专业门诊通过团队对患者提供支持。

渡边 阿尔茨海默病都有哪些治疗方法？

新井 有药物疗法和非药物疗法两种治疗方法。

药物疗法有两种治疗，一种是针对“健忘”等阿尔茨海默病的核心症状（一定会出现的症状），一种是针对伴随症状（因人而异，有时出现，有时不出现的症状），比如坐卧不安、妄想和失眠等症状。

非药物疗法则分为康复和护理。就是说，治疗方法共分为四种。

渡边 我想读者想知道的是药物疗法，药物疗法的效果如何？

新井 有一种药物叫作“盐酸多奈哌齐”，可以防止叫作乙酰胆碱的脑内物质的减少，在日本这种药物作为唯一的阿尔茨海默病的治疗药物，在1999年获得了批准。

乙酰胆碱是一种和记忆有关的神经递质，如果患了阿尔茨海默病，这种物质就会减少，引起记忆障碍。因此我们使用这种药物阻止那种物质的减少。通过一两年的药物治疗，可以延缓记忆力的下降，延缓不能分辨时间和地点的“定向障碍”的进展。

渡边 不是治疗而是延缓病情的进展是吗？

新井 确实，到底也没有走出对症疗法的范围。不过，过去的药物疗法只有针对伴随症状的抗抑郁药物和睡眠导入药物，新的治疗药物的出现具有很大的意义。现在正在竞相开发新一代的阿尔茨海默病治疗药物。

渡边 那些新药离实用化还很遥远吗？

新井 现在属于效验阶段，就像我刚才说过的那样，如果是阿尔茨海默病，大脑里会出现叫作老年斑的像斑点一样的东西，让大脑的神经细胞死亡的这种斑点是叫作淀粉样β蛋白的蛋白质在大脑皮层沉着形成的，现在正在开发的药物可以不让这种蛋白质沉着或者清除沉着的蛋白质。

渡边 我觉得那是一种根治疗法。

盐酸多奈哌齐发挥作用的机理

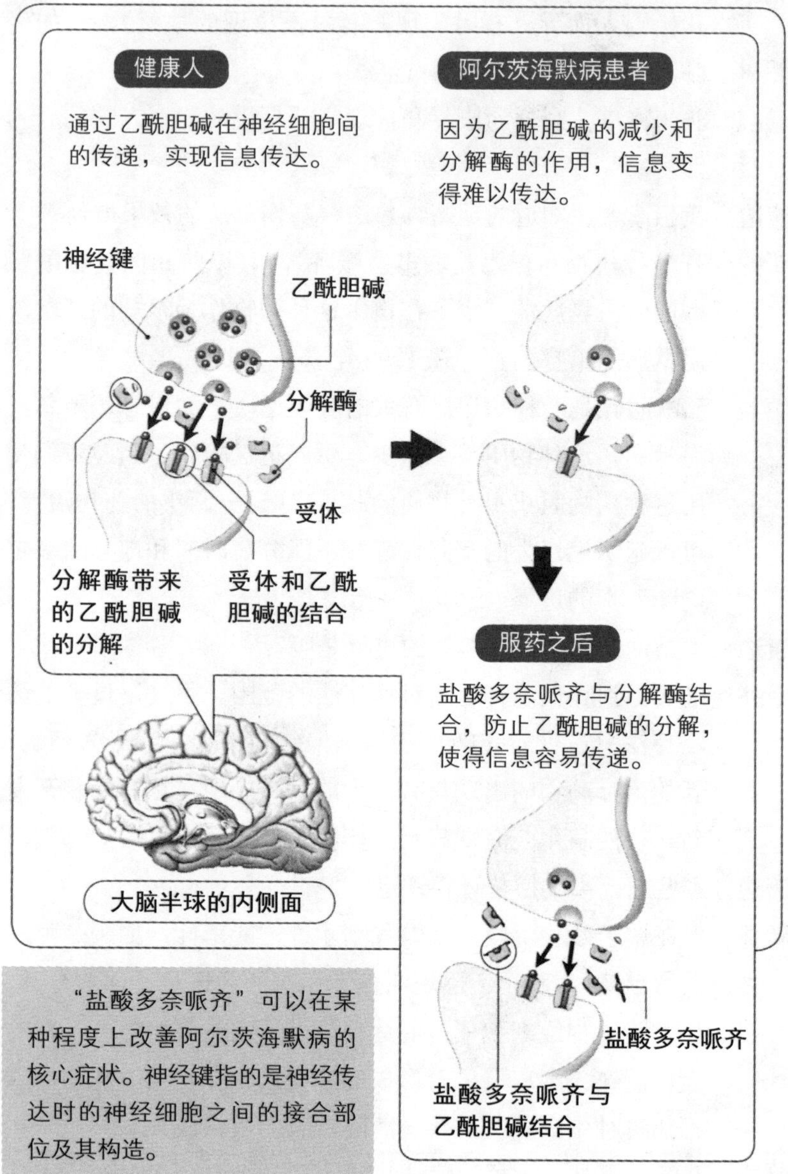

“盐酸多奈哌齐”可以在某种程度上改善阿尔茨海默病的核心症状。神经键指的是神经传达时的神经细胞之间的接合部位及其构造。

新井 确实可以期待。人们有各种各样的想法，或者使用特殊的抗体除去淀粉样β蛋白，或者使用阻碍沉着的物质，这种药物的开发竞赛在全世界的制药行业中是一个热门话题。

渡边 如果实现了实用化，前景非常令人期待啊！

新井 是的。在美国下一步就要申请批准这种药物的制造和销售了。如果有好的结果，两三年就可实现实用化了。那样的话，在日本四五年之后也能使用了。

渡边 手术治疗方法的开发怎么样？我总觉得可以通过开颅手术把脑子里的老年斑清除掉。（笑）

新井 那确实很有难度，但有一种细胞可以去除或扫除大脑的老年斑。最近有一篇论文发表了，指出是否可以将这种细胞进行移植。

渡边 现在大脑的内部可以看清到什么程度？

新井 可以看得相当清楚。以前的 CT 图像只是一个切成圆片的断面，如今可以把它做成电脑图像，进行立体旋转。就连脑血管的细微部分都可以照得很清楚，即便是大脑，从表面的灰白质到内部的白质，所有的神经网络都可以看到。现如今阿尔茨海默病最尖端的研究之一就是开发显示老年斑的方法。虽然还处于研究阶段，但是通过 PET（正电子发射断层扫描）这种方法可以检查出淀粉样β蛋白有多少沉着。

渡边 那样就可以进行确诊了是吗？

新井 一旦这种方法普及了，就可以看清楚老年斑的程度，就和对大脑进行解剖检查一样。

渡边 不过，不管如何早期发现，如果没有治疗方法也是没有意义的。

新井　是啊！所以人们才在进行新一代治疗药物的开发。

渡边　在早期发现的基础上阻止病情的进展。如果能做到这一点，将是一个很大的进步啊！

但是，我对认知症还有另外的想法，虽然和医学没什么关系。我总觉得人患认知症是一种为了迎接死亡的“自然的准备”，当然谁都会怕死，但是患了认知症的人没有太多对死亡的恐惧和不安。从某个年龄开始渐渐成为认知症，人可以不那么畏惧死亡而离开人世，我觉得那是一个自然应有的过程。当然，少年性阿尔茨海默病会很麻烦。

新井　实际上我也经常在演讲中讲和您的想法完全相同的内容。即便从医生的立场来说，特别是那些八九十岁的人，确实有那方面的问题。

有一种症状叫作欣快症，那也是认知症的症状之一。正像这种症状的名称一样，患者本人每天都过得很恬静。

渡边　患者本人会变得唯我独尊或自我中心。（笑）但是如果能够安详地离开人世或许那也挺好。

新井　都说搞医的人研究什么病他自己就会患上那种病，我想我自己也会患上认知症吧！（笑）当然家里人也会很不容易，四五十岁发病的话完全就成了两码事儿。

渡边　非药物疗法都做些什么事情？

新井　虽然有认知症的症状，但身体健康，大脑功能虽然有点儿健忘但也无大碍，对于这些朋友我们建议他进行维持身体和大脑状态的康复活动。

渡边　通过康复可以延缓病情的进展吗？

新井　如果不用，脑细胞和肌肉都会衰弱。也有报告表明，康复虽然不能阻止记忆本身的衰弱，但是运动可以使得大脑的老年斑不容易沉着。

渡边 除了康复之外，还要进行护理是吗？

新井 护理者包括患者家属，如果能够和患者巧妙相处，患者就不会变得坐卧不宁或意志消沉。患者的精神状态因护理的方法不同而大不一样。

渡边 是不是让患者进入能够进行正规康复和护理的养老院效果会更好？

新井 阿尔茨海默病有Ⅰ期、Ⅱ期和Ⅲ期三个阶段，如果是特别需要护理的第Ⅲ期，单由家人护理的话谁也吃不消，所以把患者领进养老院或许更好。

但是患者还能够按照自己的意志生活的阶段，我想还是和家人一起生活更好些。

渡边 知道自己是认知症，但有愿望去治疗，这样的人有很多吧？

新井 当然有很多，也有很多Ⅰ期和Ⅱ期的病人自己来看门诊。

渡边 即便如此，被诊断为阿尔茨海默病的患者还是会感到震惊吧？

新井 我一般都是对患者本人实话实说，开始的时候还是会因为震惊和打击而意志消沉。不过，他们自己也感觉到了自己和以前有些不一样所以才来看病，被告知是什么病的时候他们某种程度上会接受自己的病情。这种复杂的心情，身边的家人也是一样的。

渡边 关于是否应该把病情告诉患者，我想也有各种争论。重要的是在告诉患者以后医生方面应该怎样对待患者。因为阿尔茨海默病这种病会在20年以上的时间里缓慢进展。

新井 我总是向患者强调两件事情。

其一，面对疾病患者并非一个人在孤军奋战，重要的是不要让患者体味孤独。患者本人和家人和我们要同心协力和疾病斗争。

其二，就是进行最佳的治疗。告诉患者我们大家会竭尽全

阿尔茨海默病病情进展的标志

Ⅰ期（3～5年）

开始出现记忆障碍。
对原有的兴趣爱好也开始不感兴趣，热情降低。
情绪容易变得不稳定。
饮食起居等身边的事情某种程度上可以自理。

▼

Ⅱ期（5～8年）

记忆障碍加重。
不能认知非常熟悉的东西，日常生活中失误很明显。
换衣服和洗澡等身边的事情不能做，需要照顾。
徘徊、妄想和幻觉等伴随症状增多。

▼

Ⅲ期 （5～8年）

全部的日常生活不能缺少照料护理。
吃饭困难。
过去的记忆也受到阻碍。
失禁增多。
走路困难。
近似卧床不起。

（据：新井平伊主编《阿尔茨海默病全知道》）

阿尔茨海默病虽然进展缓慢，但如果是少年性阿尔茨海默病（65岁以下发病），医学界认为患者越年轻病情进展的速度越快。

力支持他进行治疗。把这两件事告诉了患者，患者也会变得积极向上。

渡边 对于患者和家属的经济上的支援又是怎样的？

新井 利用社会制度很重要，除了护理保险之外，我们还向患者家属说明障碍养老金、医疗费公费负担制度以及如何申请精神障碍者保健福利手册。

渡边 有没有阿尔茨海默病的预防方法？

新井 重要的还是减少精神紧张防止老化。

渡边 刚才您说过睡眠特别重要。

新井 如果睡眠不足的话，什么疾病都不能战胜。我想老化也不例外。

渡边 如果症状比较轻的话，好像恋爱也有效果。（笑）

新井 在预防阶段可能特别有效。让生活充实，让脑内荷尔蒙活性化，这对身心都有好处。

渡边 就是说生活要永远积极向上。

新井 人一旦患了认知症就会有一种误解，觉得自己成了一个废人，其实根本不是那样的。假设大脑的功能有 100 个，因为认知症变差了的也只有一两个功能，其他的都和我们完全一样。在接受治疗和护理时，这种意识是很重要的，最重要的就是要以这种意识为前提积极营造自己的生活。

渡边 即使知道了自己是认知症也不要放弃激活自己的人生。谢谢您令人鼓舞的谈话！

患者座谈会

献给正在走向忘却的你
——倾情护理的家人 他们的关爱与苦恼

小菅元子 女士（55 岁）

主妇。13 年前，年近 80 的婆婆被诊断为阿尔茨海默型的轻度认知症，从那以后护理婆婆整整 12 年，直到 2006 年婆婆以 90 高龄离世。讲述那段护理老人经历的《忘记也幸福》还被拍成了电影《折梅》（2002 年公映）。

今冈善次郎 先生（60 岁）

经营顾问。2003 年，当时年仅 55 岁的妻子被诊断为阿尔茨海默病。暂时保留工作在家照顾妻子，但是因为病情恶化，从 2007 年 7 月起让妻子住进了医院。

太田正博 先生（58 岁）

原长崎县政府职员。2002 年 52 岁的时候被诊断为有少年性阿尔茨海默病的嫌疑，2004 年被告知了病名。为了加深公众对这种疾病的理解，从 2005 年开始进行讲演活动，著有《My Way》。

患者简介是收录座谈会时（2007 年 11 月）的信息。

渡边 小菅女士过去和您先生的母亲在一起生活是吗？

小菅 是的。我41岁，婆婆78岁的时候，我们夫妻买了房子，从那以后我们和婆婆开始住在一起，公公已经去世多年了。

渡边 最初是什么时候发现老人有认知症的症状？

小菅 在住在一起的不久之前，有一天婆婆从椅子上摔下来，造成了腰部骨折。

因为当时我在一家矫形外科医院的康复部门做助手，所以就让婆婆住进了我工作的那家医院。从那个时候起婆婆就开始变得极其健忘，竟然能忘记我去过她的病房，忘记自己打过针。情绪起伏也很厉害，有时意志消沉，有时忽然就气急败坏。我很担心，于是就让婆婆做了大脑的检查，结果医生说不用太担心。

渡边 那个时候还没有太严重的健忘吗？

小菅 还属于症状比较轻的阶段。但是婆婆开始变得缠磨人，一会儿讨厌康复，一会儿又说想回原来的家。到附近去散步，常常不能走回来。

渡边 什么时候接受了阿尔茨海默病的诊断？

小菅 1994年的12月，我在看报纸的时候读到了一篇介绍某家医院的认知症治疗的文章，我当时就想“婆婆就是这种病”。

于是马上在那家医院做了检查，诊断结果是阿尔茨海默型的轻度认知症。医生说症状还属于可以改善的范围，建议婆婆接受训练，还给我们介绍了一家康复机构。

渡边 原来如此。关于以后的康复情况我回头再向您请教吧！

今冈先生，请您先讲一讲您妻子发病的经过。

今冈 我出差的时候妻子总是按照我在外住宿的天数给我准备好内衣和袜子，等等，但是有一回我发现包里什么都没有，

需要护理和支援的认知症患者的数量（未来推算）

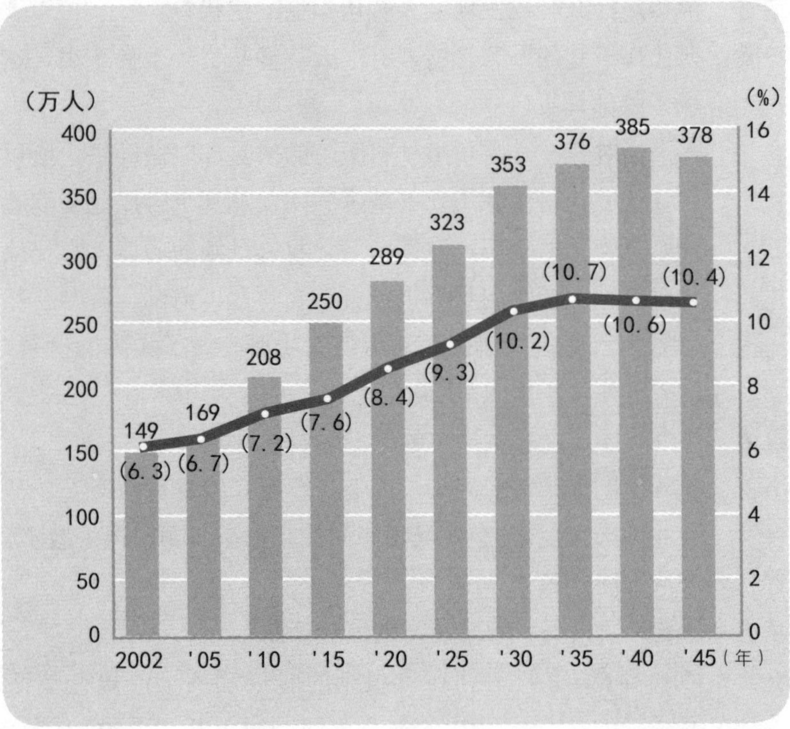

曲线图为 65 岁以上的国内人口比（%）

（据：老人保健福祉法制研究会编《支撑老年人尊严的护理》）

到 2010 年，包括阿尔茨海默病的整个认知症的患者数量预计将会突破 200 万人。85 岁以上的人，每 5 个人中就会有 1 个人发病。

那时候我第一次感觉有点儿不对头。家务也不做，厨房也收拾得乱七八糟。买东西的时候同样的东西买好几个，因此两口子常常拌嘴，夫妻关系变得很紧张。

渡边 那个时候您夫人多大岁数？

今冈 五十三四吧。我觉得很奇怪，于是就到附近一家常去的医院找内科医生咨询，医生说："过了 50 岁就会有更年期障碍等各种情况。"拍了脑部的 CT 也没发现任何异常，服用了治疗更年期障碍和解除疲劳的药也不见好转。

渡边 单靠 CT 图像很难发现啊！

今冈 我听说有一家医科大开设了"健忘门诊"，于是就领着妻子去了。除了做 CT 和 MRI 之外还细致检查了大脑中的血流的状态，结果医生说："按照这个年龄，脑有点儿萎缩啊！"

渡边 那样的话诊断结果就很清楚了。

今冈 回家之后医生就打来了电话，说："您夫人可能是阿尔茨海默病。"我大吃一惊，脑子里一片空白。我说想和医生单独见面谈谈，可是不知道为什么被拒绝了，医生说："我们只做检查，不和患者以外的人见面。"

渡边 真够冷淡的！

今冈 从那以后再也没去那家医院，自己拼命查阅这种疾病的资料，发现这是一种非常麻烦的疾病，我愕然不知所措。现在回头想想，当初他们为什么没有告诉我患者的具体情况和诊断后的护理方法？如果有了那些建议我会轻松很多。

渡边 从那以后您就一直照顾您的妻子。

今冈 幸好我的工作还有某种程度的自由，我减少了工作，把已经自立住在附近的女儿们叫了回来，开始一家四口人一起生活。不过，少年性阿尔茨海默病的进展还是很快。

渡边　怎么个快法？

今冈　就在大约两年前还顶多是忘事儿比较多，但毕竟还能生活如常。后来竟然不能一个人洗澡了，也不会换衣服了。以前我去上班的时候妻子都是把饭全部做好放在冰箱里，后来也不会自己盛饭了，还开始在家附近徘徊。

渡边　您妻子对自己的病有察觉吗？

今冈　我一想带她去医院她就抗拒，说："我又没什么病，为什么要去医院？"在医院里会被问各种各样的问题，比如说"请从 100 减去 7"，那样的话很伤她的自尊。不过妻子好像对这种病也有一定程度的预备知识，有时候会号啕大哭，说："我已经不行了……"

渡边　那个时候您是怎么说的？

今冈　也不知道对不对，我安慰她说："医学进步了，再过个四五年药就出来了。"

有一回她说："得早点儿回家，爸爸还等着呢！"又回到了少女时代。有时候我带她出去散步，进了一家咖啡馆，她竟然问我："你能把我送回家吗？"

渡边　她忘了您是她丈夫了！

今冈　虽然不是经常那样，但有些瞬间就是那样。在家里的我，正在散步的我，给她做饭的我，我在她眼里不同的时候看上去像是不同的人。

渡边　那么现在呢？

今冈　从今年年初开始症状突然恶化，出现了昼夜颠倒的睡眠障碍，有一次还从自家的楼梯上滚了下来，我想在家里已经没法照看她了，所以 7 月份我把她送进了医院。

渡边　诊断之后才 4 年，进展迅速的少年性阿尔茨海默病真的很麻烦啊！

小菅女士的婆婆住进康复机构以后都做了些什么事情？

小菅 那是一家位于静冈县的康复机构，十几个症状程度相同的人暂时住在一起，就类似 Group Home。

渡边 在那里都做了些什么？

小菅 像画画、写字、卡拉 OK 和散步什么的。大家共同生活在一起，让每个人都振作起来。

渡边 您婆婆的反应如何？

小菅 开始的时候猜疑心很强，总是发火，怀疑是医生和家属以及康复机构的人合起伙来骗她，把她培养成病人。不过，过了 1 个月左右就安静下来了，自己也觉察到了健忘，还说："给家里人添麻烦了。"我甚至觉得可能是治好了。

渡边 在那里待了多长时间？

小菅 3 个月。不过回家以后一起生活才发现还是没有治好。不光忘事很厉害，还开始一个人外出走动，如果你要跟着她，她就会生气，说："我一个人没问题！"那个时候不知道是悲惨还是难过，实在是太痛苦了。不过，有一回我发现老太太本人才最痛苦。

渡边 那又是为什么呢？

小菅 我读了婆婆的日记，发现日记里写着："想写日记却什么也想不起来，头脑成了这个样子真让我悲哀。"婆婆有时候还对我倾诉："大脑一片空白，周围大雾弥漫，我好像行走在没有出口的隧道里。"

渡边 患者本人也很痛苦啊！

小菅 不过，婆婆发现了一个乐趣。从康复机构出来的时候里面的工作人员给了我一个建议，我听从他们的建议让婆婆到附近的一家绘画学校学习画画。

渡边 老人以前就擅长画画吗？

小菅　不是的，好像是小学毕业以后第一次拿起画笔，婆婆非常喜欢去绘画学校，绘画技艺也是突飞猛进。可能是那个缘故吧，婆婆看上去精神上也安定下来了，作品积累越来越多，在老师的建议下还举办了个人画展。

渡边　真了不起！

小菅　说起来这些都是 10 年前的事情了，有认知症的人竟然去画画，是不是令人难以置信？婆婆还以我为模特画了一幅画，她给这幅作品起名《重要的人》。

渡边　小菅女士把照顾婆婆的经历写成了书，还被拍成了电影《折梅》，您婆婆也看了这个电影吗？

小菅　是的，看了。婆婆还说："电影里的那个老太太和我真像啊！"（笑）后来婆婆因为脑梗死发作再也不能画画了，但婆婆能看到那个电影已经让我感到很欣慰了。

渡边　那以后是怎样护理照顾的？

小菅　增加了 Day Service（去康复机构接受护理）和 Short Stay（短期住进康复机构接受生活护理），还让保姆和有偿志愿者帮忙照料。

护理服务和医疗费每月有 7 万日元左右的负担，幸亏婆婆有养老金，光养老金就够用的了。婆婆在 2006 年以 90 岁高龄去世了，到了晚年，剧烈的症状也都消失了，老人的晚年很安详，很恬静。

渡边　今冈先生与少年性认知症家属会"彩星之会"的邂逅成了事情的转机是吗？

今冈　去年的 7 月知道了这个家属会的存在所以就入会了。让妻子住院的时候也咨询过家属会，还让他们给介绍了医院，真是帮了我大忙了。

如果夫妻俩参加患者会，患者会会把患者集中起来，患者会的援助者会让他们唱歌或玩儿气球。在这期间照顾患者的一方聚集在一起互相交流心得体会。和相同情况的人进行交流精神可以得到救赎。如果症状的程度不一样，就可以获得一些参考，还能听到一些从医生那里听不到的信息，比如说在家庭内部的应对方法等。

渡边 那很让人受鼓舞！

今冈 除了女儿之外，这 3 年内我没告诉任何人我的妻子患了阿尔茨海默病。但是家属会会把那种状态公开化，让我们明白大家都历尽了千辛万苦，受罪的不只是自己一个人。

小菅 我在一个叫作“认知症患者与家属会”的家属会里有过相同的经历和体验。

渡边 有相同烦恼的人在精神上互相支持或许比医生还要重要。下面我们请正在同阿尔茨海默病斗争的太田正博先生和他的太太也加入我们的谈话。太田先生最初察觉这种病的时候是一种什么心情？

太田 当时浑然不觉，根本不知道自己得了病，只是总感觉有些不正常。以前会做的事情现在为什么不会做了？开始的时候一直意志消沉，萎靡不振。

渡边 医生建议您进行演讲活动吧？对于把自己的病情公之于众您没有感到犹豫吗？

太田 没有任何犹豫，因为自己在人前讲话的话还能做得到，所以我想好好做那个能做到的事情。

渡边 您的妻子最初没有感到自己的丈夫有什么异常变化吗？

太田夫人 （以下称夫人）从 1998 年到 2001 年丈夫曾经去长崎县对马市的社会福利事务所单身赴任，那个时候每个月回家一趟，有时候我问他飞机或长途车的到达时间他也回答不上来，那时候我就感觉情况有点儿不对头。

渡边　能不能讲一讲您丈夫在接到病情通知之前的过程？

夫人　我丈夫在 2001 年的 4 月又被调回了长崎的工作单位，但是因为不能处理工作，不能顺利地主持会议，所以上司劝他到医院去看看。

渡边　于是就去了医院？

夫人　我和丈夫一起去位于长崎市内的“须贺崎诊所”找医生看病，那是 2002 年的 1 月，我丈夫那时候 52 岁。医生说我丈夫有“少年性阿尔茨海默病的嫌疑”，我心想：“天哪！果然如此！”一方面又不愿意相信，希望医生说的是假的……

渡边　没有告诉您丈夫吗？

夫人　医生正式告诉我的丈夫是 2004 年的 7 月，那期间的两年半时间是最痛苦的了。

因为丈夫不知道病名，所以好多话不好给他讲，其中一个就是开车的问题，因为很危险所以我对丈夫说：“别开了吧！”丈夫就问：“为什么？”

太田　我被告知病情的时候心想：“啊！太好了！”我知道了自己为什么好多事情做不好的原因，如果医生没有告诉我病情，我可能垮得更厉害。

夫人　关于丈夫的演讲活动，因为丈大迫切想做那些自己能做的事，如果家里人都反对的话就破坏了他的那份心情，我想那样的话丈夫就太可怜了。两个孩子也都长大成人了，都赞成父亲的想法。

渡边　饮食起居等日常生活您丈夫都能自理吗？

夫人　不能。把饭给他准备好了的话他可以自己吃，但如果不一一照料，告诉他这个是盐，那个要蘸着调味汁的话他自己一个人就吃不好饭。

换衣服自己一个人也搞不清楚顺序，本来正面朝外他非得特意翻过来看看，有时候前后穿反了。你一说他不对，他就会给你发牢骚。

太田 牢骚自然要发了，不发怎么能行？（笑）

渡边 自己会做，为什么还要别人指手画脚，所以就会发火吧。您看病的诊所里还附设了白天护理设施等，现在要去多少次？

太田 每周 3 次。和大家一起吵吵嚷嚷，热热闹闹，非常有意思。我觉得和各种各样的人交流，和大家掺和在一起是最好不过了。

夫人 白天护理设施里面准备了各种各样的节目，比如语言游戏、在图画中寻找错误和文字、做饭、不太剧烈的运动和室外散步，等等。在那堆人中我丈夫 58 岁最年轻，上面还有将近 90 岁的老人。

渡边 患病以后您认为最辛苦最困难的事情是什么？

太田 应该是不会计算吧。可能和大脑有关。另外还有很多，但我认为那些都是没办法了。

夫人 有时候在家里找不到地方，一筹莫展。

太田 地方？

夫人 像厕所啦盥洗室什么的，一时间就不知道在哪里了。

太田 我有时候想，如果行动再自如一些，能做的事再多点儿该有多好啊！现在感觉很窝囊。

渡边 演讲快乐吗？

太田 很快乐！我属于那种喜欢讲话的人，周围的人能够适应我的缓慢的节奏让我很感激。

夫人 演讲的时候和诊所里的医生、物理疗法师 3 个人一块儿去，演讲的形式就是两个人向我丈夫提问把话题引出来。多的时候每个月要演讲两次。有时候也面向一般听众、学生、医疗工作者或者护理人员。

太田　有时候也唱歌，唱歌的时候心情很愉快。

夫人　最后表演唱歌，第十八个节目就是“My Way”。一到会场就先担心音响怎么样。（笑）

渡边　对准备工作是专心致志，心无旁骛啊！（笑）现在是如何维持生计的呢？

夫人　除了护理保险和医疗保险之外还有障碍养老金，不够的部分用积蓄来补充。幸好孩子身上已经不用花钱了。不过刚开始的时候还是满腹忧虑。

渡边　听说护理机构里面人满为患，今冈先生您怎么样？

今冈　有很多的护理机构，比如特别养护老年公寓、老人保健设施、老年医院，等等，但是很难进去。要申请入住特别养护老年公寓，很多人要等三四年。

小菅　那叫作第 100 人等候或第 200 人等候。

今冈　我妻子现在住进了护理疗养型的专业医院，住院时间是一定的，3 个月或者 4 个月，那样一来只能到处转院，虽然对于认知症患者来说环境的改变并不好。

渡边　设施不足是一个大问题啊！现在您去医院看望妻子吗？

今冈　每天都去，打开病房的门，只是相互看一眼妻子就欢喜不已，看到她高兴的样子我就觉得没有白来。

小菅　按照现在的护理保险，如果是需要护理的程度最高的“5”，1 个月的服务支付限额是 35.83 万日元，自己负担 10%。不过实际上除此之外还有很多花费啊！像尿布费啦，饭费啦……

今冈　还有不属于保险范围的设施入住费问题。

小菅　现在就连 Short　Stay 的房费都和宾馆差不多了，大家都叫苦连天。

今冈 医院的住院费从最便宜的到最贵的五花八门，便宜的地方每月12万～13万，贵的地方20万～30万。另外还有不用转院护理到底的地方，那种地方起价就是每月50万，上不封顶。

像特别养护老年公寓那样的公众机构，每月有7万～8万就可以了，但是民营公司经营的那些收费型护理机构光入住费就需要好几千万。

小菅 就连那种Group Home每月都要15万～20万。

今冈 这两年我干脆顾不上工作了，只好用障碍养老金和护理保险来筹措安排，不够的用积蓄来补充。我还想，实在不行就把房子卖了，自己去租个公寓单间什么的。

渡边 随着病情的加重，经济上的负担无论如何也会加大啊！

作为阿尔茨海默病的治疗药物，在日本唯有“盐酸多奈哌齐(药品名称安理申)”获得了批准。太田先生也在服用吗？

夫人 是的，或许只是一种心理安慰。除此之外还吃很多种药，比如，人们认为有利于改善认知症的中药、抗抑郁药、治疗高血脂和高血压的药，等等。

渡边 今冈先生呢？

今冈 在精神科让医生开了盐酸多奈哌齐。

渡边 那种药有没有效果？

今冈 我觉得没什么效果。

小菅 据说可以延缓病情的进展1～2年，也有人说9个月左右，听说个人差别相当大。

渡边 虽说新药的开发也进展很快，但也不能光指望它，真是个很难的问题啊！

太田先生，对那些同样和这种疾病做斗争的朋友您有什么

护理机构、护理服务的种类

护理机构的种类

护理老人福利机构（特别养护老年公寓）	在家难以进行护理的需要护理者能够长期入住，接受护理、日常生活的照料、功能训练和健康管理，等等。
护理老人保健机构（老人保健设施）	需要护理者以回家接受护理为目标，在看护和医疗管理下接受护理、功能训练和日常照料，等等。
护理疗养型医疗机构（老年医院）	比普通的医院更把重点放在护理上，可以长期接受基于医学管理和看护的护理和功能训练。
入住者生活护理机构（收费老年公寓、关爱之家）	身体虚弱的老年人接受生活服务的设施。如果被判定为需要护理，那么可以使用护理保险。入住费千差万别。

护理服务的种类

访问护理（Home Help）	在家难以进行护理的需要护理者能够长期入住，接受护理、日常生活的照料、功能训练和健康管理，等等。
往返护理（Day Service）	每天往返Day Service Center，吃饭、洗澡、功能训练和兴趣活动，等等。
往返康复（Day Care）	在物理疗法师和作业疗法师的指导下进行以维持、恢复身体功能为目的的康复活动。
短期入住护理（Short Stay）	短期住进护理老人福利设施或护理疗养型医疗设施，接受护理和功能训练。
关爱之家（Group Home）	有认知症的人分成小组，互相帮助，共同生活，还可以接受护理和功能训练。

形形色色的护理机构和可以使用护理保险的主要服务。护理者应该尽可能地利用这些机构和服务，而不是一个人去包揽一切，这一点很重要。

话要说？

太田 不要认为自己什么都能做，让各种各样的人帮助你是绝对必要的。

另外，有人或许说我这种说法有点儿陈词滥调了，我希望周围的人有更多的爱心。我觉得现在的人都只关心自己的事情，让人感觉有点儿伤心和落寞。

夫人 不过，我丈夫好像非常乐于和人交往聊天，前些日子还跟着旅行团去了一趟德国和澳大利亚，丈夫一路上一直和旅行团里的一个姑娘天南海北地喋喋不休。

太田 那是对方总是找我说话，我不过是陪人家说话。（笑）

夫人 不过那种时候他好像很快乐。

渡边 对于这种疾病，家人和社会的支持首先是必要的，这一点我们已经很清楚了。对于政府大家有什么希望和要求？

今冈 真心希望政府能够建设更多的护理型的医院。

小菅 希望人们从小时候起就有很多机会去那些护理设施体验学习，也希望一般的人不要避讳这种疾病，有更多的机会互相讨论认知症这种疾病。

渡边 那一点非常重要啊！人人都有老的那一天，阿尔茨海默病不管对谁来说都不是他人的“瓦上霜”。谢谢大家宝贵的谈话！